Buch

Der Hauptgrund für das Altern und seine Folgeerscheinungen ist die falsche Ernährung: Zu viel Zucker, Fett und raffinierte Kohlehydrate verursachen Diabetes, Bluthochdruck und Herzversagen. Die Atkins-Diät wirkt wie ein Jungbrunnen für Körper und Geist. Frisches Obst und Gemüse mit lebenswichtigen Mineralien und Vitalstoffen stärken das Immunsystem, versorgen das Gehirn mit Nährstoffen und bekämpfen altersbedingte Erkrankungen. Dr. Robert Atkins zeigt, wie man den negativen Folgen des Alterns vorbeugen und Erkrankungen und Mangelerscheinungen heilen kann.

Autor

Dr. Robert C. Atkins ist Kardiologe und medizinischer Direktor des »Atkins Center for Complementary Medicine« in New York. Er hat bereits viele erfolgreiche Gesundheitsratgeber geschrieben.

Bei Mosaik bei Goldmann außerdem erschienen:

Die neue Atkins-Diät (14113)

DR. ROBERT C. ATKINS
SHEILA BUFF

Forever young mit der Atkins-Diät

Das revolutionäre Programm für ein längeres, besseres und gesünderes Leben

Aus dem Amerikanischen
von Anneli von Könemann

Die Informationen in diesem Buch, die auf den Erfahrungen des Autors mit tausenden von Patienten gründen, können keinen Ersatz bieten für den Rat und die Hilfe Ihres Hausarztes. Die Empfehlungen eignen sich zwar für die meisten Menschen, doch können sich die Bedürfnisse jedes Einzelnen auf Grund des persönlichen medizinischen Profils unterscheiden. Es gibt keine Diät, die bei allen Menschen gleich wirkt.

Umwelthinweis:
Alle bedruckten Materialien dieses Taschenbuches
sind chlorfrei und umweltschonend.

Deutsche Erstausgabe März 2001
© 2001 der deutschsprachigen Ausgabe
Goldmann Verlag, München
in der Verlagsgruppe Bertelsmann GmbH
© 2000 Robert C. Atkins
Originaltitel: Dr. Atkin's Age-Defying Diet Revolution
Originalverlag: St. Martins Press Inc., New York
Umschlaggestaltung: Design Team München
Redaktion: Luci Peterhans
Satz: Uhl+Massopust GmbH
Druck: Presse-Druck, Augsburg
Verlagsnummer: 16264
Kö · Herstellung: Max Widmaier
Made in Germany
ISBN 3-442-16264-5
www.goldmann-verlag.de

1 3 5 7 9 10 8 6 4 2

Für meine vielen engagierten Anhänger,
die entschlossen sind, die Wahrheit zu verbreiten,
die unsere Welt gesünder macht.

Inhalt

Vorwort 9

I. Eine Einführung in den Kampf gegen
    das Altern 15

    Verweigerung und Diät-Know-how:
    Die Mittel gegen das Altern 17

II. Warum wir altern 29

    Die Krankheiten der Verwestlichung 31
    Altern, Kohlehydrate und Ihr Herz 38
    Diabetisch bedingte Herzkrankheiten: Wie Sie sie
    vermeiden und zwölf Jahre länger leben 62
    Insulin – der Schlüssel zum Altern 70
    Freie Radikale – das zentrale Problem 84
    Reduktion der Kalorienzufuhr – und warum Sie
    darauf verzichten sollten 96

III. Dem Alterungsprozeß vorbeugende Nährstoffe . . 101

    Antioxidantien sind »vitale«
    Nährstoffe 103
    Die antioxidativen Enzyme 116
    Warum Sie Carotinoide brauchen 126
    Der Nutzen der Bioflavonoide 140

Inhalt

IV. Beugen Sie altersbedingten Krankheiten vor 155

Umkehr des sinkenden Hormonspiegels 157
Hormone drehen die Uhr zurück 173
Gute Fette und wirklich schlechte Fette 197
Bauen Sie Ihr Immunsystem auf 216
Entgiften Sie Ihren Körper 231
Treiben Sie Sport 249
Kurbeln Sie Ihre Geisteskraft an 262

V. Altersbedingten Krankheiten
vorbeugende Kost 281

Stellen Sie Ihre altersbedingten Krankheiten
vorbeugende Kost zusammen 283
Das Basisprogramm 296
Leben mit der den Alterserkrankungen
vorbeugenden Kost 309
Ihr Alterserkrankungen vorbeugender
Vitalstoffplan 327

Zum guten Schluss 343

Anhang 347
Quellenverzeichnis 349
Register 369

Vorwort

Dies ist nicht das erste Buch über längeres Leben, lebensverlängernde Medizin oder Verjüngung. Nahezu alle Autoren, die sich mit dem Thema Gesundheit beschäftigen, versuchen sich an dieser Frage. Aber wenn Sie mich auch nur ein bisschen kennen, werden Sie wissen, dass ich nicht zu denselben Schlussfolgerungen komme und auch nicht dieselben Empfehlungen geben werde.

Denn ich schreibe aus einer einzigartigen Position heraus – ich bin seit mehr als vierzig Jahren praktizierender Arzt. In dieser Zeit hat das Atkins Center in New York mehr als 65 000 Menschen behandelt, die als Patienten zu uns gekommen sind, und die ihr ganzes Leben beeinflusst hat. Der Großteil dieser Patienten hat genau das erreicht, was dieses Buch verspricht. Sie sind jünger geworden – nicht chronologisch, sondern nach allen medizinischen Regeln der Kunst. Das bedeutet, dass es ihnen körperlich und geistig besser geht, und auch ihre Laborwerte beständig besser sind als vor der Behandlung, und/oder dass die Probleme, die mit dem Älterwerden auftreten, in häufig bemerkenswerter Weise zurückgegangen sind.

Ich gehöre zu den Menschen, die als Lebenszweck immer die Wahrheit suchen. Als Arzt bedeutete diese Wahrheit für mich: alles, was meinen Patienten am besten half, ihre Krankheiten zu überwinden. Meine Karriere wurde zu einem gro-

Vorwort

ßen Teil durch eine Lektion geprägt, die ich nach Veröffentlichung meines ersten Buches gelernt habe. Diese Lektion lautete, dass das, was Ärzte als »Wahrheit« gelehrt bekommen, oft genug genau das Gegenteil bedeutet.

Ich beschloss daraufhin, mich auf meine eigenen Erfahrungen zu verlassen und meine eigenen Schlüsse zu ziehen. Ich lernte die dogmatischen Erklärungen und Urteile, die sich aus dem Konsens der führenden Mediziner ergaben, nur dann zu akzeptieren, wenn ich sie durch meine eigenen Erfahrungen bestätigen konnte. Dieses sture, unabhängige Beharren auf der Ergründung der Wahrheit brachte mir den Erfolg als Arzt, Lehrer und Autor.

Doch auch als ich bekannter wurde und Lob von meinen Anhängern sowie Gehässigkeiten von meinen Kritikern erntete, hörte ich nicht auf zu suchen. Daher gestattete ich mir auch niemals, den anderen Weg aus den Augen zu verlieren, der mir Wissen bringen sollte – die Lehren meiner Kollegen und Kolleginnen aus der Wissenschaft.

In den letzten zehn oder zwanzig Jahren haben diese Wissenschaftler eine Reihe unglaublicher Entdeckungen gemacht. Viele ihrer aufregenden Erkenntnisse habe ich an meinen Patienten – und an mir selbst – ausprobiert, und konnte bestätigen, dass gewisse Methoden sehr gut funktionieren.

Daher bin ich in der Lage, Ihnen die Methoden zu vermitteln, die für das Bestreben meiner Patienten besonders aussichtsreich sind, besser und jünger auszusehen, sich gesünder, stärker und vitaler zu fühlen und geistig wacher zu sein.

Ich glaube daran, dass die Techniken, die heute funktionieren, von dauerhaftem Wert sind und allen, die sie befolgen, ein längeres Leben mit all den damit verbundenen Vorteilen bieten.

Und so wollen wir vorgehen.

Vorwort

In Teil eins erfahren Sie, warum auch Sie sich über konventionelle Wahrheiten hinwegsetzen müssen, wenn Sie dem Alter trotzen wollen. In Teil zwei werden die Gründe für den Alterungsprozess erläutert. Dabei geht es um Folgendes:

⇨ Viele der anscheinend unvermeidbaren Krankheiten des Alters – Herzkrankheiten, Osteoporose, Senilität, nachlassendes Augenlicht und so weiter – sind absolut nicht unvermeidbar. Man kann ihnen ganz leicht vorbeugen oder sie lindern, wenn man den Gründen für die Alterung aus dem Weg geht.

⇨ Was lässt uns altern? Zum großen Teil das, was wir essen. In der westlichen Welt essen wir viel zu viel Zucker, raffinierte Kohlehydrate und modifizierte Fette. Diese Nahrungsmittel verursachen Störungen des Blutzuckers und Fettleibigkeit – die ersten Schritte an den Rand des schlüpfrigen Abhangs, der zu Herzkrankheiten, Nierenschäden und einer Unmenge anderer, das Leben verkürzender Leiden führen kann.

⇨ Die typische amerikanische Ernährungsweise ist das beste Rezept für eine Krankheit, die Sie schneller altern lässt als alles andere: hoher Blutzucker und die damit unausweichlich verbundenen erhöhten Insulinwerte.

⇨ Eine Ernährung mit wenig Kohlehydraten und viel Proteinen ist die einzige wirklich wirksame Art, Gewicht zu verlieren und den Blutzucker zu normalisieren.

⇨ Die meisten Wissenschaftler stimmen heute darin überein, dass der tiefere Grund für das Altern, ganz besonders das schnelle Altern, durch den verstärkten Schaden, den freie Radikale in unserem Körper anrichten, hervorgerufen wird (dies ist so wichtig, dass ich dieser Frage ein ganzes Kapitel widme).

Vorwort

Nachdem ich die wichtigsten Gründe für den Alterungsprozess erläutert habe, geht es weiter mit Teil drei, in dem es um die Antioxidantien geht – Lebensmittel, die den Alterungsprozess bekämpfen, Vitamine, Mineralstoffe und andere Ernährungszusätze, die Schäden durch freie Radikale verhindern oder ihnen vorbeugen.

▷ Antioxidantien in der Ernährung kommen hauptsächlich in frischem Gemüse und Obst sowie in unraffinierten Kohlehydraten vor. Eine stark zuckerhaltige Ernährungsweise mit vielen raffinierten Kohlehydraten lässt nur wenig Platz für diese Nahrungsmittel.

▷ Um dem Alter die Stirn zu bieten, müssen wir außerdem eine Reihe unbedenklicher, hoch effektiver Antioxidantien in Form von Ernährungszusätzen zu uns nehmen.

Die dem Alter entgegenwirkenden Methoden, die ich am Atkins Center anwende, beginnen mit einer Diät, gehen aber weit darüber hinaus. Zu den Methoden, die ich in Teil vier bespreche, gehören unter anderem:

▷ Ein Verbesserung des Hormonspiegels auf jugendlichere Werte – dieses Thema ist so wichtig, dass ich ihm zwei ganze Kapitel gewidmet habe.

▷ Die Verbesserung der Immunabwehr durch die Veränderung Ihrer Ernährung und Gabe von Vitalstoffen (Nährstoffe, die für eine gute Gesundheit lebenswichtig sind), wie etwa Vitamin A, Zink und Knoblauch.

▷ Die Entgiftung des Körpers durch Chelationstherapie und die Rückführung des Verdauungstraktes ins Gleichgewicht.

▷ Körperliche Bewegung für ein gesünderes Herz, bessere

Vorwort

Glukosetoleranz, niedrigeren Blutdruck und weniger Gewicht.

▷ Eine radikale Verbesserung der Gehirnfunktionen durch die Gabe von Vitalstoffen wie z.B. Ginkgosamen.

In Teil fünf gehe ich genauer auf das Hauptthema dieses Buches ein: wie man mit der altersvorbeugenden Diät lebt. Dort lernen Sie die wesentlichen Grundzüge dieser Ernährungsweise kennen:

▷ Wie Sie den herkömmlichen Weisheiten trotzen und die »Ernährungspyramide« ignorieren,

▷ wie Sie Lebensmittel mit wenig Kohlehydraten und hoher Nährstoffdichte auswählen, die Ihren Blutzucker stabilisieren und gleichzeitig viele Antioxidantien bieten,

▷ wie Sie die richtigen Fette auswählen und gefährliche meiden,

▷ wie Sie die Diät auf Ihre persönlichen Bedürfnisse zuschneiden und die Kohlehydratmenge herausfinden, die für Sie am besten ist,

▷ wie Sie entscheiden, welche Zusätze Sie nehmen müssen und in welchen Mengen.

Wir haben ein großes Feld zu beackern – und Sie werden jede Minute älter. Es ist Zeit zu beginnen.

I

Eine Einführung in den Kampf gegen das Altern

In diesem Teil stelle ich meine den üblichen Konventionen zuwiderlaufenden Ideen über den Alterungsprozess vor. Sie werden erfahren,

⇨ dass man vielen üblichen Alterserkrankungen vorbeugen beziehungsweise sie durch angemessene Ernährung und Vitalstoffe lindern kann,

⇨ was mit der Ernährung-Herz-Hypothese nicht stimmt,

⇨ warum die fettarme Diät, die von der herkömmlichen Medizin empfohlen wird, genau die Diät ist, die Sie niemals machen sollten,

⇨ wie Sie Ihren Cholesterinspiegel auf ganz natürliche Weise senken können, ohne gefährliche Medikamente einzunehmen.

Verweigerung und Diät-Know-how:
Die Mittel gegen das Altern

Die ersten Worte, die ich für dieses Buch geschrieben habe, bildeten den Titel. Das Thema war eine ausgemachte Sache. Jetzt, wo ich auf die 70 zugehe, fällt es mir schwer, mich auf etwas anderes zu konzentrieren als darauf, ewig jung zu bleiben. Dieses Beharren auf einem Thema hat mir genügend produktive Erfahrungen beschert, sodass ich sicher bin, Ihnen ein paar wirklich aufregende Informationen vermitteln zu können.

Immer wenn ich darüber nachdenke, was ich Ihnen beibringen muss, damit Sie sich selbst für das Alter rüsten können, kommt mir das Wort »Verweigerung« in den Sinn. Es bezieht sich weniger darauf, dem Alterungsprozess zu trotzen, wie der Titel des Buches vielleicht glauben machen könnte, sondern vielmehr darauf, sich den *vorherrschenden Überzeugungen* darüber entgegenzustellen. Je mehr ich lerne, wie man immer länger leben kann, ohne ihre Auswirkungen zu spüren, umso mehr wird mir klar, dass die meisten Informationen, die wir darüber von den maßgeblichen Stellen der medizinischen Institutionen bekommen, irreführend sind. Ich halte diese für derart irreführend, dass diese Tatsache für den größten Teil des körperlichen und geistigen Verfalls verantwortlich ist, den wir als Alterung interpretieren.

Lektion Nummer eins lautet also: Um dem Alter zu trotzen, müssen Sie als Erstes lernen, die Dinge zu ignorieren, die die

Kampf gegen das Altern

Institutionen Ihnen nahe bringen wollen. Zu viele Menschen folgen gewissenhaft den Regeln für eine gute Gesundheit, die sich so sehr etabliert haben, dass wir sie als Tatsachen akzeptieren, beispielsweise wenig Fett und viel Getreide und Gemüse zu essen. Leider könnte gerade die unwahre Seite dieses Dogmas die größte Hürde darstellen, die Sie davon abhält, Ihr Ziel, ein langes und gesundes Leben, zu erreichen.

Das Wort »Diät« im Titel entspringt ein wenig der dichterischen Freiheit. Mir eilt der Ruf voraus, wirkungsvolle Diäten erfunden zu haben, und das könnte dazu führen, dass manche Menschen aus den Augen verlieren, weitere wertvolle Ernährungsansätze zu verwenden. Dieses Buch wird Ihnen nicht zeigen, wie Sie auf die typische luxuriöse Art und Weise nach Atkins Gewicht verlieren können, obwohl es Ihnen, falls nötig, auch dabei helfen wird. Der Begriff »alterungsvorbeugende Diät« bezieht sich im Folgenden vielmehr auf einen allumfassenden Ernährungsplan gegen die Auswirkungen des Alters.

Das Wort »Revolution« erkennen Sie sicher als typisch für mein Herangehen an Ernährungs- und Gesundheitsfragen. Es definiert, was ich mit meinem Lebenswerk erreichen wollte – den Massen deutlich bewusst zu machen, welches wirtschaftliche Eigeninteresse die medizinischen Institutionen haben und was hinter ihren Bemühungen steckt, uns ihrem profitorientierten Dogma zu unterwerfen.

Der Einfluss des zwanzigsten Jahrhunderts auf die Gesundheit kann bezeichnet werden als Konflikt zwischen Wissenschaftlern, die Entdeckungen machen, und Wissenschaftlern, die Politik machen. Daraus resultiert, dass weitaus mehr entdeckt wird, um das Altern zu stoppen, als uns gesagt wird. Der Strom wissenschaftlicher Entdeckungen bietet die Informationen, die wir für das Erreichen unserer Ziele benötigen, aber der Strom des wirtschaftlichen Eigeninteresses festigt den Status

Verweigerung und Diät-Know-how

quo und verhindert, dass diese Informationen den verdienten Durchbruch und ihre Verbreitung erleben.

Uns allen ist besser damit gedient, wenn wir diejenigen zurückweisen, deren Interessen nicht im Einklang mit den Interessen der Öffentlichkeit stehen, und jene akzeptieren, die entschlossen sind, uns aus dem Morast der vorherrschenden medizinischen Meinungen herauszuführen.

Die vielen positiven Erfahrungen der Patienten des Atkins Center haben mir geholfen herauszufinden, wie ich Ihnen die besten Techniken darstellen kann, mit denen Sie den Alterungsprozess umkehren können. Ich werde Ihnen alle Basisprogramme vorstellen, die wir entwickelt haben, um unsere Patienten und Patientinnen gesünder zu machen.

Sie werden lesen, warum wir altern und wie wir den Prozess verlangsamen können. Sie werden bestimmte Methoden kennen lernen, um Ihre Ernährung zu optimieren, Ihren Hormonspiegel ideal zu halten, alternde Organe zu verjüngen, Ansammlungen von Giften zu beseitigen, gesunde Bakterien im Verdauungstrakt zu etablieren, schädliche Umweltbedingungen zu vermeiden, die Versorgung Ihres Gehirns zu verbessern und vieles mehr.

Ich möchte betonen, dass das meiste, was wir als Alterung begreifen, mit Krankheit zu tun hat – chronische, offenbar allgegenwärtige Krankheit, die uns mit anscheinend zeitabhängiger Gleichmäßigkeit altern lässt, sodass wir das Ganze als »einfach älter werden« akzeptieren. Nichts kann von der Wahrheit weiter entfernt liegen. Durch die richtige Ernährung oder die Gabe von Vitalstoffen – mein Begriff für Vitamine, Mineralstoffe, Kräuter und andere Zusätze – können viele der üblichen Krankheiten des Alters verhindert oder gelindert werden.

Es scheint niemandem aufzufallen, dass wir heute anders alt werden als vor 100 Jahren. Die Ironie liegt darin, dass die

Kampf gegen das Altern

Herzkrankheit, die wichtigste mit dem Alter in Verbindung gebrachte Krankheit, vor einem Jahrhundert praktisch unbekannt war. Könnten wir arteriosklerotische Herz-Kreislauf-Krankheiten, die schlimmste Geißel des 20. – und nunmehr 21. – Jahrhunderts ausmerzen, ließe sich unsere Lebensspanne leicht um vier bis sechs oder sogar ein Dutzend Jahre ausweiten. Und es wären gesunde Jahre, ungetrübt von chronischen Krankheiten und Gebrechlichkeit. Herzkrankheiten *können* ausgemerzt werden, und daher möchte ich genau hier mit dem Widerstand gegen das Altern beginnen.

Lernen Sie, Dichtung und Wahrheit zu unterscheiden

Es dürfte nicht schwer sein, Sie davon zu überzeugen, dass das Ausmerzen von Herz-Kreislauf-Krankheiten ein wirkungsvoller erster Schritt zur Verlängerung der allgemeinen Lebenserwartung ist. Sie wissen sicher genau, dass Herzkrankheiten mehr Menschen töten als alle anderen Leiden und dass verengte, schlecht arbeitende Adern bei noch mehr Menschen Zeichen des Alterns hervorrufen und ihnen die Fähigkeit nehmen, das Leben zu genießen. Jeder Teil des Körpers, vom Gehirn bis zu den Fußsohlen, altert, wenn er nicht mehr genügend Blut erhält.

Ich glaube, dass es sehr viel mehr Überzeugungsarbeit braucht, um Ihnen dieselbe Schlussfolgerung nahe zu bringen, die schon vor Jahrzehnten erkannt wurde und es mir ermöglicht hat, für tausende von Patienten die Uhr zurückzudrehen. Diese einfache Schlussfolgerung lautet, dass man die Menschen wegen der Herzkrankheiten belogen hat, und zwar mit einem intensiven Sperrfeuer an Fehlinformationen. Sogar ehrliche Wissenschaftler verbreiten ohne den leisesten Verdacht, dass sie etwas Falsches sagen, diese faustdicken Lügen.

Verweigerung und Diät-Know-how

Bevor wir lernen, wie man Herzkrankheiten verringern und schließlich umkehren kann, müssen wir daher die Wahrheit über das erfahren, was als allgemeine Weisheit gilt. Vielleicht sind Sie mit dem Evangelium der American Heart Association vertraut. Es beinhaltet denselben Ratschlag, den Institutionen wie die American Medical Association (die amerikanische Ärztevereinigung), die American Dietetic Association (die amerikanische Diätvereinigung), die US-Regierung und das National Cholesterol Education Program (NCEP, das nationale Cholesterinbildungsprogramm) übernommen haben. Alle Institutionen stimmen offenbar bedingungslos darin überein, dass

▷ alle Ernährungsfette eingeschränkt werden müssten, ganz besonders die gesättigten,

▷ Cholesterin in der Ernährung so gut wie ausgemerzt werden müsse,

▷ Margarine und andere mehrfach ungesättigten Fettsäuren gesünder seien als Butter und andere gesättigten Fettsäuren,

▷ Kohlehydrate aus weißem Mehl die Basis einer gesunden Ernährungsweise bilden sollten,

▷ zehn Teelöffel Zucker pro Tag absolut gesund sein müssten.

Neueren wissenschaftlichen Informationen, die eindeutig auf die gesundheitsschädlichen Auswirkungen von Transfetten (gefährliche Fette, die man in modifizierten Fetten wie Margarine gefunden hat) und raffinierten Kohlehydraten aus Zucker und weißem Mehl hinweisen, wird von führenden medizinischen Institutionen keine Beachtung geschenkt. Die wirtschaftlichen Interessen der Mediziner und der nahrungsmittelverarbeitenden Industrie sind nirgendwo so gut illust-

Kampf gegen das Altern

riert wie im Siegel der American Heart Association (der amerikanischen Herzgesellschaft), durch das hoch zuckerhaltige Nahrungsmittel mit leeren Kalorien für gut befunden werden. Das Symbol des Siegels findet man auf allen möglichen wertlosen Lebensmitteln, unter anderem auch auf stark zuckerhaltigen Frühstückszerealien. Diese Lebensmittel bestehen häufig aus nichts anderem als aus raffinierten Kohlehydraten und können bis zu 50 Prozent Zucker enthalten – aber sie haben weniger als drei Gramm Fett pro Portion. Die unmissverständliche Botschaft der AHA lautet: Vermeiden Sie Fette, alles andere ist unwichtig. Meiner Meinung nach lautet eine weitere Botschaft: Unterstützen Sie uns nur, und wir geben Ihnen fettarmes Essen, ganz gleich, wie ungesund es sein mag.

Trotz des offensichtlich mangelnden Urteilsvermögens der Sprecher dieser medizinischen Institutionen hält sich die überwältigende Mehrheit der um ihre Ernährung besorgten Bürger an die Richtlinien für fettarme Ernährung und fühlt sich sicher in dem Wissen, dass 40 Jahre wissenschaftlicher Forschung diesen Punkt ohne jeden Zweifel bewiesen haben.

Aber ist das wirklich der Fall? Eine ganz wichtige Botschaft aus diesem Buch, die Sie alle mitnehmen sollten: *Nichts könnte von der Wahrheit weiter entfernt sein.*

Von den Dutzenden bewiesener Punkte, die die imaginäre Ernährung-Herz-Hypothese in Frage stellen, wird keine deutlicher als die dokumentierte Wahrheit, dass Herzanfälle (Myokardinfarkt) zu Beginn des 20. Jahrhunderts so selten waren, dass erst 1912 der erste Fall beschrieben wurde. Im Jahr 1930 fielen in den Vereinigten Staaten nicht mehr als 3000 Menschen einem Herzanfall zum Opfer.[1]

Basierend auf dieser Zahl müssen wir uns fragen, was die Amerikaner am Anfang des Jahrhunderts gegessen haben. Der Anteil an Fett in der täglichen Ernährung war damals ein

Verweigerung und Diät-Know-how

wenig höher als heute, wo wir inmitten einer Epidemie von Herzanfällen stecken. Das Fett um 1900 war meistens Butter, Schweineschmalz und Talg (Fett vom Rind). Verlangen diese Tatsachen nicht nach einer Erklärung? Von der AHA werden Sie sie niemals bekommen, es wird also an mir sein zu erklären, warum die heutigen offiziellen Ernährungsempfehlungen für die Gesundheit gefährlich sind. Werfen wir zunächst einen genaueren Blick auf die Geschichte der Ernährung-Herz-Hypothese.

Ernährung und Ihr Herz: Eine kurze Geschichte

Ancel Keys war der bekannte Ernährungswissenschaftler, den man ausgewählt hatte, den Nahrungsbedarf von GIs zu untersuchen und Mahlzeiten für unterwegs zu erfinden, die diesem Bedarf gerecht wurden. Er ist das »K« in K-Rationen – der englische Ausdruck für die Notrationen der Soldaten im Zweiten Weltkrieg. (Ob Keys auch für die Entscheidung verantwortlich war, jeder Ration eine Zigarette beizulegen, ist mir nicht bekannt.)

Als der Krieg vorbei war, wandte sich Keys der Erforschung von Ernährung und Gesundheit in der ganzen Welt zu. Die Ergebnisse seiner Siebenländerstudie, veröffentlicht Anfang der Fünfzigerjahre, zeigten angeblich, dass in Ländern, in denen die typische Ernährung reich an gesättigten Fettsäuren war, mehr Fälle von Herzkrankheiten auftraten. Leider war Keys' Ruf und sein Ansehen so ausgezeichnet, dass die Medizin seine Schlussfolgerungen sofort begeistert begrüßte.

Basierend auf Keys' Siebenländerstudie und anderen ähnlich fehlerhaften Untersuchungen, rief die AHA eine Kampagne ins Leben, um Butter, Schmalz, Eier und Rindfleisch durch pflanzliches Öl, Margarine und Getreide zu ersetzen.

Kampf gegen das Altern

1956 war die Kampagne in vollem Gange. »Hüten Sie sich vor gesättigten Fettsäuren«, lautete die Parole, und das medizinische Establishment fiel sogleich in diesen Tenor ein – mit einer bemerkenswerten Ausnahme. Dr. Paul Dudley White, der führende Kardiologe in Harvard (und Arzt von Präsident Dwight Eisenhower), wies darauf hin, dass er zwischen 1921 und 1928 in Harvard keine einzige Koronarerkrankung zu Gesicht bekommen hatte. In einer aufgezeichneten Diskussion mit anderen führenden Ärzten sagte er: »Damals, in der Zeit vor 1920, als es kaum Myokardinfarkte gab, aß man Butter und Schweineschmalz, und ich glaube, wir alle würden von dieser Ernährung profitieren.« Sein vernünftiger Ratschlag, der auf Jahren klinischer Erfahrung und nicht auf epidemiologischen Studien basierte, wurde ignoriert.

Auch ein Jahrzehnt später gab es keine echten Beweise für die Ernährung-Herz-Hypothese. Das hielt die Hersteller von Mazola und Margarine nicht davon ab, ein Buch auf den Markt zu bringen, in dem Dr. Jeremiah Stamler, einer der Rädelsführer der AHA, bestätigte, dass die Theorie ausreiche, »dazu aufzurufen, einige Gewohnheiten zu ändern, noch bevor der letzte Beweis erbracht ist«. In dem Bemühen, diesen Beweis zu finden, entwickelte Dr. Norman Jolliffe die so genannte »Kluge Diät« (Prudent Diet) und zog eine Hand voll Geschäftsleute im mittleren Alter heran, sie auszuprobieren. Die Diät setzte ihren Schwerpunkt bei pflanzlichen Ölen, Margarine und Getreide. Die Kontrollgruppe hielt sich an Eier, Butter und Fleisch. Die Ergebnisse? In der »Kluge-Diät«-Gruppe gab es acht Todesfälle infolge von Herzkrankheiten, in der Fleisch- und Kartoffeln-Kontrollgruppe keinen einzigen.

Dennoch hatte sich die Ernährung-Herz-Hypothese inzwischen so festgesetzt, dass sie nicht ausgemerzt werden konnte. Die Industrie zur Erzeugung und Verarbeitung von Agrarprodukten hatte viel zu viel in pflanzliche Öle, Mais, Weizen und

Verweigerung und Diät-Know-how

hochprofitable verarbeitete Lebensmittel investiert, um irgendwelche Gegner zuzulassen – und sie hatte das Geld und die Verbindungen zur Regierung, um die Gegner niederzuwalzen. Die Nahrungsmittelindustrie verband sich mit dem medizinischen Establishment in dem eifrigen Bemühungen, abweichende Meinungen zu unterdrücken, die von so hervorragenden Wissenschaftlern wie Dr. Fred Kummerow von der University of Illinois, der Ernährungswissenschaftlerin Dr. Mary Enig und von Dr. George V. Mann von der Vanderbilt University geäußert wurden. Kenner der Szene haben mir berichtet, dass der unwissenschaftliche und absolut unberechtigte Angriff der American Medical Association auf meine kohlehydratarme Diät im Jahr 1973 von ebendiesen Interessen der Hersteller von Mais, pflanzlichen Ölen und Getreide gesteuert wurde.

Da die »Kluge Diät« sich als nicht besonders klug herausstellte, stürzten sich die maßgeblichen Stellen auf die zu jener Zeit laufende Framingham-Herzstudie. Den ersten Ergebnissen jener Studie zufolge gab es bei Personen mit insgesamt höherem Cholesterinspiegel eine leicht erhöhte Anzahl von »Herzfällen«. Später komme ich noch darauf zu sprechen, dass eine Verbindung zwischen gesättigten Fettsäuren in der Ernährung und einem insgesamt erhöhten Cholesterinspiegel niemals hergestellt werden konnte. Tatsächlich deckte der Leiter der Originalstudie, Dr. William Castelli, 1992 die Geschichte über die Framingham-Studie auf und erklärte, dass Personen mit dem niedrigsten Serumcholesterin die meisten gesättigten Fettsäuren, Cholesterin und die meisten Kalorien zu sich genommen hätten.[2]

Man investierte Milliarden von Dollar, um zu beweisen, dass Getreide, pflanzliche Öle und Margarine gesund für das Herz seien, und es wurden dutzende von großen internationalen Studien durchgeführt, die sicherstellen sollten, dass die Ernährung-Herz-Hypothese weithin akzeptiert wurde.

Kampf gegen das Altern

Und so geschah es auch – und zwar so gut, dass sie noch heute akzeptiert wird. Die sinkende Anzahl der Herztode zwischen 1950 und 2000 wird häufig untermauernd für die Reduzierung von Fett in der Ernährung herangezogen. Der allgemeine Rückgang an Herzfällen[3] in den vergangenen fünfzig Jahren ist natürlich eine wundervolle Nachricht, doch aus der Sicht der Ernährung-Herz-Hypothese gibt es einen entscheidenden Mangel: Der Rückgang kann fast vollständig auf die Senkung des Zigarettenkonsums zurückgeführt werden (1970 rauchten 42 Prozent aller Erwachsenen, verglichen mit weniger als 30 Prozent im Jahr 1996), außerdem mit besserer Kontrolle des Blutdrucks und verbesserten Behandlungsmethoden bei Herzanfällen. Der Versuch, die Nation auf eine fettarme Diät zu setzen – ein bemerkenswert erfolgloser Versuch – hat nur sehr wenig mit der sinkenden Rate von Herzanfällen zu tun. Herzkrankheiten sind immer noch die häufigste Todesursache in den Vereinigten Staaten – 1997 kamen dabei 727 000 Menschen ums Leben. Heute ist die Wahrscheinlichkeit, einen Herzanfall zu überleben, viel größer geworden, doch die Chance, auch fünf Jahre später noch zu leben, hat sich während der letzten zwanzig Jahre kaum verbessert. Ungefähr 24 Prozent der Männer und 42 Prozent der Frauen sterben innerhalb eines Jahres nach einem Myokardinfarkt, innerhalb von sechs Jahren nach einer ersten Herzattacke haben 21 Prozent der Männer und 33 Prozent der Frauen einen weiteren Anfall, sieben Prozent Männer und Frauen erleiden einen plötzlichen Herztod, und 21 Prozent der Männer und 30 Prozent der Frauen erleiden durch Herzversagen eine Behinderung.[4] Und selbst bei Rückgang der Anzahl an Herzattacken besteht das Risiko auf das ganze Leben gerechnet immer noch eins zu zwei für Männer und eins zu drei für Frauen.[5]

Zu einer Zeit, in der die Todesrate durch Herzinfarkte zu-

Verweigerung und Diät-Know-how

rückgeht, erleben wir stattdessen eine Epidemie an Herzversagen, da ein Myokardinfarkt das Herz schädigt und schwächt und dazu führt, dass es allmählich nicht mehr richtig arbeiten kann. In den Jahren von 1989 bis 1999 hat sich die Zahl der Patienten mit Herzversagen beinahe verdoppelt.[6] In vielen Fällen ist Herzversagen ganz einfach das verspätete Ergebnis eines Herzanfalls und einer Behandlung durch konventionelle Ärzte mit cholesterinsenkenden statinhaltigen Medikamenten. Diese Medikamente blockieren die Produktion des Coenzyms Q_{10}, das lebenswichtig für die Energieproduktion der Zellen ist, ganz besonders der Herzzellen. Ein Mangel an CoQ_{10} führt so gut wie sicher dazu, dass das geschwächte Herz noch schwächer wird und schließlich versagt, wie ich es noch ausführlich in einem späteren Kapitel darlegen werde.

Ich habe nun viel Zeit darauf verwendet, in Ihnen eine kritische Haltung gegenüber der Unehrlichkeit bei der Beurteilung und Behandlung von Herzerkrankungen zu wecken. Doch bevor ich mich einem neuen Thema zuwende, muss ich noch aufzeigen, wie tief greifend negativ sich vorherrschende Methoden auf Ihre Gesundheit auswirken können.

Der einigende Faktor Nummer eins in der unheiligen Allianz zwischen American Heart Association, American Medical Association, American Diabetes Association und der US-Regierung in ihren vielen Erscheinungsformen (FDA [Food and Drug Administration], Landwirtschaftsministerium, NIH [National Health Institutes] usw.) ist eindeutig: All diese Organisationen stehen fest zu der Überzeugung, dass »eine Ernährungsform für alle richtig ist«.

Ich bin mir bewusst, dass Sie keine akademische Ausbildung in medizinischer Richtung haben, aber ich bin sicher, dass Sie über sehr viel gesunden Menschenverstand verfügen. Daher will ich diese Frage an Sie weitergeben, damit Sie selbst eine vernünftige Antwort geben können. Glauben Sie, dass

Kampf gegen das Altern

wir alle uns auf genau dieselbe Art und Weise ernähren sollten? Glauben Sie, dass Dünne und Dicke, Junge und Alte, Diabetiker und Herzkranke, wirklich jeder Mann und jede Frau
dasselbe essen sollten? Wenn Sie das genauso schwer akzeptieren können wie ich, sind Sie vielleicht bereit zu erkennen,
dass die Überzeugung, eine Ernährungsform sei für alle richtig, nur ein weiterer Trugschluss ist.

Der zweite Teil dieses Trugschlusses ist der direkte Grund für
vorzeitiges Altern, und zwar noch mehr als der erste: »... und
dass diese für alle richtige Ernährung auch die Nährstoffe enthält, die jeder Einzelne braucht.« Vitalstoffe gehören zur ersten Verteidigungslinie gegen den Alterungsprozess. In diesem
Buch werde ich die aufregenden, gut belegten und leicht er-
füllbaren Aspekte der Bekämpfung des Alters durch die Ernährung darlegen. Auch wenn ich es im Zusammenhang mit einzelnen Empfehlungen nicht immer erwähne, so vergessen Sie
bitte niemals, dass jeder Einzelne von uns ein bisschen – oder
vielleicht auch deutlich – anders ist als andere, und dass Sie
mithilfe Ihres Arztes Ihre eigenen medizinischen Gegebenhei-
ten berücksichtigen müssen, bevor Sie Ihr alterungsvorbeu-
gendes Programm aufnehmen.

Ich möchte die Saat des Zweifels in Ihr kollektives Bewusstsein legen. Vielleicht verstehen Sie jetzt, was ich meine, wenn
ich sage, dass der Kampf gegen das Alter mit dem Kampf gegen konventionelle Irrlehren beginnt. Wenn Sie verstehen wollen, wie auch Sie lernen können, dem Alter zu trotzen, müssen
Sie zunächst verstehen, warum wir alle altern. Das erkläre ich
in Teil II.

II

Warum wir altern

Müssen wir akzeptieren, dass im Alter unausweichlich auch Krankheiten auftreten? Nein! In diesem Teil erkläre ich Ihnen, warum.

Viele der scheinbar unvermeidbaren Krankheiten des Alters – Herzkrankheiten, Osteoporose, Senilität, nachlassende Sehkraft und viele andere – können leicht vermieden oder verbessert werden, wenn man die Gründe für das Altern kennt und bekämpft.

Was lässt uns altern? Ich werde einige Theorien nennen und mich dabei auf eine konzentrieren, die viele Forscher, ich selbst eingeschlossen, für den wahren Grund des Alterns halten: Schäden durch freie Radikale.

Die typische amerikanische Ernährung – viel Zucker, raffinierte Kohlehydrate und modifizierte Fette – ist ein Rezept für genau jenen Zustand, der Sie schneller altern lässt als alles andere: Störungen des Zuckerhaushalts.

Die Krankheiten der Verwestlichung

Für alle, die gehofft hatten, es würde bei der Überwindung des Alters einen bedeutenden Durchbruch geben, war das 20. Jahrhundert eine große Enttäuschung. Denn als die lebensverkürzenden Krankheiten des 19. Jahrhunderts überwunden waren, traten neue Leiden auf den Plan, die uns um Jahrzehnte zurückwarfen. Herzkrankheiten, Diabetes, Bluthochdruck, Krebs, Alzheimer und andere Beschwerden haben zumindest in diesen epidemischen Ausmaßen ihren Ursprung im 20. Jahrhundert – und im 21. werden sie sich weiter ausbreiten. Objektive Beobachter können mit Fug und Recht behaupten: »Wir haben Erfolge in der Überwindung infektiöser Krankheiten zu verzeichnen, die uns in der Jugend niederstrecken, aber die Älteren unter uns werden immer noch im selben Alter senil.«

Ich sehe das anders. Das 20. Jahrhundert endete mit dem wissenschaftlichen Know-how, genau die Krankheiten auszumerzen, die das Jahrhundert kennzeichneten. Das politische und ökonomische Know-how fehlt uns vielleicht noch, aber die wissenschaftliche Avantgarde hat ihre Arbeit getan, und die Früchte ihrer kollektiven Bemühungen stehen uns heute zur Verfügung.

Merzen wir das typische Leiden des 20. Jahrhunderts – arteriosklerotische Herz-Kreislauf-Erkrankungen – aus, und wir werden nach Schätzung der Wissenschaftler unser Leben um

Warum wir altern

bis zu zwölf Jahre verlängern können. Die durchschnittliche Lebenserwartung zu Beginn des Jahrhunderts betrug 45 Jahre und ist nach letzten Berechnungen auf durchschnittlich 76,5 Jahre gestiegen.[1] Mit der intelligenten Ausmerzung arteriosklerotischer Herzkrankheiten könnte diese Zahl schnell auf 90 steigen. Vor 1900 starben 75 Prozent aller Amerikaner vor dem 65. Lebensjahr, heute leben mehr als 70 Prozent länger als 70 Jahre. Die Verlängerung der Lebensspanne des Menschen um so viele Jahre in einem einzigen Jahrhundert macht dieses Jahrhundert wohl kaum zu einem Fehlschlag.

Ich hoffe, mit diesen Sätzen habe ich Ihre Aufmerksamkeit erregt. Herzkrankheiten, die noch vor ein paar Generationen für die meisten einen frühen Tod herbeiführten, waren vor 75 Jahren praktisch unbekannt!

Stellen Sie sich vor, wir könnten jetzt damit beginnen, das Auftreten von Herzkrankheiten, Diabetes, Schlaganfall und Bluthochdruck zu vermindern. Was würde das für unsere Lebenserwartung bedeuten? Wenn wir Herzkrankheiten, die heutige Todesursache Nummer eins in der industrialisierten Welt, ausmerzen könnten, würden wir unser Leben um schätzungsweise zwölf Jahre verlängern – und natürlich die Jahre schlechter Gesundheit verhindern, die eine Herzkrankheit mit sich bringt, bevor wir daran sterben. Einen guten Anfang haben wir bereits gemacht: Hätte sich die Verbreitung von Herzkrankheiten so weiter entwickelt wie zu ihren Höhepunkten im Jahr 1963, wären 621 000 Menschen mehr daran gestorben.[2] Und könnten wir Diabetes, Schlaganfall und Bluthochdruck ausmerzen, allesamt die Haupteinflussfaktoren für einen nicht herzkrankheitsbedingten Tod, könnten wir sogar noch länger leben.

Wenn Sie mich durch meine früheren Bücher, Lesungen und Sendungen kennen, wird Ihnen auffallen, dass diese Krankheiten, die in der Medizingeschichte als Krankheiten

Krankheiten der Verwestlichung

des 20. Jahrhunderts gelten, genau jene Leiden sind, die ich »ernährungsbedingte Störungen« nenne. Diesen Ausdruck habe ich nicht erfunden, um zu sagen, dass die Ernährung irgendwie eine Rolle bei den Ursachen spielt. Vielmehr spiegelt dieser Begriff eine Schlussfolgerung wider, die immer unausweichlicher wurde: Als ich die Ernährung und die Aufnahme von Vitalstoffen meiner Patienten auf Vordermann brachte und erkannte, dass ihre Krankheiten sich dramatisch verbesserten und oft sogar ganz verschwanden.

Es ist kein Zufall, dass die meisten Krankheiten, die zu den heutigen »Killerkrankheiten« gehören, ernährungsbedingte Störungen sind. Dieses Buch soll wie meine anderen Bücher erklären, warum das so ist, und Ihnen helfen, diese Krankheiten zu vermeiden, indem Sie Ihre eigene Ernährung umstellen. Im Folgenden möchte ich Ihnen einen wichtigen wissenschaftlichen Beweis für das Rätsel der ernährungsbedingten Störungen präsentieren. Dieser Beweis hat meine eigene Arbeit stark beeinflusst.

Dr. Cleave und die 20-Jahre-Regel

1974 veröffentlichte der Physiker T. L. Cleave, Militärarzt in der Royal Navy und früherer Leiter für medizinische Forschungen am Institute of Naval Medicine, eine epidemiologische Studie mit dem Titel *The Saccharine Disease – Die Saccharinkrankheit*. Diese heute leider vergriffene Arbeit war für mich lange das wichtigste Gesundheitsbuch des 20. Jahrhunderts.

Cleave führte eine sorgfältige Studie der Krankenhausunterlagen aus Dritte-Welt-Ländern, hauptsächlich in Afrika, durch und stellte verblüfft fest, dass praktisch kein Eingeborener die typischen Krankheiten der westlichen Zivilisationen hatte, wie Fettleibigkeit, Diabetes, Darmkrebs, Gallensteine,

Warum wir altern

Divertikelentzündung und Herzkrankheiten. Die üblichen westlichen Krankheiten traten nicht nur weniger häufig auf, es gab sie einfach nicht.

Anders als sein Kollege Dr. Dennis Burkitt, der nach Studium derselben Daten zu dem Schluss kam, es sei die ballaststoffreiche Ernährung, die diese Leute schütze, war Cleave davon überzeugt, dass genau die andere Seite der Medaille dafür verantwortlich war. Das Fehlen raffinierter Kohlehydrate in der Ernährung schütze gegen die Krankheiten des 20. Jahrhunderts. Cleave zeigte peinlich genau, dass beinahe genau 20 Jahre nachdem man westliche Nahrungsmittel in die Ernährung eingeführt und dadurch einheimische Lebensmittel ersetzt hatte, allmählich Herzkrankheiten und Diabetes in der Bevölkerung auftraten. Innerhalb von 40 Jahren breiteten sich diese Krankheiten aus. Cleave nannte das die 20-Jahre-Regel, und ich habe immer wieder Beweise dafür gefunden.

Ein bestimmter Beweis sorgte dafür, dass ich mich vollends für Cleaves Erklärung entschied. Studien in Israel zeigten, dass 20 Jahre nachdem jemenitische Juden nach Israel gezogen waren und ihre traditionelle Ernährung aus unraffinierten, natürlichen Lebensmitteln zu Gunsten einer eher stark zuckerhaltigen und an anderen raffinierten Kohlehydraten reichen westlichen Ernährung ausgetauscht hatten, sich Diabetes einstellte. Diabetes war unter diesen Menschen weitgehend unbekannt, solange sie im Jemen auf traditionelle Weise lebten. Man hatte sogar geglaubt, diese Krankheit komme bei ihnen aus genetischen Gründen nicht vor.

Cleave beobachtete, dass ungefähr 20 Jahre nachdem eine Gesellschaft raffinierte Kohlehydrate in ihre Ernährung aufnimmt, sowohl Diabetes als auch Herzkrankheiten auftreten. Die Jemeniten waren das perfekte Beispiel: 1977, ungefähr 20 Jahre nachdem sie nach Israel immigriert waren, betrug ihre Diabetes und Glukose-Intoleranz 11,8 Prozent, ähnlich

Krankheiten der Verwestlichung

dem Rest der Gemeinde.[3] Cleave führte eine Reihe ähnlicher Beispiele an, ganz besonders die Isländer und Inselbewohner aus dem Pazifikraum.

In neuerer Zeit bestätigte sich Cleaves 20-Jahre-Regel auch in anderen Studien. Die Pima-Indianer in Arizona weisen eine so hohe Rate an Nierenversagen durch Diabetes auf, dass das Reservat ein eigenes Dialysezentrum hat. In Saudi-Arabien traten Diabetes und damit verbundene Herzkrankheiten fast genau 20 Jahre nach Einführung von raffinierten Kohlehydraten auf, nachdem eine eher westliche Ernährung zum Normalfall geworden war. Heute haben in Saudi-Arabien zwölf Prozent der Männer Diabetes und 14 Prozent der Frauen in städtischen Gebieten. Unter den in der Stadt lebenden Frauen im Alter zwischen 51 und 60 beträgt die Diabetesrate erstaunliche 49 Prozent. In der ländlichen Bevölkerung, wo die Menschen noch zum Teil ihrer traditionellen Ernährung anhängen, sind die Raten niedriger, aber immer noch hoch: sieben Prozent der Männer und 7,7 Prozent der Frauen. Saudi-Arabien hat sich von einem Land, in dem es vor 1970 praktisch keine Diabetes gab, zu einem Land mit den höchsten Diabetesraten der Welt entwickelt.[4]

Cleaves 20-Jahre-Regel bewahrheitet sich auch in Japan, Indien, Mexiko und vielen anderen Ländern. Seine Hypothese von der Verbindung zwischen raffinierten Kohlehydraten sowohl zu Diabetes als auch zu Arteriosklerose hat sich ohne jeden Zweifel als richtig herausgestellt.

Man hat Cleaves Erkenntnisse nie widerlegt, im Gegenteil: Sie haben sich als prophetisch erwiesen. Seine 20-Jahre-Regel hat uns gelehrt, wann die ersten Fälle von durch Diabetes hervorgerufenen Herzkrankheiten auftreten. Der größte Wert dieser Regel liegt meines Erachtens jedoch darin, dass sich vorhersagen lässt, wann diese Leiden in epidemischen Ausmaßen auftreten – und zwar in Kulturen, die varianten-

Warum wir altern

reich genug sind, mit diesen Leiden schon ein wenig vertraut zu sein.

Unterscheidungsmerkmale der Ernährung

Folgende Fragen können unter Anwendung der genannten Regel nun leicht beantwortet werden: Warum waren Kardiologen in Japan in den Fünfzigerjahren eine Minderheit, sind heute aber dringend erforderlich? Warum ist Asien die neue Brutstätte einer Diabetesepidemie, die auf 100 Millionen Fälle ansteigt? Warum sagt die WHO einen 170-prozentigen Anstieg der Diabetesfälle in Entwicklungsländern bis 2025 voraus, und zwar von 84 auf 228 Millionen Menschen? Warum wird der weltweite Anstieg auf 122 Prozent geschätzt, von 135 auf 300 Millionen Menschen? Warum wird sich die Diabetes in Indien zwischen 1995 und 2025 fast verdoppeln?[5]

Die Antwort auf diese Fragen ist immer dieselbe: Es ist die Konsequenz der Verwestlichung dieser Kulturen, in biologischen Begriffen die ernährungsmäßige Akzeptanz von raffinierten Kohlehydraten. So bilden Cleaves Entdeckungen eine Basis für das Verständnis, warum moderne Krankheiten in allen Teilen der Welt vorkommen.

Vielleicht hat die Studie *The Saccharine Disease* weit vor ihrer Zeit zu Erkenntnissen geführt, für die es damals noch keine wissenschaftliche Erklärung gab. Es haben sich inzwischen so viele Beweise für die Verbindung von raffinierten Kohlehydraten zu Zucker- und Insulinstörungen angesammelt, dass jeder im Gesundheitswesen Verantwortliche, dem die öffentliche Gesundheit anvertraut ist und der in dieser Sache schweigt, sich meiner Meinung nach einer strafbaren Handlung schuldig macht.

Wissenschaftliche Veröffentlichungen bieten heute eine Fül-

Krankheiten der Verwestlichung

le von Informationen über die Risikofaktoren für Herzkrankheiten. Und es wird immer offensichtlicher, dass der Gesamtcholesterinspiegel relativ unbedeutend ist im Vergleich zu anderen biochemischen Abweichungen, die viel wahrscheinlicher zur Todesursache Nummer eins und einer verkürzten Lebensdauer führen. Ich glaube nicht, dass ein praktizierender Kardiologe sich dieser Fakten nicht bewusst ist, aber es ist gut möglich, dass Sie bei Nachfrage nichts darüber erfahren werden.

Ideen, die sich einmal festgesetzt haben, lassen sich schwer wieder austreiben. In den nächsten Kapiteln gehe ich also genauer auf diese Fakten ein, basierend auf dem heute bekannten Wissen. Für unsere Erkundungstour gibt es kein besseres Ziel als den Killer Nummer eins: Herzkrankheiten.

Altern, Kohlehydrate und Ihr Herz

Schützen Sie Ihre Blutgefäße

Ich bin beeindruckt von den vielen neueren wissenschaftlichen Durchbrüchen, die uns Grund geben, das Aufhalten des Alterungsprozesses optimistisch zu sehen. Dennoch glaube ich, dass wir uns zunächst auf die eine Krankheit konzentrieren sollten, die uns ganz besonders früher altern lässt: die Herz-Kreislauf-Erkrankungen, die Arteriosklerose.

Besonders dramatisch kann sie unser Leben durch einen Herzinfarkt (Myokardinfarkt) beenden: die Verstopfung einer oder mehrerer Arterien, die unser Herz mit Blut versorgen. Ein Herzanfall ist der Höhepunkt eines langen Prozesses einer Herzkrankheit, die viele Jahre früher beginnt. Dabei werden Arterien verstopft, die das Herz und andere Organe mit Blut versorgen. Die nachlassende Blutzirkulation und somit die schlechtere Versorgung der Organe wird bei älteren Menschen von der konventionellen Medizin als »normaler« Alterungsprozess betrachtet.

Glauben Sie das wirklich? Wir wissen, dass es Arteriosklerose noch gar nicht so lange gibt – sie hat sich erst im vergangenen Jahrhundert ausgebreitet. Die Menschen altern aber schon sehr viel länger. Bekommt man genug Zeit, altert jeder von uns, doch nicht alle Menschen bekommen eine Herzkrankheit. Ganz eindeutig ist an Arteriosklerose überhaupt

Altern, Kohlehydrate und Herz

nichts »normal«. Genau deshalb bietet die Bekämpfung von Arteriosklerose die besten Aussichten, um echte Fortschritte beim Aufhalten des Alterungsprozesses zu machen. Wir müssen lediglich eine Krankheit ausmerzen, unter der noch bis vor vier Generationen nur sehr wenige Menschen litten.

Was verursacht Herzkrankheiten?

Die Beweise zeigen, dass es keine einzelne ausschlaggebende Ursache für Herzkrankheiten gibt. Daher kann natürlich auch kein einzelnes Programm sie verhindern. Sie sollten am besten herausfinden, welche persönlichen Risikofaktoren Sie für Herzprobleme anfällig machen könnten.

Das bedeutet zunächst, das Blut genauestens auf alle Risikofaktoren für Herzkrankheiten untersuchen zu lassen. Ergebnisse von Labortests allein sind jedoch nutzlos; Sie müssen sich von einem Arzt untersuchen lassen, dem bewusst ist, dass viele Wege zu Herzkrankheiten führen.

Viel zu viele Ärzte sehen sich immer noch lediglich die Cholesterinwerte an und testen Sie nicht weiter durch. Das kann sehr irreführend sein.

Der Gesamtcholesterinwert besteht im Wesentlichen aus zwei Zahlen: einer positiven, die etwas über das HDL-Cholesterin mit hoher Dichte aussagt, und einer negativen, die die Werte des LDL-Cholesterins mit niedriger Dichte angibt. Natürlich soll das HDL so hoch wie möglich, das LDL so niedrig wie möglich liegen. Daher ist nicht die absolute Zahl von Bedeutung, sondern das Verhältnis. Sie können sicher sein, dass ein Footballfan mit einem Spiel, in dem 91 Punkte gemacht werden und seine Mannschaft mit 49:42 gewinnt, sehr viel glücklicher ist als mit einem Spiel, in dem nur 10 Punkte gemacht werden und seine Lieblingsmannschaft mit 7:3 verliert.

Warum wir altern

Ein komplettes Blutbild sollte daher mit einem vollen Lipid-profil beginnen, in dem die Höhe der verschiedenen Fette im Blut getestet wird – nicht nur LDL und HDL-Cholesterin, son-dern auch die Triglyzeride (TG), die Lipoproteine mit sehr ge-ringer Dichte (VLDL) und auch Lipoprotein(a), abgekürzt als Lp(a). Jedes dieser Lipidprofile zeigt uns etwas anderes – und jedes teilt uns etwas Wichtiges mit.

So verstehen Sie Ihr Lipidprofil

Beginnen wir mit einigen Definitionen. Cholesterin ist ein wachsartiges Fett, das der Körper für viele lebenswichtige Funktionen benötigt, zum Beispiel bei der Produktion von Hormonen, Zellwänden und Nervenhüllen. Etwa 85 Prozent des Cholesterins im Körper werden in der Leber hergestellt und in den Zellen des Dünndarms, der Rest kommt aus der Nahrung.

Cholesterin löst sich nicht in Wasser. Um das Cholesterin im Blut zu transportieren, das zum größten Teil aus Wasser besteht, wird es vom Körper mit Protein überzogen – daher nennen wir die verschiedenen fettigen Partikel im Blut Lipo-proteine (aus dem griechischen *lipos* = Fett). Je mehr Protein ein Cholesterinpartikel trägt, umso dichter ist er. Ungefähr 65 Prozent des zirkulierenden Lipoproteins im Blut ist Lipo-protein mit niedriger Dichte. LDLs tragen das Cholesterin zu den Zellen. Ungefähr 20 Prozent des zirkulierenden Lipopro-teins hat eine hohe Dichte, ist also das HDL-Cholesterin. Die-se kleineren, dichteren Cholesterinpartikel sind »gut«, weil sie das Cholesterin aus den Zellen aufnehmen und zurück zur Le-ber bringen, wo es weiterverarbeitet wird.

Triglyzeride sind sehr kleine, leichte Fettpartikel. Der Kör-per schickt z. B. Triglyzeride zu den Muskeln, um Energie zu

Altern, Kohlehydrate und Herz

gewinnen, oder lagert sie als Körperfett ab. Triglyzeride werden in der Leber zu Lipoproteinen mit sehr geringer Dichte umgewandelt. VLDL könnte sehr gut der unbesungene Schurke der Blutlipide sein. Der VLDL-Spiegel steigt mit den Triglyzeridwerten und kann ebenso gefährlich sein. Das liegt zum Teil daran, dass diese Partikel immer dichter werden, während sie durch das Blut zirkulieren.

HDL: Das gute Cholesterin

Seit Jahrzehnten erkennen die meisten Kardiologen die günstige Rolle des HDL-Cholesterins an. Jede Verhältnisangabe über das Risiko von Herzkrankheiten benutzt den HDL-Wert als Teiler. Ob es sich um den Gesamtcholesterinwert handelt, um LDL, um LDL plus VLDL oder um die äußerst wichtigen Triglyzeride, alle Werte teilt man durch den HDL-Wert – und all diese Zahlen machen, wenn sie ansteigen, dem Arzt große Sorgen. Schlussfolgerung: Der HDL-Wert sollte so hoch wie möglich sein.

Wie kann man diesen Wert erhöhen und auf dem erreichten Niveau halten? Nicht mit einer fettarmen Ernährung – ganz im Gegenteil. HDL wird von einer fettarmen Ernährung *gesenkt*, und zwar nicht so sehr durch die Abwesenheit von Fett, sondern durch die vermehrte Aufnahme von Kohlehydraten, die mit Fettreduzierung einhergeht.

Was ist mit dem schlechten Cholesterin?

Inzwischen fragen Sie sich sicher, wie ich behaupten kann, Cholesterin sei gut, wo doch alle Welt behauptet, es sei schlecht. Aber das behaupte ich gar nicht – für diese Ehre habe ich nur

41

Warum wir altern

das HDL herausgepickt. Ein hoher Gesamtcholesterinwert ist nur dann problematisch, wenn er auf Grund hoher LDL- *und* niedriger HDL-Werte so hoch ist. Das LDL (»schlechtes« Cholesterin) ist ein echter Risikofaktor – aber nur dann, wenn es von freien Radikalen oxidiert wird, wie neuere Untersuchungen zeigen. Sie werden im weiteren Verlauf noch sehr viel über freie Radikale erfahren.

Dennoch ist das Risiko einer Herzerkrankung durch oxidiertes LDL-Cholesterin nicht höher als durch die Risikofaktoren, von denen Sie noch hören werden – Triglyzeride, erhöhtes Homocystein, Lipoprotein(a), C-reaktives Protein und andere.

Das Risiko durch Cholesterin wird so übertrieben, dass andere Faktoren allzu oft ignoriert werden. Anstatt die anderen Risikofaktoren in Augenschein zu nehmen, drängt man Patienten dazu, statinhaltige Medikamente, die Lieblinge der Hersteller von Cholesterinmedikamenten, zu nehmen. Hier will ich nur kurz festhalten, dass die Einnahme dieser Medikamente nicht hilft, länger zu leben. Keine der ersten 80 größeren Studien über cholesterinsenkende Mittel zeigte irgendeine signifikante Verlängerung der Lebensspanne unter den Patienten, die sie einnahmen. Eine weitere neuere Studie, eine der ersten über das statinhaltige Medikament Lovastatin, zeigte ein alarmierendes Paradoxon auf: Zwar gab es beträchtlich weniger Herzanfälle unter den Versuchspersonen, die es einnahmen, doch in der Gruppe derjenigen, die das Medikament nahmen und trotzdem einen Herzanfall hatten, lag die Todesrate dreimal höher als in der Kontrollgruppe.[1]

Altern, Kohlehydrate und Herz

Triglyzeride

Der heutige Tunnelblick, mit dem Cholesterin als alleinige Ursache für Herzkrankheiten betrachtet wird, könnte bedeuten, dass Ihr Arzt Ihrem Triglyzeridspiegel möglicherweise nicht besonders viel Aufmerksamkeit geschenkt hat, es sei denn, er wäre unnatürlich hoch.

Diese Unkenntnis Ihres Arztes könnten Sie mit dem Leben bezahlen. Lang ignorierte hohe Triglyzeridwerte haben sich als unabhängiger Risikofaktor für Herzkrankheiten herausgestellt. Je höher die Triglyzeride, umso größer die Chance auf einen Herzanfall. Bei Frauen ist ein hoher Triglyzeridwert ein besonders guter Indikator für Herzkrankheiten. Mit anderen Worten: Hohe Triglyzeride sind ebenso ein Risikofaktor für Herzkrankheiten wie Fettleibigkeit, Rauchen oder hoher Blutdruck.[2]

Was macht Triglyzeride so gefährlich? In großen Mengen verdicken sie das Blut und hindern es daran, frei durch die Adern zu strömen. Wenn Blut, das eigentlich wässrig sein sollte, durch die vielen Triglyzeride verunreinigt wird, verstopft es die Adern und bildet Klumpen. Das Ergebnis ist häufig eine Verstopfung der Arterien, die das Herz versorgen.

Die meisten Ärzte glauben den falschen Informationen, die sie auf der Uni gelernt haben – dass Triglyzeridwerte zwischen 250 und 500 mg/dl vollkommen normal seien. Doch da liegen sie falsch, und ihre Unkenntnis könnte Sie das Leben kosten. Selbst 200 mg/dl sind schon zu hoch. Sie sollten sich bereits Gedanken machen, wenn Ihre Triglyzeridwerte über 100 mg/dl liegen. Dann besteht für Sie das doppelte Risiko eines tödlichen Herzanfalls gegenüber Menschen mit Werten zwischen 50 bis 60 mg/dl.[3]

Warum wir altern

Hohe Triglyzeridwerte/niedriges HDL: eine tödliche Kombination

Hohe Triglyzeridwerte sind schon schlimm genug, aber noch tödlicher ist die Kombination aus hohen Triglyzeriden und niedrigem HDL-Cholesterin. Dieses gefährliche Duo erhöht das Risiko eines Herzinfarkts ganz dramatisch. Ergebnisse aus langjährigen Studien unter Männern in Münster haben in den Achtzigerjahren gezeigt, dass nur vier Prozent diese Wertekombination aufwiesen, während der Dauer der Untersuchung jedoch 25 Prozent dieser Gruppe einen Herzanfall erlitten.[4]

Erst 1997 zeigten Dr. J. M. Gaziano und seine Kollegen in Harvard, wie genau das Verhältnis von hohen Triglyzeridwerten und niedrigem HDL-Cholesterin tatsächlich auf Herzkrankheiten hinweist. In dieser Studie wurden die Probanden in vier Untergruppen aufgeteilt, und zwar nach dem Verhältnis von Triglyzeriden und HDL: höchste, hohe mittlere, niedrige mittlere und niedrigste Werte. Für die Gruppe mit dem höchsten Verhältniswert bestand eine 16-mal höhere Wahrscheinlichkeit, einen Herzanfall zu erleiden, als für die mit dem niedrigsten Wert.[5] Die Signifikanz solcher Zahlen ist überwältigend. *Kein Verhältniswert hat jemals so genau Herzkrankheiten vorhersagen können.* Wenn Sie zur Personengruppe mit den höchsten Werten gehören und beispielsweise einen Triglyzeridwert von 190 und HDL von 37 haben, tragen Sie trotz eines idealen Cholesterinwertes von 180 immer noch ein großes Risiko. Ist Ihr Triglyzeridwert jedoch nicht höher als Ihr HDL, könnte auch ein Gesamtcholesterinwert von 300 nur auf ein geringes Risiko für Ihr Herz hinweisen.

Es ist ziemlich offensichtlich, dass das Verhältnis von Triglyzeriden zu HDL-Cholesterin äußerst wichtig für die zukünftige Gesundheit Ihres Herzens ist. Idealerweise sollten Sie ein

Altern, Kohlehydrate und Herz

Verhältnis von unter 1:1 haben, die Triglyzeridwerte sollten also unter denen des HDL liegen. Niedrige Triglyzeridwerte und hohes HDL bedeuten eine geringe Wahrscheinlichkeit einer Herzkrankheit. Beträgt das Verhältnis 2:1, und die Triglyzeridwerte liegen höher als der HDL-Wert, bewegen Sie sich an der Grenze zum Normalen. Alles, was höher liegt als 2:1, ist ernst, besonders, wenn Sie die 100-mg/dl-Grenze für den Triglyzeridwert überschritten haben. Dann sind Ihre Herzprobleme ganz offensichtlich, die mit einer Ernährungsumstellung ganz einfach und vollständig vermieden werden könnten.

Wie ich später noch ausführen werde, kann kohlehydratarme Ernährung in Kombination mit Vitalstoffen wie Omega-3-Fettsäuren und Vitamin C hohe Triglyzeridwerte in nur wenigen Wochen um 60 bis 80 Prozent reduzieren. Ich behaupte nicht, dass ich diese Zusammenhänge entdeckt hätte. Sie sind allgemein bekannt, wenn auch die Schlussfolgerung weithin ignoriert wird, und zwar seit der Publikation eines Papiers über dieses Thema von P. K. Reissell und anderen in Harvard im Jahr 1966. Die Studie zeigte dramatische und beständige Veränderungen stark erhöhter Triglyzeridwerte durch eine Diät, die erstaunlich mit der Induktionsphase (sehr wenige Kohlehydrate) der Atkins-Diät übereinstimmt.[6]

Kürzlich entdeckte man noch einen weiteren sehr wichtigen Grund, warum man die Triglyzeridwerte senken sollte. Frauen mit hohen Triglyzeridwerten haben ein 70 Prozent höheres Brustkrebsrisiko als Frauen mit niedrigen Werten. Der hohe Triglyzeridspiegel bewirkt offenbar einen Anstieg des Östrogens im Blutkreislauf, ein signifikanter Risikofaktor für Brustkrebs.[7]

Eine überraschend hohe Anzahl meiner Patienten hat noch nie die Triglyzeridwerte überprüfen lassen, doch diese dürfen nicht ignoriert werden. Immer mehr Beweise untermauern

Warum wir altern

ihre Bedeutung. Eine Studie aus dem Jahr 1999 zeigte, dass Menschen mit einem Triglyzeridspiegel von 100 (zuvor als normal angesehen) ein doppelt so hohes Risiko eines Herzproblems trugen wie Menschen mit 50.[8] Die unausweichliche Schlussfolgerung: Je niedriger Sie Ihre Triglyzeridwerte bringen, umso niedriger ist die Wahrscheinlichkeit, eine Herz-Kreislauf-Krankheit zu bekommen. Das gilt für Frauen noch mehr als für Männer. Eine Studie schätzte, dass 75 Prozent aller Herzanfälle bei Frauen mit erhöhten Triglyzeridwerten zusammenhingen.[9]

Als aufmerksame Leserin lautet Ihre nächste Frage sicher: »Warum führen hohe Triglyzeridwerte vermutlich eher zu Herzkrankheiten, wenn sie mit einem niedrigen HDL-Wert einhergehen?« Eine absolute Antwort kann ich darauf nicht geben. Theorien besagen, dass der Auslöser für erhöhte Triglyzeridwerte in die Synthese von HDL-Cholesterin eingreift, sofern der Auslöser nur prägnant genug sei. Es gibt auf jeden Fall viele Studien, die den Zusammenhang von hohem Insulin, hohen Triglyzeriden und niedrigem HDL dokumentieren.

Ich habe selbst eine Antwort gefunden, die jedoch noch nicht wissenschaftlich abgesichert ist. Mein Beweis liegt in den mehr als 30 000 Lipidprofilen des Atkins Center, die an Patienten vor und nach der Einschränkung von Kohlehydraten gemacht wurden. Die meisten Menschen mit erhöhten Triglyzeridwerten erfahren eine Senkung von 60 bis 80 Prozent dieser Werte sowie gleichzeitig eine Erhöhung ihres HDL-Spiegels von 15 bis 30 Prozent. Meine Daten gelten nur rückblickend und sind daher wissenschaftlich gesehen nicht so wertvoll wie eine kontrollierte Doppelblindstudie. Sollte der Tag kommen, dass jemand anderer ebenfalls zu diesen Ergebnissen kommt (ich habe keinen Zweifel, dass jede Studie zu genau denselben Resultaten führt), wird sich herausstellen:

Altern, Kohlehydrate und Herz

Sowohl erhöhte Triglyzeridwerte als auch ein niedriger HDL-Spiegel begründen sich auf übermäßigen Konsum von raffinierten Kohlehydraten und lassen sich durch eine Einschränkung derselben ausgleichen.

Triglyzeride und der glykämische Index

Erhöhte Triglyzeridwerte sind die direkte Reaktion auf einen erhöhten Ausstoß von Insulin nach Genuss übermäßiger Mengen von Kohlehydraten. (Es ist schon lange bekannt, dass die Triglyzeridwerte im Einklang mit dem Insulinspiegel steigen und fallen.) Der glykämische Index ist ein Standardmaß, mit dem erfasst wird, inwieweit kohlehydrathaltige Nahrungsmittel den Blutzucker und das Insulin steigen lassen. Nahrungsmittel am Anfang dieser Skala verursachen diese Glukose-Insulin-Triglyzerid-Sequenz (siehe auch die Tabelle im Anhang). Lebensmittel, die weit oben auf diesem Index stehen, sind meist raffinierte oder einfache Kohlehydrate, die ohne Proteine oder Fette eingenommen werden, welche diese Reaktion dämpfen könnten. Eine sehr wichtige Studie von 1999 zeigte, dass Kohlehydrate weit oben auf diesem Index für die Erhöhung der Triglyzeridwerte weitaus gefährlicher sind als andere.[10]

Auf dem glykämischen Index, den wir am Atkins Center verwenden, ist weißer Zucker (Glukose) das Standardnahrungsmittel und trägt die Zahl 100. Je niedriger die Zahl, umso niedriger ist der glykämische Index dieses Nahrungsmittels. Bohnen und Linsen zum Beispiel stehen viel weiter unten auf der Skala als Brot, Süßigkeiten und Kartoffeln, aber Fleisch, Eier, Fisch und Geflügel stehen praktisch bei null. Daher entwickeln Menschen, die die Atkins-Diät machen, ständig höhere HDL- und niedrigere Triglyzeridwerte.

Warum wir altern

Triglyzeridtests

Wenn Sie einen Triglyzeridtest machen wollen, ist der richtige Zeitpunkt ausschlaggebend. Anders als das Cholesterin, das durch die Ernährung eigentlich nicht besonders beeinflusst wird, können Ihre Triglyzeridwerte nach dem Essen dramatisch ansteigen. Legen Sie Ihren ersten Test gleich in den frühen Morgen, und essen oder trinken Sie zehn bis zwölf Stunden vorher nichts als Wasser.

Legen Sie dem Lipoprotein(a) das Handwerk

Lipoprotein(a) ist ein ebenso gutes Mittel für die Vorhersage von Herzkrankheiten wie hohe Triglyzeride. Man sollte dieses Blutfett sehr ernst nehmen. Lp(a) ist ein klebriges Protein, das sich an die LDL-Partikel im Blut anhängt und so eine doppelte Gefahr darstellt. Weil sie so klebrig sind, können die Lp(a)-Partikel Verstopfungen und Gerinnsel im Blut bilden, schlimmer noch, sie können Plasminogen, das natürliche gerinnungshemmende Enzym des Körpers, von seiner Arbeit abhalten. Das heißt, die Klumpen können den Arterien weiteren Schaden zufügen oder sogar einen Herzanfall verursachen.

Ein Bluttest bringt die Lp(a)-Werte ans Licht. Eine Zahl von 20 mg/dl ist normal. Alles zwischen 20 und 30 mg/dl liegt an der Grenze, und alles über 30 mg/dl gilt als erhöht.

Wenn Ihr Lp(a)-Wert eher erhöht ist, könnten Sie zu den Unglücklichen gehören, die aus genetischen Gründen einen höheren Wert haben. Doch es ist wahrscheinlicher, dass der Wert durch Ihre Nahrung verursacht wird. Wir wissen, dass einer der Hauptgründe für eine hohe Lipoprotein(a)-Konzentration die Aufnahme von gehärteten und teilgehärteten

Altern, Kohlehydrate und Herz

Fetten ist – die gefürchteten Transfettsäuren, über die später noch ausführlich gesprochen wird. Wir wissen außerdem, dass eine gute Möglichkeit, den Lp(a)-Wert zu senken, in der Aufnahme von mehr gesättigten Fettsäuren liegt. Wenn Sie die Margarine rausschmeißen und auf Butter umsteigen, machen Sie einen guten Anfang, um Ihren Lipoprotein(a)-Wert zu senken.

Sie fragen sich jetzt vielleicht, wieso der Körper von Natur aus etwas so potenziell Schädliches wie Lipoprotein(a) herstellt. Bewirkt es auch etwas Gutes? Diese Frage hat sich der Chemiker und zweimalige Nobelpreisträger Linus Pauling gestellt. Seine Antwort ist sehr interessant. Menschen und andere Primaten, wie die Gorillas, gehören zu den wenigen, die nicht ihr eigenes Vitamin C bilden können (Früchte verzehrende Fledermäuse und Meerschweinchen gehören auch dazu). Stattdessen müssen sie das Vitamin C aus der Nahrung aufnehmen. Tiere, die kein Vitamin C bilden können, haben auch als Einzige Lipoprotein(a) im Blut. Pauling stellte gemeinsam mit seinem Kollegen Dr. Mathias Roth die Theorie auf, dass wir Lp(a) sozusagen als Notration für Zeiten des Vitamin-C-Mangels bilden. Denn in normaler Menge hilft Lp(a), die Gefäße zu kräftigen und die Arterien vor Schäden zu schützen sowie eventuelle Schäden wieder zu reparieren – genau das übernimmt auch Vitamin C (neben anderen lebenswichtigen Aufgaben im Körper).

Um ihre Theorie zu beweisen, riefen Pauling und Roth zunächst Arteriosklerose bei Meerschweinchen hervor und enthielten ihnen anschließend Vitamin C vor. Ohne das Vitamin C sammelte sich in den Ablagerungen (Plaque) Lipoprotein(a) an. Erst als die Meerschweinchen viel Vitamin C bekamen, entwickelten sie keinerlei Ablagerungen in ihren geschädigten Arterien.[11]

Die Pauling-Roth-Theorie deutet darauf hin, dass eine hohe

Warum wir altern

Vitamin-C-Konzentration – vielleicht sogar bis zu mehreren Gramm pro Tag – das Lipoprotein(a) in Schach hält. Sie fand heraus, dass die Aminosäure Lysin den Patienten ganz erheblich dabei half, das Lipoprotein(a) zu entschärfen, auch ohne die Blutwerte zu senken.

Die vorläufigen Schlussfolgerungen der Pauling-Roth-Theorie: In Kombination mit einer Ernährung, die wenige Transfettsäuren und viele gesättigte Fettsäuren enthält, und der Einnahme von anderen Vitalstoffen, wie Nicotinsäure und N-Acetyl-Cystein, könnten entweder Ihre Lipoprotein(a)-Werte sinken oder dafür sorgen, dass es weniger schädlich ist – und zwar ohne Medikamentengabe.

Homocystein: die versteckte Gefahr fürs Herz

Nachdem ich die wichtigsten und häufigsten Herzrisiken dargestellt habe, möchte ich mich den besonders unnötigen zuwenden: erhöhte Werte eines abnormalen Proteins namens Homocystein.

Homocystein, ein normales Nebenprodukt der Verstoffwechselung der Aminosäure Methionin, wird normalerweise schnell aus dem Blut ausgeschieden, bevor es Schaden anrichten kann. Manche Menschen haben jedoch einen gefährlich hohen Homocysteinspiegel. Die meisten Studien über die Ursachen von Herzkrankheiten stimmen offenbar darin überein, dass ungefähr zehn Prozent der Herztode und ein wenig mehr der Tode durch Schlaganfall direkt einem übermäßig hohen Homocysteinspiegel zugeschrieben werden können. Das sind in den USA mehr als 100 000 Todesfälle pro Jahr – und viele der Betroffenen hatten absolut gute Lipidwerte und keine anderen Risiken für Herzkrankheiten.

Homocystein könnte sogar einer der direkten Gründe für

Altern, Kohlehydrate und Herz

den Alterungsprozess selbst sein. Der australische Forscher Michael Fenech maß die Micronuclei in den menschlichen Lymphozyten, um Schäden an den Chromosomen zu bestimmen (ein allgemein akzeptierter Grund für das Altern). Er fand heraus, dass ein höherer Homocysteinspiegel mehr Schäden in den Chromosomen anrichtete.[12]

Homocystein nimmt man nicht durch Eier oder gesättigte Fettsäuren auf. Es kommt überhaupt nicht darauf an, *was* man isst. Die Frage ist, was man *nicht* isst. Ein erhöhter Homocysteinspiegel ist ganz einfach das Ergebnis von Vitaminmangel. Dieser wichtige Grund für den Alterungsprozess des Herzkreislaufs liegt in den zu niedrigen Blutwerten des Vitamin-B-Komplexes, ganz besonders von Folsäure, B_6 und/oder B_{12} begründet. Diese Vitamine braucht der Körper zur Herstellung von Enzymen, die das Homocystein wirkungsvoll aus dem Blut entfernen können. Wenn gut genährte Amerikaner immer noch zu wenig von diesen absolut lebenswichtigen B-Vitaminen zu sich nehmen und ihre Ärzte sich weigern, ihren Homocysteinspiegel zu testen, so ist dies die ungeheuerliche Folge der Weigerung aller Verantwortlichen, wissenschaftlich belegte Informationen anzuerkennen.

Jahrzehntelang hat die FDA die Höhe von Folsäure (Folat), den wichtigsten Einzelvitalstoff zur Kontrolle des Homocysteins, in Vitaminkapseln streng begrenzt. Obwohl zahlreiche wissenschaftliche Studien gezeigt haben, dass Folsäuremangel in Nordamerika der Vitaminmangel Nummer eins und nicht nur für die gesundheitsschädliche Wirkung von Homocystein verantwortlich ist, sondern auch für ernste Geburtsschäden, bleibt die FDA tatenlos und hebt die unverantwortliche Begrenzung nicht auf. Bis heute ist Folsäure das einzige Vitamin, dessen Dosierung begrenzt ist. Statt diese wissenschaftlich nicht zu rechtfertigende Begrenzung aufzuheben, setzte die FDA auf eine Theorie, nach der »zwei falsche Maßnahmen eine rich-

Warum wir altern

tige« ergeben. Man ordnete an, dass das typische Junkfood – angereichertes weißes Mehl – mit einem winzigen Anteil Folsäure aufgewertet werden sollte. Das heißt, dass Menschen, wenn sie mehr Folsäure aus der Nahrung aufnehmen wollen, jene Lebensmittel zu sich nehmen müssen, die ich die »Geißel des 20. und nunmehr 21. Jahrhunderts« nenne.

Dr. McCully und die Geschichte vom Homocystein

Die Ironie dabei: Jeder einzelne Tod durch zu hohes Homocystein hätte verhindert werden können, hätte man angeordnet, dass die Betroffenen in angemessenen Dosen Folsäure nehmen. Warum hat man das nicht getan? Dafür wäre doch wohl eine Erklärung angemessen.

Das Homocysteinrisiko wurde zum ersten Mal Ende der Sechzigerjahre von Dr. Kilmer McCully publik gemacht. Er zeigte nicht nur, dass dieser Stoff tödliche Herzanfälle durch beschädigte Blutgefäße verursachte, sondern auch, dass die Werte jederzeit durch angemessene Gaben von B-Vitaminen, besonders Folsäure und B_6 und B_{12}, gesenkt werden konnte.

Betrachten wir die Auswirkungen von McCullys sorgfältig durchgeführten Forschungen einmal genauer. Hier gab es einen wichtigen Grund für Herztode, mit dem man weder pflanzliches Öl noch Getreide, Margarine oder Medikamente verkaufen konnte. Dafür aber Vitamine.

Und so setzte sich der Gegenstrom in Bewegung. McCully wurde aus seiner Position als Pathologe entlassen, man enthob ihn seines Amtes und sorgte dafür, dass seine Arbeit als insignifikant gebrandmarkt wurde. Es dauerte 15 Jahre, in denen schätzungsweise 1,5 Millionen Amerikaner auf Grund von Homocysteinstörungen einen Gefäßtod erlitten, bis endlich zahlreiche Berichte McCullys Arbeit bestätigten. Und

Altern, Kohlehydrate und Herz

man fand sogar heraus, dass bereits ein bislang als normal geltender Homocysteinspiegel das Risiko eines Herzanfalls verdreifachte. Bis heute wissen wir immer noch nicht genau, wie das Homocystein die Arterien schädigt, aber wir wissen sicher, dass es Schäden zufügt.

Nehmen wir die beiden neuesten Studien, die aufzeigen, wie wichtig eine niedrige Homocysteinkonzentration ist: 1997 belegte eine weit gefasste europäische Studie, dass bei Männern und Frauen unter 60 das Gesamtrisiko für Herz- und andere Gefäßkrankheiten jener Personen 2,2-mal höher liegt, in deren Blutplasma die Homocysteinkonzentration im oberen Fünftel des Normalbereiches liegt. Das Risiko bestand unabhängig von anderen Risikofaktoren, lag aber bei Rauchern und Personen mit hohem Blutdruck beträchtlich höher.[13]

Schon ein leicht erhöhter Homocysteinspiegel erhöht das Risiko zu sterben, und zwar nicht nur durch Herzkrankheit. Eine Langzeitstudie mit fast 2000 Bewohnern in Westjerusalem ergab, dass bei Personen, deren Homocysteinspiegel am höchsten war, doppelt so viele Todesfälle vorkamen wie bei Personen mit den niedrigsten Werten. Personen mit leicht bis moderat erhöhten Homocysteinwerten trugen ein 30 bis 50 Prozent höheres Risiko als Personen mit den niedrigsten Werten.[14]

Die Einnahme eines korrekt dosierten Multivitaminpräparates mit genügend Folsäure könnte praktisch bei allen Menschen Probleme mit dem Homocystein beseitigen. Doch Organisationen wie die American Heart Association und eine ganze Reihe ähnlicher Gruppen wanken nicht in ihrer Predigt, Vitamine sollten aus der Nahrung aufgenommen werden und nicht als Nahrungsergänzung. Hier zum Beweis die offizielle Empfehlung der American Heart Association zum Thema Homocystein: »Zwar mangelt es an Beweisen für die These, dass eine Senkung der Homocysteinwerte vorteilhaft

Warum wir altern

wäre, doch wird Patienten mit hohem Risiko dringend geraten, in ihrer Ernährung auf ausreichend Folsäure und die Vitamine B_6 und B_{12} zu achten.«[15] Derweil haben Untersuchungen in den Vereinigten Staaten und in Kanada ergeben, dass Vitaminmangel am schlimmsten die Folsäure betrifft.

Der zweite Schurke ist die FDA, die auf eine 50-jährige Geschichte des Kampfes gegen Folsäure zurückblicken kann, und zwar durch eine Begrenzung der legalen Dosis auf 0,8 mg. Dies ist ein Wert, der häufig nicht ausreicht, Erhöhungen des Homocysteinspiegels zu korrigieren. Das heißt, dass eine Person, die ein tägliches Multivitamin zu sich nimmt, wahrscheinlich nicht genügend Folsäure bekommt, um das Homocystein unschädlich zu machen. Und das deshalb, weil die FDA-Bestimmungen es verbieten, die Präparate mit genügend Folsäure anzureichern, damit sie wirklich wirken können. Man begründet dies mit dem Scheinargument, eine hohe Dosis von Folsäure könne einen Mangel an Vitamin B_{12} verschleiern. Das Problem, falls es überhaupt ein Problem ist, könnte man jedoch einfach dadurch umgehen, dass man das Blut auf Vitamin-B_{12}-Mangel testet, bevor man Folsäure verabreicht. Hunderte von Menschen, die täglich Vitamine nehmen, kamen mit erhöhtem Homocysteinspiegel zu mir, um die Werte mit Folsäure auf Rezept senken zu lassen.

Wie Sie Ihr Homocystein perfekt einstellen

Sowohl Diagnose als auch Behandlung von zu viel Homocystein sind überraschend einfach und wirkungsvoll.

Zu hohe Homocysteinwerte sind leicht erreicht. Das Risiko verläuft linear, das heißt, je höher die Zahl, selbst im »normalen« Bereich, umso dringender müssen die nötigen Vitamine verabreicht werden. Die meisten Menschen mit Werten um

Altern, Kohlehydrate und Herz

8 μmol/l sollten Ernährungszusätze nehmen, und wer über 12 μmol/l hat, kommt nicht darum herum. Ursprünglich ging man in den Achtzigerjahren davon aus, dass Werte bis 15 μmol/l annehmbar seien.

Die drei betreffenden Vitamine sind recht unbedenklich, und es gibt keinen Grund, täglich nicht 100 mg B_6, 2000 μg B_{12} und 10 mg Folsäure einzunehmen. Es *muss* sogar sein. Eine neuere Studie zeigt, dass ein Programm mit nur 5 mg Folsäure und 500 μg B_{12} bei fast einem Drittel der Versuchspersonen das Homocystein nicht senken konnte.[16]

C-reaktives Protein:
ein neuer Marker für Herzkrankheiten

Eine gesunde Ernährung ist die beste Antwort auf die gegenwärtig hohen Zahlen vermeidbarer Herzkrankheiten – doch leider ist es für manche Menschen nicht die einzige. Bei einigen Herzpatienten treffen nur sehr wenige der üblichen Risikofaktoren für Herzerkrankungen zu, zum Beispiel zu hohe Triglyzeride oder Fettleibigkeit, doch ist bei ihnen eine erhöhte Konzentration von C-reaktivem Protein (CRP), ein Marker im Blut für eine Entzündung, zu verzeichnen.

Seit Jahren weisen Ärzte mit einem Bluttest auf CRP entzündliche Krankheiten wie etwa rheumatoide Arthritis nach. In letzter Zeit hat man erkannt, dass schon eine moderate Erhöhung des CRP mit einem hohen Risiko für Herzkrankheiten oder einen Schlaganfall einhergeht.

Von allen Faktoren, die die CRP-Konzentration erhöhen können, ist Fettleibigkeit offenbar die Anführerin. Häufig findet man bei fettleibigen Personen erhöhte CRP-Werte, was darauf schließen lässt, dass ihr Übergewicht eine schwache chronische Entzündung hervorruft.

Warum wir altern

Leider findet man zu hohe CRP-Werte auch bei Menschen mit normalem Gewicht und anscheinend guter Gesundheit. Eine 1997 veröffentlichte Studie zeigte, dass Männer mit den höchsten CRP-Werten ein dreifach erhöhtes Herzanfallrisiko und ein doppelt so hohes Schlaganfallrisiko hatten wie die Versuchspersonen mit den niedrigsten CRP-Werten.[17]

Für Frauen bedeutet eine hohe CRP-Konzentration sogar ein noch größeres Risiko. Am wahrscheinlichsten ist das CRP bei Frauen in der Menopause, die eine Standardhormontherapie machen, erhöht.[18] Ältere Frauen haben allgemein höhere CRP-Werte als Männer gleichen Alters. Eine Studie von 1998 an weiblichen Angestellten im Gesundheitswesen zeigte dasselbe wie für Männer: Je höher die Konzentration des C-reaktiven Proteins, umso größer das Risiko einer Herz-Kreislauf-Erkrankung. Für Frauen war das Risiko jedoch viel größer. Frauen mit den höchsten CRP-Werten trugen ein 7,3-mal so großes Risiko eines Herzanfalls oder Schlaganfalls als Frauen mit normalen CRP-Werten.[19]

Wenn es etwas Gutes über CRP zu sagen gilt, dann die Tatsache, dass man anhand dieser Werte schon sehr früh Aussagen über Herzprobleme machen kann. Bei Männern (von Frauen ist es noch nicht bekannt) fand man heraus, dass erhöhte CRP-Werte sechs bis acht Jahre später zu einem Herzanfall führten. Somit hat man viel Zeit abzunehmen, die Hormontherapie (als Frau) abzusetzen und das Ernährungs- und Herzschutzprogramm mit Vitalstoffen anzuwenden, das in diesem Buch beschrieben wird.

Altern, Kohlehydrate und Herz

CRP-Werte auf natürliche Weise senken

Die einzige medikamentöse Therapie, die nachweisbar das CRP senkt, ist die tägliche Gabe einer niedrigen Dosis Aspirin (81 mg). Studien zeigen, dass dies Menschen mit erhöhten CRP-Werten am besten hilft.[20]

Ich verschreibe nicht gern Aspirin oder eine der anderen üblichen nicht steroidalen Antirheumatika wie Ibuprofen, weil die Nebenwirkungen auf lange Sicht schwer wiegend sein können. Stattdessen lasse ich meine Patienten lieber einige der eindrucksvollen Vitalstoffe zu sich nehmen, die Entzündungen unterdrücken, wie Fischöl und GLA. Am ehesten kann MSM (Methylsulfonylmethan) die Blutmarker für Entzündungen senken, eine in der Natur vorkommende Schwefelverbindung, die in kleinen Mengen in verschiedenen Früchten, Gemüse und Getreide vorkommt. Die Mengen zur Behandlung einer Entzündung sind ziemlich hoch – ungefähr 10 Gramm pro Tag oder mehr –, doch MSM ist ungefährlich und hat bei dieser oder auch einer höheren Dosis nur sehr wenige Nebenwirkungen.

Schwer erkennbare Krankheitserreger

Viele Forscher und Ärzte, zu denen auch ich gehöre, kommen allmählich zu dem Schluss, dass Entzündungen ein wesentlicher Faktor für die Entstehung von Arteriosklerose sind. C-reaktives Protein ist nur ein Marker für die Existenz einer Entzündung in den Blutgefäßen. Doch wo es eine Entzündung gibt, kommt es fast immer auch zu einer Infektion. Als die Forscher die Verbindung zum C-reaktiven Protein erst einmal hergestellt hatten, folgerten sie, dass diese Patienten vielleicht

Warum wir altern

eine Art Infektion hatten. Dieser Gedanke wurde erhärtet, als sich der Zustand vieler Patienten nach einer Antibiotikatherapie tatsächlich besserte.[21]

Seit diesen ersten Beobachtungen suchen Forscher fieberhaft nach den möglichen Infektionserregern. Die sich häufenden Beweise haben die Suche auf eine Hand voll Verdächtiger zusammenschrumpfen lassen. Die führenden Bösewichte scheinen nunmehr zwei verschiedene Bakterien zu sein: *Chlamydia pneumoniae* und Mycoplasma. Diese Chlamydien sind mit den sexuell übertragbaren Formen verwandt. Außerdem gibt es deutliche Beweise, dass die Familie der Herpesviren, besonders ein Mitglied mit dem Namen Cytomegalievirus (CMV), häufig für eine Erkrankung des Herzens verantwortlich zu machen ist.

Forscher nennen diese verschiedenen Mikroorganismen schwer erkennbare Bakterien oder Viren, weil sie sowohl sehr verbreitet als auch schwer festzustellen sind. Sie infizieren uns, ohne die üblichen Reaktionen des Körpers auf eine Infektion hervorzurufen, wie etwa Fieber oder eine erhöhte Anzahl weißer Blutkörperchen. Die einzige Möglichkeit festzustellen, dass man infiziert ist, besteht in der Überprüfung auf Antikörper gegen einen oder mehrere Mikroorganismen im Blut. Es ist recht wahrscheinlich, dass mindestens 50 Prozent der Bevölkerung irgendwann im Leben einmal mit *C. pneumoniae* infiziert sind.[22] Der Cytomegalievirus ist vielleicht noch häufiger zu finden. Im Alter von 35 Jahren war ungefähr die Hälfte der Bevölkerung diesem Virus schon einmal ausgesetzt, im Alter von 60 sind es 60 bis 70 Prozent.[23] Für viele Leute hat eine Infektion keine Bedeutung, doch bei manchen werden die schleichenden Schäden vielleicht erst Jahre später entdeckt.

Immer mehr Untersuchungen deuten darauf hin, dass schwer erkennbare Krankheitserreger der eigentliche Grund

Altern, Kohlehydrate und Herz

nicht nur für manche Herzkrankheiten, sondern auch für chronische Krankheiten wie multiple Sklerose, rheumatoide Arthritis, Fibromyalgie, Alzheimerkrankheit und das Chronische Müdigkeitssyndrom sind. Ich glaube, dass diese Forschungen so viel über die Natur von chronischen Krankheiten und ihre mögliche Behandlung und Vermeidung zu Tage bringen werden, dass wir hier einen wichtigen Schlüssel für die Verlängerung unserer Lebensspanne finden können.

Chlamydien und Herzkrankheiten

Die Verbindung von Chlamydien, chronischen Herzkrankheiten und Herzanfällen wurde zum ersten Mal 1988 gezeigt. Die Beweise dafür, dass Chlamydien ein ursächlicher Faktor von Herzkrankheiten sind, werden immer stärker. Dies sind sehr wesentliche Neuigkeiten, denn sie helfen uns, einige verblüffende Fälle von Herzerkrankungen zu verstehen, die scheinbar keinerlei Grund haben und nicht immer gut auf Behandlung ansprechen.

Die Gefahren von CMV

Wir wissen nicht nur, dass man das Bakterium Chlamydia in Ablagerungen der Arterien findet, sondern auch, dass manchmal ein anderer, schwer erkennbarer Erreger, der Cytomegalievirus, auftritt.[24] Es ist absolut möglich, dass dieser Erreger einige Fälle von verstopften Koronararterien hervorruft, indem er die Arterienwand infiziert.[25]

Warum wir altern

Mycoplasma: der am schwersten erkennbare Erreger

Die Bakterien, die unter dem Namen Mycoplasma bekannt sind, gehörten zu den heimlichsten der schwer erkennbaren Erreger, weil ihre Zellwände geschwächt sind oder ganz fehlen. Diese Bakterien ohne Zellwand (*cell-wall deficient* [CWD], um diesen Erregern einen wissenschaftlicheren Namen zu geben) dringen direkt in die Zellen ein, wo sie sich vor den Immunzellen verstecken können, die im Blut zirkulieren – und vor den meisten üblichen Antibiotika. Dadurch sind die CWD-Bakterien außerdem sehr schwer aufzuspüren. Der übliche Messwert für eine Infektion – erhöhte Anzahl weißer Blutkörperchen – entfällt bei einer Infektion mit Mycoplasma.

Insoweit müssen wir Mycoplasma durch indirekte Techniken diagnostizieren. Wenn alle üblichen Behandlungen für Krankheiten, wie Chronisches Müdigkeitssyndrom, multiple Sklerose, Arteriosklerose, Herzrhythmusstörungen und Störungen des Gehirns, versagen, müssen wir uns fragen, ob möglicherweise Mycoplasma die Wurzel des Übels ist. Im Falle einer Herzkrankheit ist dies ganz besonders wichtig, wenn der Patient keine weiteren Risikofaktoren aufweist – wie es bei einer nicht unwesentlichen Anzahl von ersten Herzanfällen und häufig bei Herzrhythmusstörungen und Herzversagen der Fall ist.

Die Behandlung schwer erkennbarer Infektionen

Einen alternativen Arzt bringen schwer erkennbare Krankheitserreger in ein Dilemma. Ich verschreibe meinen Patienten wegen der ernsten Nebenwirkungen nur ungern Antibiotika, doch häufig sind ein oder mehrere Durchläufe mit starken Antibiotika wie Doxycyclin, Ciprofloxacin oder Azithromycin nö-

Altern, Kohlehydrate und Herz

tig, um die Infektion niederzuschlagen. Die Betroffenen müssten unter Umständen monatelang Medikamente nehmen. Zwar könnte das die Patienten heilen, doch bringt es uns auf längere Sicht in eine schwierige Lage. Wir wollen ja sicher nicht einen medikamentenresistenten »Supervirus« erschaffen oder im Verdauungstrakt der Patienten ein übermäßiges Wachstum von Hefepilzen bewirken.

Unsere Kenntnisse über diese schwer erkennbaren Erreger und die beste Behandlungsmethode stecken noch im Frühstadium. Teil der Behandlung ist zurzeit unter anderem die Gabe von Antibiotika für Patienten mit klarem Befund. Um die Nebenwirkungen zu minimieren und die natürliche Immunabwehr des Patienten zu fördern, verschreibe ich außerdem eine Anzahl zusätzlicher Vitalstoffe.

Habe ich Ihnen die Blutwerte damit ein wenig näher gebracht? Habe ich es geschafft, in Ihnen Empörung über Homocystein wachzurufen? Habe ich Ihnen Angst vor schwer erkennbaren Erregern gemacht? Das hoffe ich sehr, denn jetzt werden Sie eine der wichtigsten Lektionen über Ihre Gesundheit erhalten. Im nächsten Kapitel zeige ich Ihnen, wie alle diese Faktoren ineinander greifen und dadurch Herzkrankheiten verursachen – und wie Sie den Prozess umkehren können.

Diabetisch bedingte Herzkrankheiten: Wie Sie sie vermeiden und zwölf Jahre länger leben

Bislang habe ich vier Hauptideen ausgeführt:

⇨ Was die heutige Epidemie von Herzkrankheiten verursacht, gab es vor 80 oder mehr Jahren noch nicht. Herzanfälle sind ein modernes Phänomen in den westlichen Kulturen.

⇨ Die 20-Jahre-Regel von Cleave zeigt uns, dass 20 Jahre nachdem raffinierte Kohlehydrate in die Nahrung einer Kultur mit aufgenommen wurden, zwei Krankheiten auf den Plan treten: Diabetes und koronare Herzerkrankungen.

⇨ Das größte Risiko für einen Herzanfall besteht in der Kombination aus hohen Triglyzeridwerten und niedrigem HDL-Cholesterin im Blut.

⇨ Nach der Reduzierung von Kohlehydraten berichten meine Patienten fast immer von einer Besserung der Symptome und können die Medikamente gegen Herzkrankheiten, hohen Blutdruck und/oder Diabetes reduzieren oder sogar absetzen.

Was haben diese wichtigen Fakten gemeinsam? Was sagen sie über die Heilung von Herzkrankheiten aus?

Ich werde auf diese Fragen ausführlich eingehen, doch kurz gefasst lautet die Antwort, dass alle diese Fakten darauf hinwei-

Diabetisch bedingte Herzkrankheiten

sen, dass der Mensch nicht in der Lage ist, viele raffinierte Kohlehydrate zu verarbeiten. Wenn wir viel Dessert, Brot, Nudeln, Reis, andere stark verarbeitete Stärken und Zucker essen, wird unsere Fähigkeit, Insulin zu verwerten, beeinträchtigt. Wir produzieren übermäßig viel Insulin, und dies führt wiederum zu Diabetes, Bluthochdruck und Arteriosklerose, einer gängigen Vorstufe von Herzkrankheiten.

Erinnern Sie sich noch an die Ergebnisse von Cleaves Forschungen? Er brachte Diabetes und Herzkrankheit mit dem Konsum von raffinierten Kohlehydraten in der typisch westlichen Ernährungsweise in Verbindung. Als Zusammenfassung seiner Arbeit können wir sagen, dass bei fast allen Menschen, die genetisch zu Diabetes und Herzkrankheiten neigen und außerdem kohlehydratreich essen, diese genetische Disposition so gut wie sicher zum Tragen kommt.

Besonders hier greift Cleaves Genie. Im Jahr 1900, eine Zeit, bevor Herzkrankheiten die führende Todesursache waren, aßen die Amerikaner mehr Kohlehydrate als heute, doch nur ein relativ kleiner Teil dieser Kohlehydrate konnte als raffiniert eingestuft werden. Damals wurde Getreide nicht so lange gemahlen, bis praktisch keine Nährstoffe mehr enthalten waren. Zwar aßen die Menschen viel Zucker, aber doch eher in Form unraffinierter Melasse, eine reichhaltige Quelle von Eisen und B-Vitaminen. Und die Fette, die damals verwendet wurden, waren hauptsächlich Butter und Schmalz. Transfette waren damals noch nicht erfunden.

Wir müssen endlich erkennen, warum Herzkrankheiten und Diabetes so unentwirrbar miteinander verzahnt sind, warum ihr Verbindungsglied die Ernährung ist, ganz besonders eine kohlehydratreiche Ernährung, und warum das Raffinieren der Kohlehydrate in Wirklichkeit die wichtigste *nicht anerkannte* Todesursache in der Geschichte ist.

Warum wir altern

Herzkrankheiten und Diabetes: das Verbindungsglied

Diabetes Typ II, auch nicht insulinabhängiger Diabetes genannt, betrifft 95 Prozent der 16 Millionen Diabetiker in Amerika. Dazu kommen noch einmal 60 Millionen Amerikaner, die, bewusst oder unbewusst, vermutlich prädiabetisch sind und unter irgendeiner Form von Insulinstörung leiden. Diese Störungen verlaufen in verschiedenen Stufen von Insulinresistenz bis zum voll ausgebildeten Diabetes. Jede Stufe hat ihre eigenen Befunde, und auch wenn Sie die Symptome nicht bemerken, öffnet jede Stufe die Tür zu einer Reihe degenerativer Krankheiten, die wir mit dem Altern assoziieren. Eine Diskussion der verschiedenen Stufen dieser Krankheit mag zwar technisch klingen, hilft aber, die Verbindung zwischen Kohlehydraten, Krankheit und Altern zu verstehen.

Stufe 1: Insulinresistenz

In Stufe 1 kann das Insulin, ein Hormon, das in der Bauchspeicheldrüse gebildet wird, seine wichtigen Aufgaben nicht mehr in vollem Umfang übernehmen. Dieser Zustand nennt sich Insulinresistenz. Die Hauptaufgabe des Insulins besteht darin, überschüssigen Zucker (Glukose) in eine lagerfähige Form (Glykogen) umzuwandeln. Glykogen wird dann (zwischen den Mahlzeiten) als Brennstoff benötigt, doch zu viel Glykogen kann in lagerfähiges Fett (Triglyzeride) umgewandelt werden.

Insulinresistenz ist in einer normalen Arztpraxis schwer zu diagnostizieren, weil dazu gleichzeitig Glukose aus einer Arterie und einer Vene desselben Beins gemessen werden muss. Stattdessen diagnostizieren wir mittels Rückschluss – auf Grund von Gewichtszunahme oder vorliegender Belege für die zweite Stufe des Diabetes.

Diabetisch bedingte Herzkrankheiten

Stufe 2: Hyperinsulinismus

Der große Durchbruch war die Technik, mit der Seruminsulin gemessen werden konnte. Zu jedermanns Überraschung entdeckte man schon bald, dass Typ-II-Diabetiker das genaue Gegenteil der Typ-I-Diabetiker (insulinabhängig) waren. Typ II-Diabetiker bilden *zu viel* Insulin – sie haben Hyperinsulinismus. Typ-I-Diabetiker bilden gar kein Insulin, weil ihre Bauchspeicheldrüse geschädigt ist.

Hier sehen wir wieder die Gegenströmungen des 20. Jahrhunderts. Die Wissenschaftsgemeinde hat deutlich gezeigt, dass die beiden Krankheiten, die den Namen »Diabetes« tragen, völlig unterschiedliche Krankheiten sind, nämlich Typ I auf Grund von *Insulinmangel* und Typ II auf Grund von *Insulinresistenz*. In diesem Fall ist für die Gegenströmung die American Diabetes Association verantwortlich, die irrtümlich darauf besteht, dass es nur zwei Varianten ein und derselben Krankheit seien und Typ-II-Patienten normalerweise mit Insulin oder Insulin freisetzenden Medikamenten behandelt.

Nachdem entdeckt wurde, dass man den Insulinspiegel messen konnte, stellte man fest, dass zu viel Insulin zu Herzkrankheiten und anderen Leiden führen kann. Dr. Gerald Reaven von der Stanford University fasste die Auswirkungen von Hyperinsulinismus unter dem Namen Syndrom X zusammen. Die fünf wichtigsten Merkmale von Syndrom X umfassen abdominelle Fettleibigkeit (die hervorstechende Abnormalität in Amerika, wie deutlich zu sehen ist), Bluthochdruck, verschiedene Anomalien des Blutzuckers und zwei Risikofaktoren für das Herz, nämlich hohe Triglyzeridwerte und niedriges HDL-Cholesterin.

Wenn Sie zu denen gehören, die schon während des Lesens Schlüsse ziehen, reagieren Sie jetzt auf das, was ich soeben geschrieben habe. Schreien Sie es ruhig heraus: »Die Verbindung

Warum wir altern

von Diabetes und Herzkrankheiten beginnt bereits auf Stufe 2! Diabetes verursacht Herzkrankheiten, bevor man sie noch als Diabetes erkennt!« Gratuliere – Sie haben es begriffen!

Stufe 3: Anomalien des Blutzuckers

Zur Diagnose der sehr verbreiteten Stufe 3 ist ein Glukose-toleranztest (GTT) nötig. Dieser Test ist von so großer Bedeutung, dass ich ihn mehr als 40 000 Patienten und Patientinnen des Atkins Center verordnet habe. Der GTT zeigt, ab welchem Zeitpunkt die Insulinstörung die Reaktion des Blutzuckers auf die orale Zufuhr von Glukose beeinträchtigt. Manchmal taucht die anomale Reaktion zu Beginn des Tests auf, wenn die Glukose im Blut höher steigt als normal (dieser Wert wird allgemein mit 160 mg/dl angenommen). Häufiger jedoch ist die Reaktion beim Absinken zu beobachten, wenn die Gluko-sekonzentration, vermutlich durch die erhöhte Menge oder Wirkung der Insulinhyperaktivität, mit mehr als 50 Punkten pro Stunde oder 100 Punkten insgesamt sinkt.

Die Interpretation des GTT kann zuweilen recht subjektiv sein, doch meistens ist es ganz offensichtlich, wenn die Kriterien der Anomalie deutlich überschritten werden. Ich wende den GTT immer in Verbindung mit einem Symptomfrage-bogen an, weil die Symptome einer Blutzuckerinstabilität, die von den Patienten wahrgenommen werden, genauso wichtig für die Diagnose sind wie der GTT.

Einige der wichtigsten Symptome, die sich durch instabilen Blutzucker erklären lassen, sollten Sie kennen. Es sind stündliche Schwankungen des Energieniveaus, der Stimmung, der Hirnfunktionen sowie Reizbarkeit, hervorgerufen durch Hunger, die durch Essen oder Koffein gemildert wird. Heißhunger-anfälle auf Kohlehydrate, auffallender Hunger und übermä-ßige Müdigkeit werden ebenfalls häufig beobachtet.

Diabetisch bedingte Herzkrankheiten

Wenn Sie gewohnheitsmäßig viele raffinierte Kohlehydrate, Fruchtsaft, Koffein, Süßigkeiten oder Alkohol zu sich nehmen, kann schon der *Verdacht*, dass Sie sich in der dritten (und letzten prädiabetischen) Stufe befinden, Ihnen genauso dienlich sein wie das sichere Wissen. Wenn der Verdacht Sie dazu bringt, von Ihrem Irrweg abzuweichen, dient er dem gewünschten Zweck – Sie davon abzuhalten, die nächste Stufe zu erreichen.

Denken Sie daran, dass Stufe 3 ziemlich weit verbreitet ist. Bei meinen Patienten sehe ich im GTT viermal mehr echte Anomalien als Diabetes. Das würde heißen, dass es viermal mehr Prädiabetiker als Diabetiker gibt. Da man davon ausgeht, dass ungefähr acht bis neun Prozent der amerikanischen Erwachsenen Diabetes haben, würde dies bedeuten, dass ein Drittel der amerikanischen Bevölkerung sich in einer Stufe der Prädiabetes befindet.

Wenn Sie erst einmal wissen, dass Sie ein Problem haben, und Ihre Ernährung entsprechend umstellen sowie die richtigen Vitalstoffe nehmen, werden Sie Stufe 4 wahrscheinlich gar nicht erst erreichen.

Stufe 4: Erkennbare Typ-II-Diabetes

Zwischen dem typischen Typ-II-Diabetes und Stufe 3 besteht nur sehr wenig Unterschied. Es entwickeln sich keine neuen Symptome, das Problem des Übergewichts, das mehr als 80 Prozent der Betroffenen plagt, verändert sich kaum, und nur selten verschlimmern sich die Herzprobleme. Insulinresistenz und Hyperinsulinismus, für Stufe 1 bis 3 charakteristisch, sind immer noch vorhanden. Nur der Blutzucker ist jetzt den ganzen Tag über erhöht.

Das heißt, dass Typ-II-Diabetes auf dieselbe kohlehydratarme Ernährung und Vitalstoffe reagiert, die auch die prädiabetischen Stufen unter Kontrolle bringt. Welche Gegenströ-

Warum wir altern

mung untergräbt nun diese Fakten, die auf wissenschaftlichen Erkenntnissen beruhen? Ihr Arzt wird Ihnen wahrscheinlich weiterhin kohlehydratreiche Nahrung empfehlen und Medikamente verschreiben – normalerweise solche, die die Insulinkonzentration heben und damit auch die Wahrscheinlichkeit eines tödlichen Herzanfalls erhöhen.

Nicht alle Stufe-4-Diabetiker produzieren während ihrer Krankheit zu viel Insulin, doch haben sie aus einem Grund, der allen fünf Stufen von Typ II gemein ist, immer zu hohe Blutzuckerwerte: Sie sind insulinresistent. Erst in diesem späten Stadium der Diabetes ist der Insulinausstoß unangemessen – und Insulinversagen führt zu Stufe 5.

Stufe 5: Diabetes, Typ II, mit niedrigem Insulin

Diabetesärzte, die Typ I mit Typ II verwechseln, sind nur entschuldigt, wenn diese Stufe erreicht ist. An diesem Punkt im Leben eines Typ-II-Diabetikers ist die Insulinproduktion unter normal gesunken.

Am Atkins Center testen wir routinemäßig unsere Typ-II-Diabetiker, indem wir den Insulinspiegel vor und nach einem kohlehydratreichen Essen aufzeichnen. Gibt es eine Erhöhung nach dem Frühstück, kann das nur von einer funktionierenden Bauchspeicheldrüse stammen. Von unseren Patienten produzieren nur 10 Prozent so wenig Insulin, dass sie mit Insulin behandelt werden müssen.

Die Gegenströmung? Ungefähr 44 Prozent der Typ-II-Diabetiker, die Spezialisten aufsuchen, bekommen Insulin verschrieben. Die Erfahrungen am Atkins Center lassen darauf schließen, dass der Großteil von ihnen dieses Insulin ganz unnötig einnimmt.

Hier stellt sich Ihnen vielleicht die Frage: »Was kann so falsch daran sein, einem Diabetiker Insulin zu verschreiben?«

Diabetisch bedingte Herzkrankheiten

Die Antwort wurde wissenschaftlich bestätigt. Wenn zu viel Insulin für eine Person im prädiabetischen Stadium schädlich ist, hat es sich als ebenso schädlich in späteren Stadien erwiesen.

Ich habe noch nie so detailliert über Diabetes geschrieben, und es tut mir Leid, wenn diese Diskussion ein wenig theoretisch wirkt. Aber diese Informationen sind sehr wichtig, denn der wahrscheinlich bedeutendste Schlüssel zur Vermeidung des Alterns ist, Krankheiten durch Diabetes zu verhindern.

Insulin: Der Schlüssel zum Altern

Bislang haben Sie gelernt, dass

➪ das frühzeitige Altern heute zum größten Teil durch herzschädigende Arteriosklerose hervorgerufen wird,

➪ niemals zuvor vorwiegend Kohlehydrate in Form raffinierter Produkte konsumiert wurden, wobei der ursprüngliche Vitalstoffgehalt missachtet wird,

➪ es heute eine weltweite Epidemie von Diabetes gibt,

➪ es drei prädiabetische Stufen gibt, die ein Typ-II-Diabetiker bis zum Erreichen des letzten Krankheitsstadiums durchläuft; diese Stufen hängen mit der übermäßigen Insulinproduktion zusammen, sobald Kohlehydrate gegessen werden,

➪ Prädiabetes oder Hyperinsulinismus wesentlich häufiger vorkommen als Diabetes, vielleicht im Verhältnis vier zu eins,

➪ die meisten vorhersagbaren Risikofaktoren für Arteriosklerose (hohe Triglyzeridwerte und niedriges HDL-Cholesterin) hauptsächlich durch Hyperinsulinismus verursacht werden,

➪ all diese Beobachtungen von zahlreichen Studien namhafter Wissenschaftler bestätigt worden sind, jedoch meistens von den zuständigen Regierungsstellen oder dem medizinischen Establishment vor der Öffentlichkeit

Insulin

zurückgehalten und ganz sicher nicht unterstützt werden.

Vielleicht sind Sie jetzt zu dem Schluss gekommen, dass ich der erste Arzt/Autor bin, der Ihnen die Wahrheit sagt: Zu viel Insulin, Prädiabetes und raffinierte Kohlehydrate stehen in unglaublich enger Verbindung zur Verkürzung der menschlichen Lebensspanne.

Sie haben Recht mit Ihrer Vermutung, wohin meine Logik uns bringen wird, aber ich kann nicht behaupten, mich als Erster für diese Theorie einzusetzen. Diese Ehre gebührt dem russischen Wissenschaftler, Dr. Vladimir Dilman aus St. Petersburg. In vielen Büchern und wissenschaftlichen Schriften präsentierte Professor Dilman eine umfassende Theorie darüber, dass die Symptome des Alterns hauptsächlich durch Hyperinsulinismus verursacht werden. Ich werde hier nicht alle Theorien von Professor Dilman im Detail besprechen, denn er war ein Pionier und seine Arbeit liegt 30 bis 40 Jahre zurück. Sie ist das intellektuelle Gerüst für die Unmengen wissenschaftlicher Untersuchungen, die seitdem durchgeführt wurden, und ich möchte hier lieber die neueren Ergebnisse seiner Beiträge darstellen. Ich werde eine kleine Geschichte über den Mann erzählen, der meine Einstellung zum Kampf gegen den Alterungsprozess so beeinflusst hat.

Dr. Dilman entschied sich dafür, seine Karriere in New York City zu beschließen. Als er dort ankam, rief er mich an, um sich vorzustellen. Er sagte, ich sei der einzige amerikanische Arzt, der seiner Meinung nach auf dem richtigen Weg sei. Er würde gerne mit mir zusammenarbeiten und weitere Forschungen über Langlebigkeit durchführen. Ich fühlte mich geschmeichelt, musste ihm aber sagen, dass das Atkins Center nicht als Forschungseinrichtung gedacht ist – wir wollen unseren Patienten nur helfen, damit sie gesund werden und

Warum wir altern

bleiben. Trotzdem blieben wir bis zu seinem vorzeitigen Tod, nur wenige Jahre bevor dieses Buch geschrieben wurde, in Kontakt. Viele Dinge, die er mich gelehrt hat, sind auch heute noch im Kampf gegen das Altern relevant, und es ist mir ein Vergnügen und ein Privileg, sie an Sie weiterzugeben.

Ein Beispiel für die aufschlussreichen Forschungen über den Alterungsprozess ist die laufende New England Centenarian Study (NECS). Forscher der Harvard University arbeiten schon seit mehreren Jahren an einer Studie und können einige sehr interessante Ergebnisse vorweisen. Eine Statistik aus der Studie beweist die These von Dilman und mir. Von den 169 Teilnehmern – alle sind in einem Alter von mindestens 100 Jahren und bei recht guter Gesundheit – haben nur *sechs* Diabetes. Das sind nur drei Prozent aller Teilnehmer.[1] Diese Menschen sind ein lebendes Beispiel dafür, wie wichtig eine gute Kontrolle des Blutzuckers im Kampf gegen das Alter ist. In diesem Kapitel werde ich Ihnen genau erläutern, warum das so ist und was Sie tun müssen, um Ihren eigenen Blutzucker zu kontrollieren.

Aus Freud wird Leid

Zunächst wollen wir einige Begriffe klären. Beginnen wir mit der Glukose. Diese Art Zucker benutzt der Körper als Hauptbrennstoff. Woher kommt dieser Brennstoff? Hauptsächlich aus der Nahrung. Der Körper wandelt die Kohlehydrate in dieser Nahrung – entweder besteht diese bereits aus Zucker (die einfachen Kohlehydrate) oder wird schnell zu Glukose umgewandelt (die komplexen Kohlehydrate oder Stärken) – in Zucker um. Aus den Nahrungsfetten absorbiert der Körper Glyzerin und Fettsäuren. Außerdem nimmt er die Proteine

Insulin

aus der Nahrung auf, indem er sie in ihre Grundbausteine, die Aminosäuren, aufbricht.

Um genauer zu erklären, was passiert, wenn Glukose in den Blutkreislauf eintritt, muss ich zunächst den Begriff genauer definieren, auf den wir uns bislang konzentriert haben: Insulin. Es ist das Hormon, das von der Bauchspeicheldrüse zur Nutzung, Verteilung und Lagerung von Energie unter Verwendung von Blutzucker hergestellt wird.

Insulin treibt den Körper an, indem es Glukose aus dem Blut zu den Zellen transportiert, wo es wiederum zu den Mitochondrien gebracht wird, winzige Strukturen innerhalb der Zellen, die als kleine Kraftwerke die Glukose verbrennen.

Beim Genuss von kohlehydrathaltigen Lebensmitteln tritt Glukose in den Blutkreislauf ein. Als Reaktion auf die damit verbundene Erhöhung des Blutzuckers schütten die Langerhans'schen Inseln, ein Teil der Bauchspeicheldrüse, Insulin aus, damit der Zucker weiß, wo er hin muss. Das Insulin bringt einen Teil des Zuckers zu den Zellen, wo er verbrannt wird. Ein weiterer nicht sofort benötigter Teil wird zu Glykogen umgewandelt, eine Stärke, die sich in Muskeln und Leber abspeichert. Glykogen ist der Reservetank des Körpers und kann, wenn erforderlich, schnell Energie liefern. Doch die Glykogenspeicher füllen sich sehr schnell. Wir haben nur einen Zweitages- und Zweitausendkalorienvorrat an Glykogen. Der restliche Blutzucker wird vom Insulin in winzige Fettpartikel umgewandelt, Triglyzeride genannt, aus denen das Körperfett besteht und die der deutlichste Risikofaktor für eine Herzkrankheit sind.

So weit, so gut. Der Körper benutzt das Insulin, um den Blutzucker innerhalb recht enger Grenzen zu halten, im Allgemeinen zwischen 65 und 100 mg pro 100 ml Blut. Bei diesen Werten funktioniert der Körper am besten, denn es ist genau die richtige Menge, die sich in vielen Millionen von

Warum wir altern

Jahren der Evolution als für den Körper ideal herauskristallisiert hat.

Doch die Evolution verläuft nur sehr langsam. Der Körper ist perfekt an die Nahrungsmittel angepasst, die lange Zeit Hauptnahrungsmittel der menschlichen Existenz waren: Fette und Proteine aus tierischer Nahrung und unraffinierte Kohlehydrate aus pflanzlichen Lebensmitteln. Fette haben praktisch keine und Proteine nur geringe Auswirkung auf den Blutzucker und den Insulinspiegel. Unraffinierte Kohlehydrate aus Früchten, Gemüse und vollwertigem Getreide sind nur relativ gering vorhanden und geben ihren Zucker langsam ins Blut ab.*

Heute isst der Durchschnittsmensch jedoch sehr wenige unraffinierte Kohlehydrate. Stattdessen essen wir riesige Mengen raffinierter Kohlehydrate, zumeist in Form von Zucker (ganz besonders Haushaltszucker und stark fruktosehaltigen Stärkesirup), fettarme Milch, Fruchtsaft, getrocknetes Obst und raffinierte Stärken (weißes Mehl in Brot, Gebackenem, Nudeln und so weiter). Dazu kommen weitere stärkehaltige Nahrungsmittel wie gebackene Kartoffeln und weißer Reis. Für eine solche Ernährung war unser Körper niemals eingerichtet. Sie spielt dem Blutzucker und Insulin übel mit.

Der Verzehr von kohlehydratreicher Ernährung bedeutet, dass der Körper ständig große Mengen Insulin produziert, um mit der vielen Glukose fertig zu werden. Wenn Sie wie die meisten Menschen große Portionen essen, haben Sie bald sehr viel überschüssige Glukose im Blut, die vom Insulin prompt in Fett umgewandelt wird. Jetzt beginnt der Teufels-

---

* Wie langsam, hängt vom Lebensmittel ab. Die Wirkung der einzelnen Nahrungsmittel auf den Zucker- und Insulinspiegel ist im so genannten glykämischen Index quantifiziert (siehe Anhang mit den Werten des glykämischen Indexes für verschiedene Lebensmittel).

Insulin

kreis, denn je dicker Sie werden, umso weniger reagieren die Zellen auf Insulin. Die Zufuhr von Kohlehydraten regt den Körper an, Insulin zu produzieren, doch die Zellen wollen es nicht aufnehmen. Dieses Phänomen nennt sich Insulinresistenz. In dem Bemühen, das normale Gleichgewicht beizubehalten, produziert der Körper noch mehr Insulin, um die Resistenz zu überwinden.

Da das Insulin nicht viel Glukose zum Verbrennen in die Zellen transportieren kann, verbleibt die Glukose im Blut. Insulin wandelt stattdessen einen Teil des überschüssigen Zuckers in Fett um. Sie werden dicker, und Sie fühlen sich andauernd müde. Das liegt zum einen daran, dass die Zellen nicht den benötigten Brennstoff bekommen, zum anderen, dass das Insulin den Blutzucker unter normalen Werten hält. Der Körper kann nicht schnell genug überschüssigen Zucker in Fett umwandeln, damit es nicht mehr im Blut zirkuliert. Wie ich später noch erläutern werde, kann zu viel Zucker im Blut großen Schaden anrichten. Herz, Blutgefäße, Nieren, Augen und Nerven sind ganz besonders empfindlich.

Je weiter Sie den schlüpfrigen Abhang der Insulinresistenz hinunterrutschen, umso mehr Insulin produzieren Sie, doch das hilft Ihnen nicht, sondern schädigt den Körper nur noch mehr. Sie haben Hyperinsulinismus: Ihre Insulinproduktion ist stets zu hoch, obwohl Ihr Körper auf seine Wirkung nicht mehr reagiert. Das kommt der Stufe 2 von Typ-II-Diabetes gleich, wie ich im vorangegangenen Kapitel beschrieben habe. Der nächste Schritt sind dann Anomalien beim Glukosetoleranztest (Stufe 3) und sehr wahrscheinlich das Erreichen von Typ-II-Diabetes (Stufe 4).

Glauben Sie aber nicht, dass Sie das Thema Blutzucker nichts anginge, weil Sie nicht übergewichtig sind. Allein auf Grund der Tatsache, dass wir älter werden, können die Zellen resistent gegen Glukose werden. Ungefähr 25 Prozent al-

Warum wir altern

ler anscheinend gesunden, normalgewichtigen Erwachsenen sind von Insulinresistenz betroffen. Unter Rauchern oder Menschen, die viel sitzen, ist der Prozentsatz noch höher. Die nächste Stufe – beeinträchtigte Glukosetoleranz – soll 11 Prozent der gesunden Erwachsenen betreffen, doch ich denke, die Zahl liegt in Wahrheit noch viel höher. Nach meiner Erfahrung, zu der mehr als 45 000 Glukosetoleranztests gehören, liegt das Verhältnis von anomaler Glukosereaktion zu Diabetes bei vier zu eins. Das würde bedeuten, dass sich bei fast der Hälfte aller Erwachsenen, die die 50 erreicht haben, zumindest eine gewisse Instabilität des Blutzuckers und wenigstens eine leichte Insulinresistenz zeigt. Wenn Sie beträchtliches Übergewicht haben, steigt die Gefahr ganz erheblich, Insulinresistenz, Hyperinsulinismus und eventuell Diabetes zu bekommen.

Die Schnellstraße zum Alter

Alles läuft auf Folgendes hinaus: Hyperinsulinismus beschleunigt die Alterung. Selbst eine leichte Erhöhung des Glukose- und Insulinspiegels beeinträchtigt die Gesundheit und steht in engem Zusammenhang mit den chronischen Krankheiten des Alters, einschließlich Herzkrankheiten, Krebs und Diabetes.[2]

Hierbei dreht es sich nicht nur um die Frage, was normal ist und was nicht – es gibt viele Abstufungen des Glukose- und Insulinspiegels. Wenn beispielsweise der Fastenglukosespiegel im oberen Durchschnitt liegt, besteht ein wesentlich höheres Risiko eines Herztodes als für eine Person, deren Werte am unteren Ende liegen. Für einen Mann in mittleren Jahren mit einem Fastenglukosespiegel zwischen 85 und 109 mg/dl liegt das Risiko einer Herzerkrankung um 40 Prozent höher als für

Insulin

den Durchschnitt. Außerdem besteht die Möglichkeit anderer Herz-Kreislauf-Risikofaktoren, einschließlich Bluthochdruck, zu hohes LDL-Cholesterin und hohe Triglyzeridwerte.[3] Wenn Sie die hohen Werte schon hinter sich gelassen und eine beeinträchtigte Glukosetoleranz haben (d. h. Ihr Fastenglukosespiegel über 110 mg/dl liegt, aber noch nicht die diabetische Konzentration über 125 erreicht hat), ist das Risiko einer Herz-Kreislauf-Erkrankung noch größer.[4] In Zukunft werden weitere Studien ergeben, dass die Abstufungen des Insulins innerhalb des Normalbereichs ebenso aussagekräftig für diese Probleme sind wie bei Glukose. Bei den meisten Menschen schwanken Insulin und Glukose gleichzeitig.

Nachdem ich nun einige Begriffe erläutert habe, sollten wir uns genauer ansehen, wie Glukose-Intoleranz und Hyperinsulinismus Einfluss auf den Alterungsprozess nehmen.

Wie Zucker uns altern lässt

Ich habe beschrieben, dass hoher Blutzucker schlecht für Sie ist, dass Diabetiker nicht so lange leben wie andere Menschen und dass nur sehr wenige Hundertjährige Diabetiker sind – aber ich habe nicht gesagt, warum. Es liegt an den ungünstigen Auswirkungen, die die Erhöhung des Blutzuckerspiegels auf die Organe hat. Diesen Prozess nennt man Glykosylierung. Wenn Sie erst einmal wissen, dass Glykosylierung Ihnen schaden kann, können Sie vielleicht nie wieder ein Dessert genießen. Der Prozess ist gut erforscht, aber der Allgemeinheit nicht bekannt. Also will ich versuchen, ihn zu erklären.

Zucker ist klebrig, das merken Sie, wenn Sie ihn verschütten und ihn aufwischen. Wenn zu viel Zucker im Blut herumschwimmt, hängen sich diese klebrigen Glukosemoleküle an Proteine, es setzt eine langsame chemische Kettenreaktion

Warum wir altern

ein. Sie endet damit, dass Proteine sich aneinander binden und eine neue chemische Struktur bilden. Der Biochemiker Anthony Cerami, der den Prozess der Glykosylierung in lebendem Gewebe entdeckt hat, gab diesen neuen Strukturen einen sehr passenden Namen: Advanced Glycosylation End-Products, Abkürzung AGE, zufällig auch das englische Wort für »Alter.«

Warum sind diese AGEs so gefährlich? Glykosylierung verändert die Struktur der Proteine und hindert sie daran, ihre Aufgaben zu erfüllen. Collagen ist als eines der ersten Proteine davon betroffen. Collagen ist das feste, aber flexible Bindegewebe, welches das Skelett zusammenhält, also die Muskeln an die Knochen bindet, und das Fundament für Blutgefäße, Haut, Lungen und Knorpel. Wenn Collagen glykosyliert wird, bilden sich AGEs. Die Verbindung zerstört die Flexibilität des Collagens, sodass Blutgefäße, Lungen und Gelenke versteifen und die Haut welkt. AGEs trüben außerdem die Proteine in den Augenlinsen und verursachen grauen Star.

Auch andere Proteine werden von den AGEs beeinflusst. Glukose geht ganz leicht eine Verbindung mit dem Protein Hämoglobin im Blut ein – sie bildet sogar eine wertvolle Basis für Bluttests zur Feststellung von Diabetes. Man nennt dies glykosyliertes Hämoglobin (GHb). GHb misst den durchschnittlichen Blutzucker über mehrere aufeinander folgende Monate und gibt einen Hinweis darauf, wie stark man in dieser Zeit altert.

AGEs beeinflussen die Produktion von mehr als 50 000 verschiedenen Proteinen, die der Körper für die Regulierung seiner Funktionen produziert. Darunter finden sich Antioxidantien, Enzyme, die gegen freie Radikale schützen (gefährliche unpaarige Elektronen, über die ich später noch ausführlich sprechen werde). Wenn sich Glukose an diese Enzyme bindet, werden sie deaktiviert. Viele andere Proteine sind

Insulin

Teil komplexer chemischer Verknüpfungen, die Botschaften durch den Körper senden, Gene an- und abschalten, Schäden reparieren und Wachstum und Teilung der Zellen kontrollieren. Wenn diese kontrollierenden Proteine von den AGEs beschädigt werden, können die chemischen Botschaften zerstückelt werden oder überhaupt nicht mehr durchdringen. Die Funktion einer Zelle wird unterbrochen, was wiederum für andere Zellen eine Störung bedeutet. Wenn diese Unterbrechung bewirkt, dass ein Gen unangemessen ab- oder eingeschaltet wird oder einer Zelle mitteilt, dass sie sich teilen soll, wo dies nicht vorgesehen ist, beginnt der Prozess, der unter anderem zu Krebs führt. Möglicherweise können sich die AGEs sogar direkt an die DNS im Zellkern binden. Zwar geschieht dies alles sehr langsam, doch mit der Zeit werden ernste Schäden in Zellen verursacht, die sich nicht erneuern, wie etwa im Herzen oder Gehirn.

Klebrige AGEs bilden oft Klumpen von verbundenen Proteinen, die sehr den Knäueln und Ablagerungen ähneln, die man im Gehirn von Alzheimerpatienten festgestellt hat. Man fand in diesen Ablagerungen dreimal so viele AGEs wie in normalen Gehirnen, sodass man vermutet, dass sie zumindest teilweise für die Progression dieser schrecklichen Krankheit verantwortlich sind.[5]

Wenn sich Glukose an Peptide hängt – das sind winzige Proteinmoleküle –, zirkulieren die entstehenden AGEs irgendwann im Blut. Dies kann schlimme Auswirkungen auf die Blutfette haben, denn die durch die AGEs modifizierten Peptide können sich an die Moleküle des LDL-Cholesterins anhängen. Neuere Forschungen lassen vermuten, dass der Körper diese neue Substanz nicht mehr als LDL erkennt. Statt sie als Teil des normalen Reinigungsprozesses aus dem Blut zu entfernen, bleibt das LDL im Blutkreislauf. Dies erklärt zum Teil, warum Diabetiker so gefährlich hohe LDL-Cholesterinwerte

Warum wir altern

haben – der überschüssige Zucker im Blut führt zu hohen Mengen an zirkulierenden AGEs.[6]

Der Körper besitzt einige Abwehrmechanismen gegen AGEs. Eine Art von Abraumzelle des Immunsystems umschließt und zerstört AGEs, doch der Prozess scheint nicht sehr wirkungsvoll zu sein und verlangsamt sich mit dem Alter. Antioxidantien könnten auch eine Rolle dabei spielen, die AGEs auf einem Minimum zu halten. Interessanterweise könnte der tägliche Genuss von einem Glas Wein positive Auswirkung auf das Herz erklären. Der Alkohol blockiert offenbar die Bildung einiger AGEs und hindert sie daran, sich in den Arterien abzulagern und das LDL-Cholesterin zu schädigen.[7]

Freie Radikale:
Wie sie den Alterungsprozess beschleunigen

Im nächsten Kapitel werde ich aufzeigen, dass die Theorie über den Zusammenhang von freien Radikalen und Alter als Erklärung für den Alterungsprozess die am häufigsten akzeptierte ist. Alles, was dazu führt, dass mehr freie Radikale produziert werden, führt auch zu verstärkter Alterung. Ebenso verursacht alles, was den Spiegel von Antioxidantien senkt (die gegen diese freien Radikale kämpfen), das schnelle Altern.

Bevor ich hier die wichtige Rolle begründe, die die freien Radikale im Alterungsprozess spielen, muss ich darauf hinweisen, dass sowohl Insulinresistenz als auch beeinträchtigte Glukosetoleranz die Konzentration der freien Radikale erhöhen und die Abwehr durch Antioxidantien schwächen. Es gibt reichlich vorhandene Beweise, dass zu viel Insulin und zu viel Zucker im Blut die Produktion vieler freier Radikale fördern – mehr, als der Körper verkraften kann. Das übermäßige Vor-

Insulin

handensein freier Radikale ist einer der Hauptgründe für die vorschnelle Alterung, die häufig bei Diabetikern zu beobachten ist. Selbst kleinste Erhöhungen des Blutzuckers produzieren vermehrt freie Radikale. Und weil gemeinsam mit Insulin Vitamin C in die Zellen transportiert wird, bedeutet auch nur eine geringe Insulinresistenz, dass weniger von diesem mächtigen Antioxidans in den Zellen zur Verfügung steht. AGEs reduzieren außerdem die Konzentration von antioxidativ wirkenden Enzymen, indem diese deaktiviert werden und der Mechanismus geschädigt wird, der für ihre Entstehung sorgt.

Hyperinsulinismus und Bluthochdruck

Insulinresistenz und Glukose-Intoleranz tragen noch auf eine andere Art dazu bei, dass Sie schneller altern: Sie erhöhen den Bluthochdruck. Es ist bekannt, dass eine besonders ernste Folge von Diabetes deutlich erhöhter Blutdruck ist. Damit geht ein stark erhöhtes Risiko für Herzkrankheiten, Schlaganfall und Nierenschäden einher. Es besteht kein Zweifel, dass eine erhöhte Insulinreaktion einer der Hauptgründe für Bluthochdruck ist. Dr. Gerald Reaven von der Stanford University, ein führender Wissenschaftler in diesem Bereich, glaubt, dass viele wissenschaftliche Studien beweisen, dass 60 Prozent der Bluthochdruckfälle dem Hyperinsulinismus zugeschrieben werden können. Man muss natürlich kein Diabetiker sein, um unter erhöhtem Blutdruck zu leiden. Störungen des Insulinhaushalts treten auf, lange bevor Insulin dafür sorgt.[8]

Ein normaler Arzt sagt Ihnen vermutlich, dass Ihr Bluthochdruck einfach nur steigt, weil Sie älter werden. Und tatsächlich ist erhöhter Blutdruck unter älteren Erwachsenen so weit verbreitet, dass man von altersbedingtem Bluthochdruck spricht. Wenn Ihnen dies widerfährt, haben Sie ein Stadium

Warum wir altern

erreicht, das die Pharmakonzerne lieben. Sie glauben, sie könnten Sie zu einem lebenslangen Kunden für blutdrucksenkende und harntreibende Mittel sowie Betablocker machen. Doch diese Medikamente sollte man meiden. Ich habe mehr als 10 000 Patienten behandelt, die blutdrucksenkende Medikamente nahmen. Eine Veränderung der Ernährungsweise – sowie die Gabe von Vitalstoffen – bewirkte, dass sie die Medikamente nicht mehr nehmen mussten. Wir bringen hohen Blutdruck immer wieder auf ein normales Niveau zurück, indem wir die Kohlehydrate in der Nahrung reduzieren, wodurch der Glukose- und der Insulinspiegel im Blut sich verbessern. Wir geben außerdem Vitalstoffe wie Taurin, Magnesium, Kalium, Coenzym Q_{10}, Weißdorn und Knoblauch. Wenn Sie übergewichtig sind, hilft auch der Verlust der überzähligen Pfunde (die automatische Folge von weniger Kohlehydraten), Ihren Blutdruck auf ein normales Maß zu senken.

DHEA-Störungen

In einem späteren Kapitel stelle ich Ihnen DHEA (Dehydroepiandrosteron) als überaus wichtiges Hormon gegen den Alterungsprozess vor. Im Augenblick möchte ich nur darauf hinweisen, dass ein erhöhter Insulinspiegel dafür sorgt, dass das DHEA sinkt.

Auch hier lassen sich die Auswirkungen erkennen, lange bevor sich Diabetes entwickelt. Auch wenn Ihre Werte am oberen Ende des normalen Bereiches liegen, kann Ihr DHEA-Spiegel durch Senkung des Insulins erhöht werden.[9]

Sind die DHEA-Werte hoch, ist die Wahrscheinlichkeit eines Diabetes schon einmal geringer. Das liegt daran, dass das DHEA die Insulinresistenz verbessert, und zwar auch bei Menschen, die bereits unter Diabetes leiden.[10] Interessanterweise scheint

Insulin

Chrompicolinat, ein Nahrungszusatz, den wir am Atkins Center häufig verwenden, um die Insulinresistenz von Diabetespatienten zu verbessern, durch die Senkung des Insulinspiegels auch die Produktion von DHEA zu erhöhen.[11]

Eine der besten Möglichkeiten, einen hohen DHEA-Wert beizubehalten, ist ein niedriger Insulinspiegel, denn das Insulin unterdrückt die natürliche DHEA-Produktion.

Die Folgen von Insulinresistenz

Inzwischen ist sicher ganz deutlich klar, was bei einer Insulinresistenz geschieht. Sämtliche degenerativen Krankheiten, die für das Alter üblich sind, können sich verschlimmern. Arteriosklerose, Bluthochdruck, Diabetes, Fettleibigkeit, Krebs, Immunschwäche – all diese gesundheitlichen Probleme gelten als altersbedingte Veränderungen, als unvermeidbarer Teil des Älterwerdens.

Ist das wirklich so? Gewiss nicht. In fast allen Fällen sind die vielfältigen ungünstigen Veränderungen, die ich soeben aufgezählt habe, in Wirklichkeit die Folgen von hohem Blutzucker und hohem Insulinspiegel. Man kann sie verhindern und sogar umkehren. Wie? Indem der Blutzucker- und Insulinspiegel am unteren Ende der Normalwerte gehalten wird, und zwar durch eine Diät mit wenig Kohlehydraten und vielen Antioxidantien und Vitalstoffen.

Wenn Sie zu Teil III dieses Buches kommen, werden Sie genau erfahren, wie Sie dies bewerkstelligen können.

Freie Radikale: das zentrale Problem

Es gibt viele Fragen, über die sich meine Kollegen und Kolleginnen in der Anti-Aging-Medizin uneins sind, aber über einen Punkt gibt es fast einhellige Übereinstimmung: *Schädigungen durch freie Radikale sind der Kern des Alterns.* Bitte nehmen Sie sich einen Augenblick Zeit, diesen Satz noch einmal zu lesen und ihn sich einzuprägen.

Die Vermeidung, Reduzierung und Bekämpfung der schädlichen Auswirkungen von freien Radikale muss das Grundprinzip jedes alterungsvorbeugenden Programms sein. Alles, was Sie tun, um den Schaden durch freie Radikale zu reduzieren, hilft Ihnen ein großes Stück weiter in dem Bemühen, Ihre Lebensspanne voll auszuschöpfen, und zwar mit einem Minimum an Einschränkungen.

Die Theorie der freien Radikale im Zusammenhang mit dem Altern ist für meine alterungsvorbeugende Kost so wesentlich, dass ich sie in diesem Kapitel erkläre und erläutere, wie der Schaden in Grenzen gehalten werden kann. Ich beschreibe die wesentlichen Konzepte hinter der Theorie und wie die Schäden durch freie Radikale sich ansammeln und das Altern verursachen. Ohne Verständnis dieses grundlegenden Konzepts können Sie die Ideen, die ich danach darlege, nicht in vollem Umfang begreifen. In einigen späteren Kapiteln werden Wirkstoffe beschrieben, die die freien Radikale kontrollieren, und zwar durch Vitalstoffe und Lebensmittel.

Freie Radikale

Die Theorie der Alterung durch freie Radikale

Wir stehen heute an der Schwelle zu einer Revolution in der Medizin, angeführt von dem Wissenschaftler Dr. Denham Harman. Sein revolutionäres Konzept, 1954 zum ersten Mal vorgelegt und gut 20 Jahre lang von den meisten Wissenschaftlern ignoriert, ist die FRTA – die Free Radical Theory of Aging[1], die Theorie der Alterung durch freie Radikale. Im Wesentlichen stellte Harman die Theorie auf, dass Reaktionen der freien Radikale – ein normaler und unvermeidbarer Aspekt unseres Stoffwechsels – der Grund für unseren mit der Zeit langsam immer schlechter werdenden körperlichen Zustand sind. Mit anderen Worten, wir altern, weil freie Radikale unsere Zellen schädigen. Freie Radikale ziehen am ehesten die Mitochondrien in Mitleidenschaft, die winzigen Energie produzierenden Strukturen innerhalb der Zellen. Je mehr die Mitochondrien geschädigt werden, umso schneller altern wir und umso wahrscheinlicher ist die Entwicklung einer altersbedingten Krankheit wie hoher Blutdruck oder Krebs.[2]

Harmans Theorie der freien Radikale wird, wenn sie erst einmal endgültig von den Ärzten akzeptiert ist, dazu führen, dass altersbedingte Krankheiten nicht mehr so häufig oder gar nicht mehr auftreten. Es wird nicht nur möglich, sondern allgemein üblich sein, dass wir bei guter Gesundheit 100 Jahre oder älter werden.

Freie Radikale und Gesundheit

Sie haben sicher schon viel über freie Radikale gehört. Wie die meisten gut informierten Menschen, die sich für ihre Gesundheit interessieren, haben Sie vermutlich zumindest eine gro-

Warum wir altern

be Vorstellung davon, was ein freies Radikal ist, aber das Konzept ist so wichtig, dass ich an dieser Stelle ein bisschen mehr ins Detail gehen will.

Freie Radikale verstehen

Beginnen wir mit der Definition eines freien Radikals. Sie erinnern sich bestimmt aus dem Chemieunterricht, dass ein Atom aus einem Kern, umgeben von Paaren negativ geladener Elektronen besteht, die ihn umkreisen. Wird ein Elektron aus einem Paar entfernt, wird das Atom (oder das Molekül, zu dem das Atom gehört) instabil. Es wird hochreaktiv, weil es versucht, sein Energiegleichgewicht wiederherzustellen, indem es an ein anderes Elektron andockt – an irgendein Atom, gleich welcher Herkunft. Ein hochreaktives, aus dem Gleichgewicht geratenes Atom oder Molekül mit einem oder mehreren unpaarigen Elektronen heißt freies Radikal.

Fast alle Organismen brauchen Sauerstoff zum Leben. Jede einzelne Zelle in unserem Körper braucht ihn, um Energie zu erzeugen – ohne Sauerstoff stirbt die Zelle. In den Zellen wird die Energie in winzigen Strukturen namens Mitochondrien erzeugt. Der Prozess ist ziemlich kompliziert, doch bedeutsam daran ist, dass freie Radikale ein notwendiger Bestandteil sind. Die meisten freien Radikale werden während des Vorgangs gebunden und umgehend neutralisiert. Ein gutes Beispiel ist die Verbrennung von Benzin und Sauerstoff im Tank Ihres Wagens, um die Antriebsenergie zu gewinnen – gleichzeitig werden auch Abfallprodukte wie Wasserdampf und Kohlenmonoxid erzeugt. Wenn der Körper zur Gewinnung von Energie Sauerstoff verbrennt, sind die Abfallprodukte Wasser und auf Sauerstoff basierende freie Radikale, auch bekannt als reaktive Formen des Sauerstoffs.

Freie Radikale

Wenn ein freies Radikal nicht gebunden wird, treibt es auf der Suche nach einem anderen Elektron in den Körperzellen umher. Es könnte sich ein Elektron aus der Zellmembran greifen oder aus irgendeiner anderen Struktur der Zelle, wie zum Beispiel aus der DNS im Zellkern. Sie denken vielleicht, dass der Verlust eines einzelnen Elektrons nicht viel Schaden anrichten kann, besonders, wenn Sie wissen, dass unser Körper ungefähr 60 Billionen Zellen hat. Doch in jedem Augenblick eines jeden Tages produziert jede Einzelne dieser Zellen Millionen von freien Radikale, und wenn ein freies Radikal ein Elektron aus einem Molekül in der Nähe ergreift, hört der Vorgang hier noch nicht auf. Das Molekül wird nicht nur beschädigt, es ist auch ein neues freies Radikal entstanden. Der Prozess setzt eine Kettenreaktion in Gang, die weitere gesunde Kerne schädigt. Zur Erläuterung hier wieder eine Situation aus dem Automobilbereich: ein freies Radikal kann wie der Nagel auf der Straße sein, der einen Reifen durchlöchert. Man gerät ins Schleudern und fährt in einen anderen Wagen, der dann ebenfalls auffährt und so weiter, bis der Vorgang zum Erliegen kommt, weil keine Autos mehr da sind. Übrig bleibt ein Haufen zertrümmerter Wagen. Und im Körper bleiben viele beschädigte Zellen zurück. Der über die Jahre angesammelte Schaden verursacht die Krankheiten des Alters.

Einige Arten von freien Radikale sind besonders gefährlich. Wenn Sauerstoff in den Mitochondrien zu ATP und Wasser verstoffwechselt wird, entsteht das Superoxid-Radikal. Auch wenn dieses Radikal ein neues Elektron gefunden hat, bleibt es gefährlich. In seiner reduzierten Form reagiert das Superoxid-Radikal weiter mit Wasserstoffatomen und bildet Wasserstoffperoxid. Technisch gesehen ist Wasserstoffperoxid kein freies Radikal, doch es kann die Bildung vieler weiterer freier Radikale auslösen. Wenn diese dann im Körper mit Eisen oder Kupfer reagieren, produzieren sie ein äußerst reak-

Warum wir altern

tives und sehr gefährliches freies Radikal mit dem Namen Hydroxyl.[3]

Schaden durch freie Radikale

Wenn freie Radikale angreifen, kann jeder Teil der Zelle Schaden nehmen. Greifen die freien Radikale die Fettsäuren der Zellmembran an, kann die Zelle reißen. Greifen sie die winzigen Enzymspeicherstrukturen in der Zelle an, die Lysosome, werden die Enzyme in die Zelle entlassen und zerstören sie und umliegende Zellen. Noch schlimmer ist die Lipidperoxidation. Freie Radikale greifen das Fettgewebe im ganzen Körper an einschließlich der winzigen Cholesterintröpfchen, die im Blut schweben. Wenn freie Radikale das »schlechte« Cholesterin mit niedriger Dichte (LDL) angreifen, oxidiert es. Als Folge wird das Cholesterin klebriger – so klebrig, dass es sich an rauen Stellen in den Arterienwänden festsetzt. Somit bilden sich allmählich Ablagerungen, und der erste Schritt auf dem Weg zu verstopften Arterien und einem Herz- oder Schlaganfall ist getan.

Die DNS im Kern jeder Zelle enthält den genetischen Code. Wird dieser von freien Radikalen angegriffen, kann die DNS, die die Replikation der Zelle kontrolliert, geschädigt werden. Außerdem besteht die Möglichkeit, dass das freie Radikal die DNS mit anderen Proteinen in der Zelle verschmilzt. Dieser Vorgang nennt sich Quervernetzung und bedeutet, dass die Zelle sich nicht mehr replizieren kann. Das Resultat könnte Krebs sein.

Am schlimmsten sind die Schädigungen der Mitochondrien. Sie haben ihre eigene DNS, die den Code für die Produktion der 13 Mio. Proteine enthält, welche für die Zellatmung nötig sind. Die DNS im Kern der Zellen ist spiralförmig ver-

Freie Radikale

schlungen und sorgfältig geschützt. Mitochondriale DNS ist weitaus verletzlicher – sie ist nur ein einfacher Ring.

Einige der freien Superoxid-Radikale, die für die Zellatmung nötig sind, werden bei diesem Prozess freigesetzt – je älter wir werden, umso mehr. Sie treffen sie auf die Fettmembranen der Mitochondrien und die mitochondriale DNS. Dieser Teil der Zelle wird also am ehesten zerstört. Lipidperoxidation der Membranen kann die Energieproduktion verlangsamen oder sogar zum Erliegen bringen.

Alles läuft, wie Dr. Harman sagt, auf Folgendes hinaus: »Es ist wahrscheinlich, dass die Lebensspanne eines Menschen hauptsächlich durch den Schaden an den Mitochondrien bestimmt wird, der mit zunehmendem Alter von freien Radikale zugefügt wird, welche im Laufe normaler Zellatmung in den Mitochondrien entstehen.«[4] Die Mitochondrien arbeiten durch die akkumulierten freien Radikale immer weniger effizient, und so bildet sich ein Teufelskreis. Der Körper produziert immer mehr Superoxid-Radikale und hat diesen immer weniger entgegenzusetzen. Schließlich halten die verschiedenen Verteidigungsmechanismen des Körpers unter der Übermacht nicht mehr stand.

Weitere Quellen freier Radikale

Interessanterweise nutzt unser Immunsystem die zerstörerische Kraft der freien Radikale dazu, die Eindringlinge zu zerstören. Die weißen Blutkörperchen greifen Krankheitserreger an, indem sie sie umschließen und mit Superoxid und Wasserstoffperoxid vernichten. Alle Krankheiten oder Infektionen erzeugen jedoch viele freie Radikale, und je länger wir krank sind, umso mehr freie Radikale entstehen und richten immer mehr Schaden an.

Warum wir altern

Viele verschreibungspflichtige Medikamente erzeugen riesige Mengen von freien Radikale, wenn sie in unserem Körper abgebaut werden oder die Leber zur Produktion von zusätzlichen freien Radikale anregen, während sie die Medikamente verstoffwechselt. Viele Arzneimittel, ob verschreibungspflichtig oder nicht, erschöpfen sogar ernsthaft die Konzentration der Antioxidantien und berauben uns dadurch unserer natürlichen Verteidigungsmöglichkeiten.

Die Nahrungsmittel, die wir zu uns nehmen, haben große Auswirkungen auf die Produktion von freien Radikale. Besonders zu erwähnen sind hier die mehrfach ungesättigten Fette, vor allem in Form teilgehärteter Pflanzenöle – die tödlichen Transfette. In einem späteren Kapitel erläutere ich, wie gefährlich diese Transfette sind. An dieser Stelle möchte ich Sie nur darauf hinweisen, dass der Genuss von Transfetten garantiert für die vermehrte Produktion von freien Radikale sorgt.

Freie Radikale entstehen in der Leber als Teil des normalen Entgiftungsprozesses, durch den Abfallstoffe aus dem Körper entfernt werden. Sie entstehen außerdem, wenn der Körper normaler Hintergrundstrahlung und dem ultravioletten Licht der Sonne ausgesetzt ist. Millionen von Jahren der Evolution haben dafür gesorgt, dass unser Körper die meisten freien Radikale vernichten kann. Doch die vielen Verschmutzungen, die das Leben im 20. Jahrhundert mit sich bringt, wie Pestizide, Herbizide, Ozon, Smog, Zigarettenrauch, Ruß, Autoabgase und eine immer größer werdende Palette von Industriechemikalien verkraftet der Körper nicht gut. Ist er diesen Schadstoffen ausgesetzt, erzeugt er beim Versuch, sie auszustoßen, immer mehr freie Radikale.

Außerdem sollte man nicht vergessen, dass auch körperliche Betätigung viele freie Radikale erzeugt. Es ist nicht ungewöhnlich, dass Spitzenathleten wie beispielsweise Marathonläufer häufiger unter Erkältungen und Infektionen leiden.

Freie Radikale

Diese Menschen trainieren so hart und produzieren so viele freie Radikale, dass sie im Grunde ihr eigenes Immunsystem schädigen.

Antioxidantien greifen ein

Im Wesentlichen gibt es zwei Möglichkeiten, den Schaden durch freie Radikale in Grenzen zu halten. Zum einen gilt es, schon die Bildung von zu vielen freien Radikale zu verhindern. Bislang wird zur Reduzierung von freien Radikale nur eines geraten: die Einschränkung der Kalorienzufuhr. Dem liegt der Gedanke zu Grunde, dass wir weniger Energie verbrennen und weniger freie Radikale erzeugen, wenn wir sehr viel weniger essen. Über diese Theorie wird mehr geredet und geschrieben als über alle anderen Anti-Aging-Theorien, daher werde ich im nächsten Kapitel näher darauf eingehen.

Ein vernünftigerer Ansatz liegt darin, Situationen zu meiden, die die Produktion freier Radikale begünstigen. Das bedeutet, Schadstoffe zu meiden und moderat Sport zu treiben. Besonders wichtig ist jedoch, dass wir gesund bleiben und dadurch den Angriff zusätzlicher freier Radikale vermeiden, die nicht nur durch Krankheiten entstehen, sondern auch durch die Medikamente, die wir gegen diese Krankheiten einnehmen.

Die Ketten sprengen

Die praktischste Möglichkeit, freie Radikale zu entschärfen, liegt darin, sie früh zu neutralisieren und dadurch die Kettenreaktion so schnell wie möglich zu unterbrechen. Wenn wir die freien Radikale sofort nach ihrer Bildung wieder auslö-

Warum wir altern

schen, können wir ihren Schaden auf ein Minimum begrenzen. Dieser Ansatz macht den Kern meines alterungsvorbeugenden Programms aus.

Um die Kettenreaktion zu verhindern, müssen Sie zweigleisig fahren: Sie müssen sich mit Lebensmitteln, die reich an Antioxidantien sind, ernähren und außerdem Ernährungszusätze mit Vitalstoffen nehmen, die wie Antioxidantien wirken.

An dieser Stelle möchte ich genau erklären, was Antioxidantien sind. Es handelt sich um Substanzen, die vom Körper zum Schutz gegen die schädigenden Auswirkungen von freien Radikale erzeugt werden. Ein Antioxidans ist eine Substanz, die ein freies Radikal auslöscht, indem sie ihm das gesuchte Elektron gibt. Das Antioxidans hält das freie Radikal auf und bringt die Radikalbildung zum Stillstand.

Ein Grund, warum die Menschen viel länger leben als andere Lebewesen, könnte darin liegen, dass wir über besonders wirkungsvolle antioxidative Mechanismen verfügen, die allesamt darauf abzielen, der Kettenreaktion der freien Radikale ein schnelles Ende zu bereiten. Die erste Verteidigungslinie sind die wirkungsvollen, antioxidativ wirkenden Enzyme im Körper, unter ihnen die Superoxid-Dismutase (SOD), Glutathion und Katalase. Sie sind so wichtig, dass wir sie genauer in Augenschein nehmen wollen.

Antioxidative Enzyme und Vitalstoffe

Beginnen wir mit der SOD. Dieses Enzym neutralisiert das freie Superoxid-Radikal, das im Überfluss in den Mitochondrien produziert wird. SOD unterbricht die Kettenreaktion der freien Radikale, indem sie das Superoxid-Radikal in Sauerstoff und Wasserstoffperoxid aufbricht. Als Nächstes wird das

92

Freie Radikale

Wasserstoffperoxid aufgebrochen, denn auch dieses ist ein freies Radikal, allerdings viel weniger schädlich als das Superoxid-Radikal. Um das Wasserstoffperoxid aufzubrechen, benötigt der Körper ein weiteres Enzym, die Katalase, die Wasserstoffperoxid in einfaches Wasser und Sauerstoff aufspaltet. Der Haken an der Sache ist, dass die Katalase nur in wässrigen Teilen des Körpers wirkt – innerhalb und außerhalb der Zellen, nicht aber in den fettigen Zellmembranen. Und hier kommt das Enzym Glutathion ins Spiel. Es fängt die freien Radikale ab, die die Zellmembran angreifen – und übernimmt auch das Wasserstoffperoxid, das von der Katalase nicht aufgespaltet wurde. Das ist wichtig, weil Wasserstoffperoxid zu Hydroxyl aufgebrochen werden kann, dem gefährlichsten freien Radikal. Leider verfügt der Körper über keinerlei Enzyme, mit denen er Hydroxyl beseitigen könnte. Der wichtigste Weg ist die Neutralisierung über das natürliche Hormon Melatonin, doch die Melatoninproduktion geht im Alter zurück. Wir können sie durch Nahrungszusätze steigern, doch es gibt eine weitere Möglichkeit, die Melatoninkonzentration zu erhöhen, und zwar indem wir verhindern, dass überhaupt Hydroxyl-Radikale entstehen.

Aus Forschungen, die immer deutlichere Ergebnisse bringen, wissen wir, dass Vitalstoffe wesentlich zum Schutz vor freien Radikale beitragen. Antioxidativ wirkende Nährstoffe wie Vitamin E, Vitamin C und Beta-Carotin schützen die Zellen vor freien Radikale, indem sie sie sofort wieder sättigen oder eine wesentliche Rolle bei der Herstellung der schützenden Enzyme spielen. Ganz besonders Vitamin E ist ein hilfreicher Schutz der Zellmembran. Vitamin C ist ein wirkungsvolles Antioxidans – und weil es wasserlöslich ist, kann es überall innerhalb und außerhalb der Zelle wirken. Über antioxidativ wirkende Vitalstoffe werden Sie später mehr erfahren.

Viele Bestandteile in natürlichen pflanzlichen Lebensmit-

Warum wir altern

teln sind äußerst wertvoll, um jene freien Radikale zu sättigen, die produziert werden, wenn die Leber Toxine und Abfallstoffe aus dem Körper entfernt. Auch zu diesem Thema erhalten Sie weiter hinten noch ausführliche Informationen.

Da Enzyme aus Proteinen hergestellt werden, brauchen wir außerdem Aminosäuren, die Bausteine der Proteine. Man kann zum Beispiel kein Glutathion ohne N-Acetyl-Cystein (NAC) erzeugen, eine Form der Aminosäure Cystein. Außerdem brauchen wir eine gehörige Menge Spurenelemente zur Herstellung der antioxidativ wirkenden Enzyme. Selen zum Beispiel ist nötig für die Produktion von Glutathion – nicht genügend Selen, nicht genügend Glutathion. Ebenso ist Eisen für die Katalase erforderlich, und Zink, Kupfer und Magnesium für SOD.

Selbst die beste und ausgewogenste Ernährung könnte jedoch nicht helfen, das Antioxidansniveau zu halten, wenn Sie gleichzeitig Medikamente nehmen, die diese Antioxidantien unterdrücken. Viele Medikamente entziehen dem Körper die Spurenelemente und Vitamine, die für die Produktion von antioxidativ wirkenden Enzymen nötig sind. Frei verkäufliche Medikamente wie H_2-Blocker (Tagamet®, Zantac®) und das Antihistamin Pseudoephidrene (Sudafed®) zum Beispiel verhindern die Nutzung von Antioxidantien, sodass die freien Radikale ungehindert wirken können. Verschreibungspflichtige Medikamente wie Breitbandantibiotika (zum Beispiel Cipro®) haben ebenfalls sehr negativen Einfluss auf das Antioxidansniveau. Bei weitem schlimmer sind jedoch die gefährlichen Corticosteroide. Falls Sie ein cortisonartiges Medikament wie Prednisone nehmen, empfehle ich Ihnen, das Kapitel über natürliche Hormone sorgfältig zu lesen, in dem Sie noch mehr Gründe finden, warum Sie das Mittel nicht nehmen sollten – und wie Sie davon loskommen.

Freie Radikale

Die nächsten Schritte

Sie können aktiv dazu beitragen, sich selbst gegen die freien Radikale zu schützen. Dazu müssen Sie viele Vitalstoffe zu sich nehmen, die Ihr Körper für die Produktion antioxidativ wirkender Enzyme benötigt.

Ich möchte dies genauer erläutern, indem ich Ihnen die Erklärung von Dr. Harman liefere, warum die Amerikaner länger und gesünder leben als je zuvor. Im Jahr 1999 schrieb er: »Der wachsende Prozentsatz älterer Menschen an der Bevölkerung seit 1960 und das sinkende Vorkommen chronischer Leiden in dieser Bevölkerungsgruppe sowie der Rückgang der Todesfälle durch Krebs seit 1991 und der beständige Rückgang von Herz-Kreislauf-Krankheiten gehen einher mit den günstigen Wirkungen, die von der vermehrten Einnahme antioxidativ wirkender Ernährungszusätze seit den Sechzigerjahren erwartet werden durfte ... ebenso wie das zunehmende Wissen in der Bevölkerung um die Fähigkeit von Obst und Gemüse, Krankheiten zu verhindern, indem sie die Schädigungen durch freie Radikale unterdrücken.«[5]

Die Fortschritte der letzten Jahrzehnte im Hinblick auf Langlebigkeit und Gesundheit sind mehr der Ernährung und den Vitalstoffen zuzuschreiben als allen anderen Maßnahmen, die die konventionellen medizinischen Institutionen eingeführt haben. Als Nächstes möchte ich Sie mit einer anderen wichtigen Theorie über das Altern bekannt machen und Sie danach in eine Reihe von Techniken einführen, die ich und meine Kollegen anwenden, damit die Menschen gesund bleiben. Sie bieten außerdem auch die beste mir bekannte Möglichkeit, lange zu leben.

Reduktion der Kalorienzufuhr –
und warum Sie darauf verzichten sollten

Keine Diskussion über Anti-Aging-Theorien wäre vollständig ohne Informationen über die am besten erforschte und dokumentierte Theorie über die Verlängerung unserer Lebensspanne: die Einschränkung der Kalorienzufuhr.

Das Konzept der Reduktion der Kalorienzufuhr – eine Diät mit wenigen Kalorien, aber allen lebensnotwendigen Nährstoffen – wurde als Erstes von Roy Walford, einem Wissenschaftler an der University of California in Los Angeles (UCLA), erdacht. Walford beschreibt dieses Konzept sogar als »Unterernährung ohne Fehlernährung«.[1] Seinen Aussagen zufolge verbrennen die Mitochondrien weniger Sauerstoff, wenn wir weniger Kalorien zu uns nehmen, was wiederum bedeutet, dass weniger freie Radikale produziert werden. Walfords Theorie scheint also eng verwoben mit Denham Harmans Theorie, dass der kumulierte Schaden durch freie Radikale der Hauptgrund für den Alterungsprozess ist.

Von Mäusen und Affen

Es hat sich gezeigt, dass die Einschränkung der Kalorienzufuhr das Leben von Labormäusen und -ratten um fast 50 Prozent verlängern konnte.[2] Es hat sich sogar herausgestellt, dass *ausschließlich* die Einschränkung der Kalorienzufuhr die Le-

Reduktion der Kalorienzufuhr

bensspanne von Versuchstieren verlängern konnte. Dies lässt aber nicht zwingend den Schluss zu, dass diese Maßnahme auch das menschliche Leben verlängern kann.

Trotz vieler hungriger Ratten hat noch niemand genau zeigen können, warum die Einschränkung der Kalorienzufuhr das Leben verlängert oder wie es funktioniert. Es gibt keine überzeugenden Beweise dafür, dass der Grund in der verringerten Produktion freier Radikale liegt, obwohl viele Wissenschaftler glauben, dass dies der wahre Grund sei.

In letzter Zeit haben Wissenschaftler jedoch darauf hingewiesen, dass die eigentlichen Vorteile der eingeschränkten Kalorienzufuhr einfach in der Reduzierung des Körperfetts liegen, was wiederum die verschiedenen Hormone und andere chemische Botenstoffe verringert, die vom Körperfett abgesondert werden.[3] Da viele dieser Substanzen eine Rolle bei der Entstehung von gesundheitlichen Problemen wie etwa Insulinresistenz spielen, könnten sämtliche Experimente mit eingeschränkter Kalorienzufuhr nur etwas beweisen, was wir schon lange wissen: Ein normales Gewicht ist gesünder als Übergewicht.

Diese Anti-Aging-Theorie ist wegen der Versuche mit Labornagetieren sehr gut dokumentiert. Alle Studien zeigen, dass die Einschränkung der Kalorienzufuhr – manchmal bis zur Hälfte dessen, was die Tiere normalerweise zu sich nehmen – die Lebensspanne beträchtlich verlängert. Im Durchschnitt leben Laborratten und -mäuse, die nur 60 bis 70 Prozent der Menge zu essen bekommen, die eine Kontrollgruppe verzehrt, zwischen 25 und 40 Prozent länger. Sie wirken außerdem jünger und länger gesund, haben weniger Tumoren und mehr weiße Blutkörperchen zur Bekämpfung von Krankheitserregern.

Andererseits ist bei Ratten mit weniger Kalorienzufuhr ein höheres Stressniveau zu verzeichnen. Wenn Sie jemals eine

Warum wir altern

kalorienreduzierte Diät gemacht haben, die im Allgemeinen von den Ärzten verordnet werden, dann kennen Sie das Phänomen. Der Stress scheint nicht so ernst zu sein, dass er den Ratten schadet, doch vielleicht würden sich die Ratten genauso gut, aber weniger gestresst fühlen, wenn sie ein wenig mehr zu fressen bekämen.

Im Augenblick laufen Untersuchungen über Kalorienreduktion bei Affen, und die Ergebnisse ähneln denen bei Ratten. Die Affen, die weniger Kalorien bekommen, sind gesünder und wirken jünger als Affen mit normaler Ernährung. Und sie sind sehr viel hungriger. Da Affen im Durchschnitt 20 bis 30 Jahre lang leben, ist es noch viel zu früh, um eine Aussage darüber zu machen, ob ihr Leben durch Kalorienreduktion tatsächlich verlängert wird.

Hungrige Menschen

Es gibt nur sehr wenige Informationen darüber, wie sich eine Einschränkung der Kalorienzufuhr auf Menschen auswirkt. Ich bezweifle ernsthaft, dass irgendjemand diese Art der Ernährung lange durchhalten kann, ganz gleich, wie viel länger man dadurch leben könnte. Ganz sicher wäre es nicht normal, denn man ist die ganze Zeit ein bisschen hungrig.

Biologisch gesehen besteht nur sehr wenig Ähnlichkeit zwischen Laborratten und Menschen. Zwar sind Menschen und Affen näher verwandt, aber auch hier gibt es noch wichtige Unterschiede. Was für die Ernährung von Ratten und Affen im Labor zutrifft, hat mit der Anwendbarkeit auf die Ernährung von Menschen nicht viel zu tun. Außerdem ist es einfach, für Labortiere, die seit Jahrzehnten auf Gleichheit gezüchtet wurden und in sorgfältig kontrollierter Umgebung leben, eine Standardernährung zu entwerfen, ganz gleich, ob kalori-

Reduktion der Kalorienzufuhr

enreduziert oder nicht. Es ist sehr viel schwieriger, eine Standardernährung zu ersinnen, die für alle Menschen in ihrer unendlichen Bandbreite an Größe, Stoffwechsel, genetischer Ausstattung und unterschiedlichem Aktivitätsniveau gut ist.

Doch wir wollen nicht Fehlernährung mit bewusster Unterernährung verwechseln. Die Walford-Diät enthält alle Nährstoffe, die man für ein gesundes Leben braucht – sie hat nur nicht so viele Kalorien. Die Frage lautet jedoch, wie viele Menschen möchten wirklich so leben, selbst wenn sich dadurch die Lebensspanne verlängern lässt? Und würde es tatsächlich funktionieren? Statistische Zahlen aus der laufenden Krankenschwesternstudie mit mehr als 100 000 Frauen zeigt, dass magerer nicht gleichbedeutend mit gesünder ist. Der Unterschied in den Todesraten zwischen schlanken und dickeren Frauen gleicher Größe und gleichen Alters war unbedeutend. Nur fettleibige Frauen – die 20 Prozent oder mehr über ihrem Normalgewicht lagen – trugen ein signifikant höheres Risiko.[4]

Diät ohne Hunger

Doch müssen Sie wirklich zu wenig essen, um Ihr Normalgewicht zu halten? Natürlich nicht. Es gibt einen leichten, realistischen Weg, die Vorteile der Kalorienreduktion zu genießen, ohne hungrig zu sein. Die einzige Möglichkeit, das Leben mit weniger Kalorien durchzuhalten und dabei nicht ständig Hunger zu leiden, besteht darin, in nicht unerheblichem Umfang die Zufuhr von Kohlehydraten zu beschränken.

Wie ich in diesem Kapitel erläutere, muss ich immer wieder an das bedeutende Forschungspapier denken, das mir einen wichtigen Einblick in das Problem der Diäten gegeben hat. Es wurde 1963 von Dr. Walter Lyons Bloom und Dr. Gordon Azar

Warum wir altern

erstellt und beschrieb, wie ähnlich sich Einschränkung von Kohlehydraten (nicht Kalorien) und Fasten sind.[5]

Ihre wichtigste Prämisse begann mit der Beobachtung, dass man nach zwei Tagen Fasten weniger Hunger verspürt. Die Autoren zeigten daraufhin, dass dieselbe Wirkung erreicht werden kann, wenn man Kohlehydrate aus der Ernährung reduziert. Warum ist das so? Weil der Körper nur ein paar tausend Kalorien aus den Kohlehydraten als Glukogen speichern kann. Wenn dieses aufgebraucht ist, verbrennt der Körper automatisch gespeichertes Fett. Alle fettmobilisierenden Enzyme und Hormone, die der Körper ausschüttet, wenn er auf Fettverbrennung umschaltet, reduzieren Appetit und Hunger.

Um abzunehmen oder ein gesundes Gewicht zu halten, braucht man also keine Kalorien zu zählen, geschweige denn sie zu reduzieren. Man wird schnell mit leckeren, zufrieden stellenden und nahrhaften Lebensmitteln satt, wenn man sich intelligent nach den Informationen aus diesem Buch ernährt. Dann entsteht nicht das Bedürfnis, sich mit kohlehydratreichen Lebensmitteln voll zu stopfen. Es kommt auf die Qualität der Kalorien an, nicht auf die Menge. Genau hier liegt der Unterschied.

Bislang habe ich mich darauf konzentriert, den ziemlich beeindruckenden Hintergrund des Systems zu präsentieren, das wir am Atkins Center anwenden, um unseren Patientinnen dabei zu helfen, den verheerenden Auswirkungen des Alterns vorzubeugen.

Nun wird es Zeit aufzuzeigen, wie dieser Prozess für jeden Einzelnen anwendbar ist. Ich betone damit die Einzigartigkeit jedes Menschen, denn es wird nie ein einziges für alle Menschen passendes Programm geben.

III

Dem Alterungsprozess vorbeugende Nährstoffe

Antioxidantien sind der Schlüssel gegen das Altern. In diesem Teil erläutere ich in allen Einzelheiten, wie Antioxidantien Schäden durch freie Radikale verhindern oder eingrenzen.

Vitamine wie Vitamin C und Vitamin E bilden die erste Verteidigungslinie gegen freie Radikale.

Vitalstoffe helfen dem Körper, seine eigenen antioxidativen Enzyme zu produzieren, indem sie das dafür benötigte Rohmaterial liefern.

Carotinoide und Bioflavonoide– natürliche Antioxidantien in vielen Gemüse- und Obstsorten – sind wirkungsvolle Waffen gegen das Altern.

Antioxidantien sind »vitale« Nährstoffe

Ich hoffe, meine wissenschaftlich nicht vorgebildeten Leser werden mir verzeihen, dass ich die Theorie der freien Radikale so ausführlich erkläre. Für mich ist es eindeutig, dass die Neutralisierung der Schäden durch freie Radikale der Angelpunkt für jegliche altersvorbeugende Strategie ist. Die Fachsprache drückt auch meinen brennenden Wunsch aus, mit diesem Buch möglichst viele andere Ärzte – Ihre Ärzte – davon zu überzeugen, dass umfangreiches Wissen über die Ernährung dazu führt, die Uhr erfolgreich zurückzustellen.

Das vorige Kapitel schloss mit dem Gedanken, dass Antioxidantien, sowohl aus Ernährungszusätzen wie auch aus der Nahrung, das Mittel der Wahl gegen die freien Radikale sind. Aus den gleichen Gründen, warum ich so ausführlich und fachspezifisch über freie Radikale geschrieben habe, werde ich in den nächsten vier Kapiteln über Antioxidantien berichten.

Praktisch sämtliche Nahrungsergänzungen oder Lebensmittel mit Antioxidantien helfen uns noch weit über ihre Rolle als Antioxidantien hinaus. Ich möchte deutlich machen, auf welch vielfältige Weise diese wertvollen Nährstoffe uns helfen können.

Meiner Meinung nach steht es außer Frage, dass antioxidative Vitalstoffe wie Vitamin C und Vitamin E lebenswichtig für Gesundheit und Langlebigkeit sind. Ich verstehe allerdings nicht, warum so viele Ärzte dies immer noch bezweifeln. In den

Vorbeugende Nährstoffe

letzten paar Jahren sind selbst in den Bollwerken des medizinischen Establishment, dem *New England Journal of Medicine* und dem *Journal of the American Medical Association,* große Artikel über den Nutzen antioxidativer Vitalstoffe erschienen. Um nur ein Beispiel zu nennen: Eine Studie aus dem Jahr 1995 zeigte unter Benutzung von Angiogrammen (die Darstellung von Herz und Blutgefäßen per Röntgenbild), dass die Einnahme von antioxidativen Vitaminen den Verlauf von koronaren Herzerkrankungen verlangsamen kann, weil nicht mehr so schnell Ablagerungen aufgebaut werden. Die Vitamine beugen dabei den Schäden vor, die freie Radikale dem LDL im Blut zufügen.[1]

Ebenso beweist eine Studie nach der anderen, dass Vitamin E ein wichtiges Antioxidans ist und Arteriosklerose bekämpft, das Augenlicht schützt und Krebs verhütet. Trotz der eindeutigen Beweise der Wirksamkeit antioxidativer Vitalstoffe, und trotz wiederholter Erwähnung in Veröffentlichungen, die alle Ärzte lesen und auf die sie sich verlassen, wird Ihr Arzt Ihnen vermutlich nicht erzählen, wie antioxidative Vitalstoffe Schädigungen durch freie Radikale verhindern können. Genau das aber habe ich mir zur Aufgabe gemacht.

Die wichtigsten Antioxidantien

Beginnen wir mit einem Blick auf die wichtigen gängigen antioxidativen Vitamine und Mineralstoffe: Vitamin E, Vitamin C, Liponsäure und Selen. Diese Vitalstoffe braucht der Körper, um seine Hauptverteidigungslinien gegen freie Radikale aufzubauen, ganz zu schweigen von den anderen wichtigen Aufgaben, die sie übernehmen können.[*]

---

[*] Ausführliche Informationen hierzu finden sich in meinem Buch Dr. Atkins' Vita-Nutrient Solution.

Antioxidantien

Jeder Vitalstoff ist ein wirkungsvolles Mittel gegen freie Radikale. Außerdem sind sie lebenswichtige Elemente der antioxidativen Enzyme wie SOD, Katalase und Glutathion, die von den Zellen zur Neutralisierung freier Radikale hergestellt werden. Wenn nicht genügend von den richtigen Vitaminen und Mineralstoffen vorhanden ist, können nicht genug Enzyme produziert werden – und die freien Radikale gewinnen die Oberhand.

Bleibt die Konzentration dieser Vitalstoffe hoch, schützt man sich selbst gegen Schädigungen durch freie Radikale, die zu Herzkrankheiten, Schlaganfall, Krebs, Erinnerungsverlust und anderen kognitiven Störungen führen. Außerdem besteht dadurch ein gewisser Schutz gegen rheumatoide Arthritis und das Augenlicht zerstörenden grauen Star sowie gegen Maculadegeneration. Und natürlich wird die Alterung verlangsamt, die durch freie Radikale verursacht wird.

Die Antioxidantien wirken sowohl allein als auch im Zusammenspiel. Wenn beispielsweise ein Molekül von Vitamin E oder Vitamin C ein freies Radikal neutralisiert, wird das Vitamin selbst zu einem freien Radikal – wenn auch bei weitem nicht so gefährlich. Vitamin C, Vitamin E, Selen und Liponsäure interagieren in einem komplizierten Kreislauf miteinander, um die Vitamine zu regenerieren und damit ihre nützliche Lebenszeit im Körper zu verlängern, damit sie weiterarbeiten können.

Der Zyklus der Antioxidantien zeigt, dass einzelne Antioxidantien keine Wunderkur gegen alle Krankheiten sind. Für eine gute Gesundheit sind alle nötig.

Sehen wir uns nun an, wie diese Antioxidantien die Gesundheit schützen, wenn wir älter werden.

Vorbeugende Nährstoffe

Schutz vor Herzkrankheiten

Es steht außer Frage, dass eine hohe Konzentration an antioxidativen Vitaminen Herzkrankheiten verhindern oder verlangsamen kann. Die Beweise dafür sind überwältigend. Betrachten wir nur mal die zwingendsten Beweise für die Wirkung von Vitamin E:

⇨ Die Physicians' Health Study, eine Langzeitstudie in Harvard, zeigte 1993, dass Männer, die täglich nur 100 IE Vitamin E nehmen, beinahe ein nur halb so großes Risiko koronarer Herzkrankheiten hatten wie Männer, die weniger als 7 IE täglich nehmen.[3]

⇨ Ebenso zeigte die Langzeit-Krankenschwesternstudie 1993, dass Frauen, die zwei Jahre lang Vitamin-E-Zusätze nahmen, ihr Risiko einer koronaren Herzerkrankung im Vergleich zu Frauen, die keine Zusätze nahmen, halbierten.[4]

⇨ Die bekannte Cambridge Heart Antioxidant Study (CHAOS) nahm 40 000 Männer unter die Lupe, die bereits an einer Herzkrankheit litten. Man fand heraus, dass Vitamin E eine Verschlimmerung der Krankheit verhinderte. Die Männer, die mindestens 400 IE Vitamin E pro Tag nahmen, konnten das Risiko, einen nicht tödlichen Herzanfall zu bekommen, um erstaunliche 77 Prozent vermindern.[5]

⇨ Eine Langzeitstudie an Frauen in der Menopause zeigte, dass Frauen, die Vitamin-E-reiche Nahrungsmittel aßen (wie Nüsse, pflanzliche Öle und Avocado) auffallend weniger Herzkrankheiten bekamen, und das sogar ohne zusätzliche Gabe von Vitamin E.[6]

⇨ Vitamin E macht ganz allgemein das Blut »dünner«, so-

Antioxidantien

dass es nicht so schnell verklumpt, zum Beispiel in einer Arterie, die zu Herz oder Gehirn führt. Vitamin E wirkt dabei sogar genauso gut wie das gerinnungshemmende Medikament Warfarin (Coumadin®), jedoch auf andere Art. Vitamin E verhindert, dass die winzigen gerinnenden Partikel im Blut, die Blutplättchen, zusammenklumpen. Es kostet weniger und ist viel unbedenklicher als ein Medikament. Vitamin E reduziert die Fähigkeit des Blutes zu verklumpen so gut, dass es einige Wochen vor einer geplanten Operation abgesetzt werden sollte.

➭ Auch zum Vitamin C überzeugende Forschungsergebnisse. Wenn die Vitamin-C-Konzentration im Blut völlig absinkt, ist das Risiko, einen Herzanfall zu bekommen, ungefähr 3,5-mal höher als bei normalen Werten.[7]

Viele Menschen haben trotz angereicherter Lebensmittel einen zu niedrigen Vitamin-C-Spiegel. Eine neuere Studie zeigte, dass ungefähr 30 Prozent der Erwachsenen zu wenig Vitamin C aufweisen, mehr als sechs Prozent gar keins im Blut haben.[8] Diese Menschen haben ein größeres Risiko einer Herzerkrankung – und ebenso für Krebs, grauen Star und andere Probleme, die man durch einfache, unbedenkliche und nicht sehr teure Vitamingaben verhindern könnte.

Wer bereits unter Arteriosklerose leidet, vergrößert das Risiko, einen Herzanfall oder einen Anfall instabiler Angina pectoris zu bekommen, wenn dem Körper zu wenig Vitamin C zugeführt wird. Das Vitamin C reduziert zwar nicht die Größe der Ablagerungen, aber es sorgt dafür, dass sie nicht abreißen und die Arterie blockieren.[9]

Die Beweise sind also offenbar überzeugend. Doch in letzter Zeit ist ein schreckliches Missverständnis bezüglich Vitamin C entstanden. Wissenschaftler berichteten 1998, dass hohe Dosen Vitamin C anscheinend Schäden durch freie Radikale in

Vorbeugende Nährstoffe

der DNS hervorriefen. Die Antivitaminfraktion unter den Medizinern sowie die Medien ergriffen diese Gelegenheit, um gegen Vitamin C Stimmung zu machen. Man nahm einen einzigen, sehr kurzen Forschungsbericht – keine richtige, mit Vergleichsgruppen durchgeführte, wissenschaftliche Studie – mit sehr vorsichtigen Schlussfolgerungen und ließ es so klingen, als könne die Einnahme von zusätzlichem Vitamin C einen Menschen in eine Art genetisch mutiertes Ungeheuer verwandeln.[10]

In den Berichten der Medien war jedoch nichts darüber zu lesen, dass sogar ein gewöhnlicher Sellerie Bestandteile enthält, die die DNS schädigen können. Es wurde nichts darüber geschrieben, dass *zu wenig* Vitamin C ein bekannter Grund für DNS-Schädigungen ist.[11] Die Rolle des Selens bei der Vorbeugung vor Herzkrankheiten wird manchmal übersehen, obwohl niedrige Selenwerte ebenso wie zu wenig Vitamin C ein ernster Risikofaktor für Herzkrankheiten sind.[12]

Schutz des Gehirns

Im Gehirn finden sich Billionen Zellen, die über Zellmembranen miteinander kommunizieren. Freie Radikale greifen die Membranen an, schädigen die Kommunikationswege und machen sie funktionsunfähig. Antioxidantien können helfen, diese Wege offen und störungsfrei zu halten – der beste Schutz für das Gehirn ist also eine hohe Konzentration an Antioxidantien. In diesem Bereich sind außerordentlich viele Forschungen durchgeführt worden. Es gibt zahlreiche Hinweise dafür, dass Antioxidantien ein sehr guter Weg sind, den Verlust des Erinnerungsvermögens zu verhindern, ebenso die Alzheimerkrankheit und andere kognitive Probleme, die mit dem Altern einhergehen.

Antioxidantien

Betrachten wir im Folgenden, wie die antioxidativen Vitamine das Gehirn schützen können.

➪ In einer neueren Studie an Rentnern in Australien zeigte sich, dass diejenigen, die Vitamin-C-Zusätze bekamen, signifikant weniger unter kognitiven Einschränkungen litten als andere – und zwar um 60 Prozent weniger. Als die Wissenschaftler auch das Vitamin C in der Nahrung erhöhten, stieg dieser Satz auf fast 70 Prozent weniger Beeinträchtigung.[13]

➪ Eine hohe Zufuhr von Vitamin E kann helfen, die ärgerlichen Erinnerungsprobleme, die mit dem Altern in Verbindung gebracht werden, abzuwehren. In einer Studie an gesunden älteren Menschen zwischen 50 und 75 erreichten diejenigen mit dem höchsten Vitamin-E-Spiegel im Blut die besten Ergebnisse bei Erinnerungstests. Warum ist das so? Vitamin E schützt die Gehirnzellen – die besonders viel Fett enthalten – gegen die schädigenden Auswirkungen der freien Radikale.[14]

➪ Vitamin E verlangsamte ebenso wirkungsvoll wie das Medikament Selegiline das Fortschreiten der Alzheimerkrankheit – ohne die hohen Kosten des Medikaments.[15]

➪ Liponsäure könnte eine Rolle bei der Vermeidung von Zellschäden spielen, die zur Alzheimerkrankheit führen. Sie könnte auch helfen, die Schädigungen zu verlangsamen, wenn die Krankheit schon eingesetzt hat. Hier sind die Forschungen viel versprechend.[16]

So wertvoll Vitamin E und Vitamin C sind, wenn es um den Schutz der Blutgefäße vor Ablagerungen geht, so wertvoll sind andere Vitalstoffe, wie etwa Ginkgo Biloba, für die Hirndurchblutung.

Vorbeugende Nährstoffe

Schutz vor Krebs

Das Risiko, Krebs zu bekommen, steigt mit dem Alter. Sie können jedoch viel unternehmen, um Krebs durch Vitalstoffe zu verhindern. Vitamin C stellt sich immer mehr als eines der wirkungsvollsten Antikarzinogene überhaupt heraus.[17]

Ich könnte ein ganzes Buch über die zahlreichen Studien schreiben, die den Wert von Vitamin C zur Krebsbekämpfung beweisen. Stattdessen möchte ich hier nur einen Punkt richtig stellen: Vitamin C reduziert deutlich das Risiko für Magen-, Speiseröhren-, Kolon-, Blasen-, Gebärmutterhals-, Gebärmutter- und Brustkrebs.[18] Vermutlich schützt es auch gegen viele andere Krebsarten, doch liegen dafür noch nicht so deutliche Beweise vor.

Hunderte von Studien belegen, dass das Risiko für Krebs aller Art sinkt, je mehr Vitamin E genommen wird. 1998 z. B. zeigte eine Studie, dass zusätzliche Vitamin-E-Gaben gegen Prostatakrebs schützen können. Zunächst stellte sich heraus, dass 36 Prozent der Männer über 50, die nur 50 IE zusätzliches Vitamin E pro Tag nahmen, zu 36 Prozent seltener Prostatakrebs bekamen. Als Nächstes ergab sich, dass bei den Männern, die Prostatakrebs bekamen, das Risiko zu sterben durch die Einnahme von Vitamin E um 41 Prozent gesenkt wurde.[19] Dabei ist zu beachten, dass es in den USA jedes Jahr ungefähr 100 000 neue Fälle von Prostatakrebs gibt. Die Senkung dieser Zahl um fast ein Drittel nur durch die Einnahme eines Vitalstoffs, der ein paar Pfennig pro Tag kostet, würde die Kosten im Gesundheitswesen ganz erheblich senken. Lycopin, ein weiterer Vitalstoff, schützt ebenfalls vor Prostatakrebs.

Alternative Ärzte wie ich wissen schon lange, dass das Spurenelement Selen Krebs verhindern kann. Unsere Überzeugung wurde von den Ergebnissen einer 1996 veröffentlichten

Antioxidantien

Studie mit mehr als 13 000 Patienten bestätigt. Die Hälfte von ihnen nahm täglich 200 µg Selenzusätze, die andere erhielt ein Placebo. Am Ende der zehn Jahre dauernden Studie war die Krebsrate unter den Patienten, die Selen bekommen hatten, erheblich niedriger. In der Selengruppe kamen 63 Prozent weniger Prostatakrebs, 67 Prozent weniger Speiseröhrenkrebs, 58 Prozent weniger Darmkrebs und 46 weniger Lungenkrebs vor. Alles in allem senkten die Selengaben die Zahl der Krebsfälle in der Gruppe um ein Drittel, die Zahl der Tode durch Krebs um die Hälfte.[20]

Die schützende Wirkung von Selen vor Krebs wurde seitdem von einer ganzen Reihe von Studien bestätigt. Ein weiteres Beispiel ist eine Untersuchung mit mehr als 33 000 Männern, die zeigte, dass Selen das Risiko für Prostatakrebs reduziert. Das Risiko betrug für Männer, die fünf Jahre lang jeden Tag 200 µg Selen nahmen, nur ein Drittel im Vergleich zu jenen, die stattdessen ein Placebo nahmen.[22]

Vitalstoffe in der richtigen Perspektive

Bislang habe ich über die Wirkungen einzelner Antioxidantien bei der Abwehr von Krebs geschrieben. Damit begehe ich denselben Fehler, den normale Ärzte machen, wenn sie empfehlen, zum Beweis des Wertes eines Vitalstoffes Versuche mit jeweils einem Einzelnen davon zu machen. Es ist gar keine Frage, dass Antioxidantien im Zusammenspiel funktionieren und dass man sie auch entsprechend verabreichen und testen sollte.

Patienten des Atkins Center, für die ein Rückfallrisiko bei Krebs besteht, bekommen routinemäßig eine Kombination von Antioxidantien und nicht nur eines, das sich als hilfreich herausgestellt hat. Alle unsere Ärzte sind davon überzeugt,

Vorbeugende Nährstoffe

dass die Rückfallrate dramatisch niedriger liegt als bei Patienten, die auf konventionelle Weise mit Chemotherapie und/oder Bestrahlung behandelt werden.

Die Rettung des Augenlichts durch Antioxidantien

Ein weiteres mit dem Altern verbundenes Problem ist für viele Menschen der Verlust der Sehkraft. Das empfindliche Gefüge der Augen ist besonders anfällig für Schädigungen durch freie Radikale. Dies liegt hauptsächlich daran, dass die Augen viel ultraviolettem Licht ausgesetzt sind. Je älter wir werden, umso mehr Schäden entstehen und umso höher steigt das Risiko, durch grauen Star und Maculadegeneration die Sehkraft zu verlieren. Durch genügende Einnahme von Vitamin C und Vitamin E kann viel gegen diese Probleme getan werden.

Das Risiko für grauen Star könnte durch die Einnahme von Vitamin-E-Zusätzen sogar um die Hälfte reduziert werden.[23] Bereits eine regelmäßige tägliche Einnahme eines Multivitaminpräparates mit nur wenig Vitamin E verringert das Risiko für grauen Star um ungefähr 25 Prozent.[24] Laut einer Studie aus dem Jahr 1997 an Frauen, die zehn Jahre oder länger zusätzliches Vitamin C einnahmen, verringert die langfristige Einnahme von Vitamin C das Risiko für grauen Star um 77 Prozent.[25]

Antioxidative Vitamine und andere antioxidative Vitalstoffe sind ebenso lebenswichtig, um Maculadegeneration zu verhindern, der wichtigste Grund für Blindheit bei Erwachsenen über 50. Gegenwärtig schätzt man, dass es bis 2030 ungefähr 13 Millionen Fälle unter älteren Amerikanern geben wird. Viele dieser Fälle könnten durch die Einnahme von Vitamin C und E in Verbindung mit Ernährungszusätzen, die Caroti-

Antioxidantien

noide wie etwa Lutein und Zeaxanthin enthalten, verhindert werden. Natürlich ist es auch hilfreich, viele Lebensmittel zu essen, die diese Stoffe enthalten, unter anderem Gemüse mit dunkelgrünen Blättern wie beispielsweise Grünkohl.

Immunabwehr und Antioxidantien

Mit dem Älterwerden haben Sie vielleicht bemerkt, dass kleinere Krankheiten, die Sie früher einfach so abschüttelten, nun länger dauern. Verminderte Immunabwehr gehört zum Alterungsprozess, doch durch die Einnahme von Vitalstoffen kann die Leistungsfähigkeit des Immunsystems aktiv auf höchstem Niveau bleiben. Diese Tatsache ist für Gesundheit und Langlebigkeit so wichtig, dass ich diesem Thema ein ganzes Kapitel gewidmet habe.

Wie Sie Ihre Zusätze auswählen

Die antioxidativen Vitamine müssen in hohen, aber dennoch unbedenklichen Mengen genommen werden, damit sie schützend wirken können. Die positive Wirkung von Vitamin E tritt beispielsweise erst bei täglichen Dosen von mindestens 50 IE. Es gibt keine vernünftige Möglichkeit, so viel zu essen, dass man Vitamin E in diesen Mengen bekommt. Selbst ein typisches, täglich einzunehmendes Multivitaminpräparat enthält nur 30 IE. Um eine gesundheitsfördernde Dosierung zu erreichen, sind Nahrungszusätze erforderlich.

Vitamin-E-Zusätze in sehr hohen Dosen von mehr als 2 000 IE pro Tag sind für so gut wie alle Menschen völlig ungefährlich. Wenn Sie ein Vitamin-E-Präparat auswählen, achten Sie darauf, dass es verschiedene natürliche Tocopherole enthält.

Vorbeugende Nährstoffe

So kommt Vitamin E in der Natur vor, das heißt, der Körper kann es leicht aufnehmen. Um den größtmöglichen Nutzen aus den Vitamin-E-Kapseln zu ziehen, sollten sie während einer Mahlzeit eingenommen werden. Das Fett in der Nahrung hilft dem Körper, das Vitamin zu absorbieren.

Heute werden viele Vitamin-E-Kapseln mit Selen angereichert. So kann man sich einfach und problemlos mit diesen beiden Vitalstoffen versorgen. Allgemein gilt, dass ungefähr 400 µg pro Tag nötig sind, um den größtmöglichen Schutz durch Selen zu bekommen.

Wenn man bedenkt, dass die empfohlene Tageshöchstdosis für Vitamin C bei nur 60 mg liegt, sollte man nicht glauben, dass irgendjemand tatsächlich Mangel daran haben kann. (Die empfohlene Tageshöchstdosis wird schon bald vermutlich auf 100 bis 200 mg angehoben – eine Verbesserung, aber immer noch viel zu niedrig.) Doch ungefähr ein Viertel aller Amerikaner bekommt täglich mit der Nahrung weniger als 40 mg.[26]

Es gibt keine bessere, billigere und wirkungsvollere Möglichkeit, die meisten besprochenen Gesundheitsprobleme zu verhindern, als täglich die optimale Dosis an Vitamin C zu verabreichen. Üblicherweise empfehle ich zwischen 800 und 2000 mg, doch oft verschreibe ich auch mehr, da viele Patienten berichten, dass sie sich mit höheren Dosen noch besser fühlen.

Da Vitamin C wasserlöslich ist und schnell wieder ausgeschieden wird, sollte die Dosis über den Tag verteilt werden. Wird alles zur selben Zeit eingenommen, verschwendet man nur jede Menge Ascorbinsäure.

Liponsäure ist ein weiterer, absolut unbedenklicher Vitalstoff. Normalerweise empfehle ich zwischen 200 und 400 mg pro Tag.

Das zweite wichtige Verteidigungssystem des Körpers sind

Antioxidantien

die antioxidativen Enzyme. Hier zahlen sich die erhöhten Vitamin- und Mineralstoffgaben aus, denn ohne diese Substanzen könnte der Körper die Enzyme nicht effizient herstellen.

Die antioxidativen Enzyme

Die Menschen gehören zu den langlebigsten Lebewesen. Unser Organismus verfügt über sehr hohe Konzentrationen an Antioxidantien. Die Beziehung zwischen langem Leben und hohen Antioxidantienwerten ist kein Zufall, denn die antioxidativen Enzyme sind mit entscheidend für die Langlebigkeit.

SOD, Katalase und Glutathion

Das antioxidative Enzym Superoxid-Dismutase, kurz SOD, arbeitet Hand in Hand mit Katalase und Glutathion, um die gefährlichsten freien Radikale schnell zu entwaffnen. Die Enzyme arbeiten auf folgende Weise zusammen: Wenn der normale Stoffwechsel in den Mitochondrien zu freien Superoxid-Radikalen führt, wandelt das SOD sie schnell in Sauerstoff und Wasserstoffperoxid um. Doch das ist ebenfalls problematisch. Wenn ein freies Superoxid-Radikal auf Wasserstoffperoxid trifft, bildet sich ein stark reaktives freies Radikal, das Hydroxyl. Es richtet den größten Schaden im Körper an und muss sofort unschädlich gemacht werden. Leider stellt der Körper kein Enzym her, das ein Hydroxyl-Radikal auslöschen könnte. Hier kommt die Katalase ins Spiel. Sie bricht das Wasserstoffperoxid in Sauerstoff und einfaches Wasser auf, bevor es sich zu einem Hydroxyl-Radikal umformen kann. Sauer-

Antioxidative Enzyme

stoff und Wasser werden dann von den Zellen als Teil des normalen Stoffwechsels weiter verwendet.

Die Katalase funktioniert jedoch nur in den wässrigen Teilen der Zellen und kann die fettigen Bestandteile der Zelle wie die Zellmembran nicht vor Lipidperoxiden schützen – den freien Radikale, die entstehen, wenn Wasserstoffperoxid die Lipide angreift.

Hier wiederum kommt das Glutathion ins Spiel. Glutathion kommt von allen Enzymen in unserem Körper am häufigsten vor. Es ist überall – innerhalb und außerhalb der Zellen überwacht es diese ständig und sucht nach Molekülen von Wasserstoffperoxid, die von der Katalase nicht unschädlich gemacht wurden. Glutathion schützt außerdem die Zellmembranen gegen Lipidperoxidation. Einfach ausgedrückt kommt es immer dann zu Lipidperoxidation, wenn ein freies Radikal aus der empfindlichen Fettmembran einer Zelle ein Elektron wegnimmt. Lipidperoxidation ist wie alle anderen Schädigungen durch freie Radikale eine Kettenreaktion, die so lange weitergeht, bis irgendetwas – in diesem Fall Glutathion-Peroxidase – sie aufhält. Ohne Glutathion würden immer mehr Schäden entstehen. Die Zellmembran würde immer weiter geschwächt, bis die Zelle schließlich irreparabel geschädigt ist und stirbt. Werden die Lipidperoxide jedoch schnell gelöscht, kann der Körper die Zellmembran reparieren, und alles funktioniert wieder einwandfrei.

Erhöhung der Enzymkonzentration

Wie alle Proteine werden Enzyme in den Zellen aus den Bausteinen, den Aminosäuren, zusammengebaut und folgen den Vorgaben der DNS im Zellkern. Außerdem braucht der Körper Vitamine wie Vitamin C und den Vitamin-B-Komplex so-

Vorbeugende Nährstoffe

wie Spurenelemente wie Kupfer, Zink, Mangan und Eisen, damit die Proteine genau zusammenpassen.

Wenn die Zellen genügend Bausteine bekommen, können sie die antioxidativen Enzyme genauso schnell zusammenbauen, wie der Körper sie benötigt. Wird den Zellen jedoch etwas vorenthalten, werden die Enzyme nicht schnell genug hergestellt. Ohne die regelmäßige Zufuhr von lebenswichtigen Zutaten könnten die Enzyme sogar aus dem Gleichgewicht geraten. Wenn der Körper beispielsweise zwar SOD, aber nicht genug Katalase produziert, wird das wichtige Gleichgewicht zwischen den beiden zerstört, und sie können nicht mehr zum Schutz des Körpers zusammenarbeiten.

Unser Körper holt sich die Bausteine für Proteine, die Aminosäuren, aus der Nahrung. Aber nicht alle Nahrungsmittel sind gleich wertvoll. Um qualitativ hochwertiges Protein zu bekommen, müssen tierische Lebensmittel wie Fleisch, Eier, Fisch und Milchprodukte gegessen werden.

Hochwertiges Protein aus dem Ei

Eier sind die beste Quelle für hochwertige Proteine. Trotzdem geben Ärzte den Rat, nur gelegentlich Eier zu essen, weil sie angeblich den Cholesterinspiegel erhöhen. Es besteht jedoch nur ein geringer Zusammenhang zwischen dem Cholesterin in der Nahrung und im Blut. Ich könnte dutzende von Studien zitieren, die genau das Gegenteil bestätigen: dass der Genuss von Eiern sogar den Cholesterinspiegel verbessert. Hier nur ein gutes Beispiel: In einer Studie von 1994 aßen 24 Erwachsene sechs Wochen lang zusätzlich zu ihrem normalen Speiseplan täglich zwei Eier. Am Ende dieses Zeitraums hatte sich ihr Cholesterinspiegel um 4 Prozent erhöht. Der überaus wichtige HDL-Spiegel war um wünschenswerte 10 Prozent gestiegen.[1]

118

Antioxidative Enzyme

Im Jahr 1999 riefen die National Institutes of Health in Amerika eine große Studie ins Leben, die zeigte, dass ein Ei pro Tag das Risiko einer Herzkrankheit oder eines Schlaganfalls bei gesunden Erwachsenen nicht erhöht.[2]

Viele der Patienten, die zum ersten Mal ans Atkins Center kommen, haben Eier aus ihrem Speiseplan gestrichen, um damit ihrer Gesundheit etwas Gutes zu tun. Als Erstes empfehle ich ihnen, wieder Eier zu essen, und zwar mindestens zwei pro Tag.

Enzymzusätze

Weil SOD und Katalase innerhalb der Zellen existieren sollen und im Verdauungstrakt instabil werden, können sie nicht oral eingenommen werden. Einige Hersteller bringen zwar SOD-Tabletten auf den Markt, aber ich glaube nicht, dass sie allzu viel nützen.

Orale Glutathionzusätze werden häufiger verwendet. Die Verfechter glauben, weil Glutathion ein Tripeptid ist – eine sehr kurze Kette von nur drei Aminosäuren – könne es im Verdauungssystem nicht weiter verstoffwechselt werden, stattdessen werde es im Ganzen in den Blutkreislauf aufgenommen. Die meisten Studien zeigen nach oraler Einnahme eher enttäuschende Erhöhungen der Glutathionwerte im Blut.

Eine weitaus bessere Art, den Glutathionspiegel zu erhöhen, ist die Erhöhung der Cysteinwerte, eine für die Herstellung von Glutathion erforderliche Aminosäure. Wir wissen, dass der Glutathionspiegel im Blut in direktem Verhältnis zum Cystein in der Ernährung schwankt. Je mehr Cystein der Körper bekommt, umso mehr Glutathion stellt er her. Und welches Lebensmittel ist nun die beste Quelle für Cystein? Sie ahnen es schon – Eier. In einem Ei sind 146 mg Cystein enthalten, das

Vorbeugende Nährstoffe

meiste davon im Eigelb. Um den Glutathionspiegel noch unmittelbarer zu erhöhen, gebe ich meinen Patienten normalerweise Ergänzungen in Form von N-Acetyl-Cystein, weil die acetylierte Form die Konzentration von Glutathion anhebt.

Vitamine und Mineralstoffe

Für die Herstellung aller antioxidativen Enzyme braucht der Körper außerdem ausreichende Mengen der Spurenelemente Zink, Mangan, Kupfer, Schwefel und Selen. Mangan, Kupfer und Zink sind besonders wichtig für die SOD in den Mitochondrien, wo die meisten freien Radikale produziert werden. Selen und Schwefel sind entscheidend für die Bildung von Glutathion. Um also sicherzugehen, dass jeden Tag genügend hochwertige Proteine zugeführt werden, sind ausreichende Mengen dieser wichtigen Spurenelemente nötig.

Und schließlich sind reichlich Vitamine, besonders Vitamin C und der Vitamin-B-Komplex, für die Herstellung der antioxidativen Enzyme nötig. Vitamin C stimuliert beispielsweise den Körper, zusätzliche Katalase zu produzieren, ohne ausreichend Vitamin B_6 (Pyridoxin) kann kein Glutathion hergestellt werden.

Coenzym Q_{10}

Von allen Vitalstoffen, die ich meinen Patienten empfehle, gehört das Coenzym Q_{10} (CoQ_{10}) zu den wertvollsten. Dieser wichtige Vitalstoff ist absolut notwendig, um Energie in den Mitochondrien zu erzeugen. CoQ_{10} ist so wichtig für den Körper, dass es in jeder einzelnen Zelle vorkommt.

Als man Ende der Fünfzigerjahre das CoQ_{10} entdeckte,

Antioxidative Enzyme

glaubten die Wissenschaftler, es habe lediglich die Funktion, bei der Energieproduktion zu helfen. Anfang der Sechzigerjahre wurde es in Japan häufig verwendet, um Rechtsherzinsuffizienz zu behandeln. In den Siebzigern schließlich hatten die Japaner Möglichkeiten gefunden, CoQ_{10} ganz einfach herzustellen, und man machte es zum Gegenstand weitgehender Forschungen. In den Achtzigern war CoQ_{10} eines der fünf meistverkauften Medikamente in Japan geworden.

CoQ_{10} heißt Coenzym, weil es benötigt wird, um mindestens drei und vielleicht auch mehr wichtige Enzyme zu produzieren, die in den Mitochondrien Glukose und Sauerstoff in nutzbare Energie verwandeln. CoQ_{10} wirkt innerhalb der Mitochondrien außerdem wie ein Antioxidans und löscht Superoxid-Radikale schon bei der Bildung aus.[3] Neueste Forschungen haben jedoch ergeben, dass CoQ_{10} eine größere antioxidative Rolle spielt als zunächst angenommen. Weil CoQ_{10} überall im Körper zu finden ist und es leicht die Fettmembranen der Zellen durchdringen kann, hilft es, Schädigungen der Zellen durch Lipidperoxidation (Angriffe freier Radikale auf die Zellmembran) zu verhindern. Außerdem arbeitet es mit Vitamin E, Vitamin C und Liponsäure zusammen, damit alle antioxidativen Vitalstoffe den Körper länger schützen können.[4]

Die höchste Produktion von CoQ_{10} findet im Alter von ungefähr 20 Jahren statt. Danach lässt die Produktion immer mehr nach, jenseits der 40 geht es immer schneller. Im Alter von 80 produziert der Körper nur noch ungefähr 60 Prozent seiner ehemaligen Höchstleistung. Doch es könnte in jedem Alter passieren, dass die CoQ_{10}-Produktion weit unter das optimale Niveau sinkt, und zwar durch die Einnahme von cholesterinsenkenden statinhaltigen Medikamenten. CoQ_{10} hat mit Cholesterin einige Produktionswege gemeinsam. Wenn statinhaltige Medikamente die Produktion von Cholesterin in der Leber blockieren, verhindern sie gleichzeitig die Produktion

Vorbeugende Nährstoffe

von CoQ_{10}. Körperteile mit hohem Energiebedarf wie das Herz brauchen hohe Konzentrationen von CoQ_{10} – die Konzentration von CoQ_{10} im Herzen liegt sogar doppelt so hoch wie in anderen Teilen des Körpers. Gleichzeitig ist CoQ_{10} eines der wichtigsten Antioxidantien zum Schutz von Herz und Arterien gegen Arteriosklerose.[5]

Um die CoQ_{10}-Werte anzuheben, sollten Nahrungsmittel gegessen werden, die viel CoQ_{10} enthalten, wie beispielsweise Sardinen oder Rinderleber, aber davon müsste extrem viel zugeführt werden, um über die Ernährung eine echte Wirkung zu erzielen. Daher sind hier Nahrungsergänzungen die Lösung. Je weiter die Forschungen fortschreiten, umso mehr lernen die Ärzte, dass höhere Dosen besser sind. Inzwischen empfehle ich eine vorbeugende Dosis zwischen 50 und 100 mg täglich. Wer gesundheitliche Probleme mit dem Herzen, Bluthochdruck, Stoffwechsel oder Energieniveau hat, braucht vermutlich zwischen 200 und 300 mg pro Tag.

Melatonin

Melatonin war in letzter Zeit häufig in den Schlagzeilen. Dieses Hormon wird von der Zirbeldrüse – eine erbsengroße Drüse fast genau in der Mitte des Gehirns – ausgeschieden und reguliert die innere Uhr des Körpers. Sie wissen vermutlich, dass Melatonin ein natürliches Schlafmittel ist, das die innere Uhr nach einem Jetlag oder zeitlichen Verschiebungen durch Schichtdienst wieder richtig stellt. Wahrscheinlich haben Sie außerdem gehört, dass Melatonin das Immunsystem unterstützen und vielleicht sogar Krebs verhindern kann.

Melatonin ist aber auch ein sehr wirkungsvolles Antioxidans. Erinnern Sie sich noch an das gefährliche Hydroxyl-Radikal? Die antioxidativen Enzyme können keine Hydroxyl-Ra-

Antioxidative Enzyme

dikale auslöschen, das Melatonin ist dazu jedoch in der Lage. Und nicht nur das: Melatonin kann den Körper dazu stimulieren, mehr von den bereits erwähnten antioxidativen Enzymen zu produzieren. Ebenso wie viele andere Hormone wird auch Melatonin mit dem Alter in immer geringeren Mengen hergestellt. Im Alter von 50 Jahren bilden wir nur noch einen Bruchteil der Melatoninmengen eines Teenagers.

Melatonin ist äußerst wichtig für den Schutz der Zellen – ganz besonders der Gehirnzellen – gegen die Schäden durch freie Radikale. Dr. Russel J. Reiter zufolge, führender Wissenschaftler auf diesem Gebiet, räumt Melatonin »effektiver als andere bekannte Antioxidantien« mit Hydroxyl- und Peroxyl-Radikalen auf.[6] Und tatsächlich ist Melatonin wohl zehnmal so wirkungsvoll wie Glutathion, wenn es darum geht, freie Radikale zu neutralisieren.[7]

Das Gehirn ist durch freie Radikale verletzlicher als fast alle anderen Körperteile, weil Fett nahezu 50 Prozent des Gehirngewichts ausmacht. Das Hydroxyl-Radikal schädigt vor allem das Fettgewebe, sodass das Gehirn davon am meisten betroffen ist.

Glücklicherweise ist Melatonin besonders für den Schutz des Gehirns geeignet, denn es kann leicht in die Hirnzellen eindringen, um sie vor Oxidationsschäden zu bewahren. Das könnte wiederum vor Alzheimer schützen, vor Problemen mit dem Erinnerungsvermögen und anderen degenerativen Gehirnschäden.

Melatonin wirkt stimulierend auf die antioxidativen Enzyme. Neuere Forschungen zeigen, dass es die Produktion von SOD und Glutathion anregt. Da Melatonin leicht in die Lipide eindringt, tritt es auch leicht in die Membranen der Zellen ein. Dadurch stabilisiert es sie und macht sie widerstandsfähiger gegen oxidative Angriffe.[8] Es hat sich gezeigt, dass Melatonin eine äußerst unbedenkliche Substanz ist. Do-

Vorbeugende Nährstoffe

sen bis zu 6 Gramm haben keine giftigen Wirkungen, obwohl sie schläfrig machen oder die Reaktionszeit verringern. In neueren klinischen Versuchen nahmen 1400 Frauen in den Niederlanden bis zu vier Jahre lang täglich 75 mg ohne schädliche Nebenwirkungen.[9]

Dennoch gibt es bei Melatonin ein paar Vorsichtsmaßregeln zu beachten. Schwangere Frauen sollten darauf verzichten, ebenso Frauen, die gerne schwanger werden wollen, denn in hohen Dosen wirkt Melatonin empfängnisverhütend. Da Melatonin das Immunsystem stimuliert, sind auch Fragen bezüglich Autoimmunerkrankungen aufgekommen.

Ich zitiere hier nur einige der neueren Durchbrüche in der Melatoninforschung. Fast 60 000 wissenschaftliche Artikel wurden bislang über Melatonin veröffentlicht. Sogar das *New England Journal of Medicine* gestand 1997 zu, dass Melatonin signifikante antioxidative Fähigkeiten besitzt, das Immunsystem stärken sowie einige Tumoren hemmen kann und schlaffördernd wirkt.[10]

Das Hormon ist ein unbedenklicher, preiswerter und leicht verfügbarer Ersatz, der außerordentlichen Schutz gegen Oxidation und Alterung bietet. Ich empfehle allen meinen Patienten über 50 Melatonin. Die Konzentration im Körper kann nur durch Einnahme erhöht werden. Die übliche Anfangsdosis für guten Schlaf liegt bei 3 mg zur Schlafenszeit. Stehen die immunstimulierenden Aspekte im Vordergrund, könnte die Dosis leicht auf 10 bis 20 mg erhöht werden.

Um von vornherein Probleme mit der durch das Melatonin hervorgerufenen Schläfrigkeit zu vermeiden, sollte die Dosis eine halbe Stunde vor dem Schlafengehen eingenommen werden. Als Bonus bekommen Sie einen erfrischenderen Nachtschlaf.

Antioxidative Enzyme

Bislang habe ich erläutert, wie Sie Ihren Antioxidantienspiegel durch Vitalstoffe erhöhen können. Die zweite Speerspitze meines Ansatzes besteht in einer Diät, die reich an nährstoffreichen, stark antioxidativen, kohlehydratarmen Nahrungsmitteln ist. Davon gibt es so viele, dass ich ihnen die nächsten beiden Kapitel widme.

Warum Sie Carotinoide brauchen

Haben Sie sich schon einmal gefragt, warum Blaubeeren blau und Tomaten rot sind? Das liegt daran, dass Pflanzen ebenso wie Menschen Schutz gegen freie Radikale brauchen. Botaniker nennen die Substanzen, die von den Pflanzen zu ihrem Schutz entwickelt wurden, Phytochemikalien – wörtlich also Pflanzenchemikalien. Genau die Substanzen, die Pflanzen schützen und ihnen ihre charakteristische Farbe und ihren Geschmack geben, wirken auch bei Menschen, die diese Pflanzen essen. Wenn Sie sich von viel frischem Obst und Gemüse ernähren, bekommen Sie schützende Vitalstoffe aller Art. Zusätzlich verwenden wir Nahrungszusätze mit konzentrierten Phytochemikalien, um spezielle Probleme zu behandeln und ihnen vorzubeugen.

Die Beweise zu Gunsten der Phytochemikalien aus Ernährung mit viel Gemüse und Obst sind überwältigend. Hunderte neuerer Studien belegen, dass die Antioxidantien in Obst und Gemüse die Alterung des Gehirns verlangsamen, das Risiko praktisch jeder Art von Krebs senken, das Augenlicht schützen und Schlaganfall und Herzkrankheiten vorbeugen helfen. Antioxidative Phytochemikalien verhindern außerdem Diabetes und können diabetische Komplikationen reduzieren.

Die Wissenschaft hat bereits tausende von Phytochemikalien identifiziert, und es warten vermutlich noch weitere tausend auf ihre Entdeckung. Dieser sehr viel versprechende

Bereich findet heute immer mehr Aufmerksamkeit seitens der Wissenschaftler. Ich bin davon überzeugt, dass wir im kommenden Jahrhundert einmal auf unsere heutige Abhängigkeit von Medikamenten genau so erstaunt zurückblicken werden, wie wir heute die Abhängigkeit des 19. Jahrhunderts von Blutegeln und Aderlass betrachten – als primitive, wirkungslose und sogar schädliche Behandlungsformen.

Carotinoide

Einer der wichtigsten Vertreter in der Familie der Phytochemikalien sind die Carotinoide, eine Gruppe aus gelben, roten und orangefarbenen Substanzen, die in vielen verschiedenen Pflanzen zu finden sind. Wie der Name schon andeutet, geben die Carotinoide, ganz besonders das Beta-Carotin, den Möhren oder auch gelbem Kürbis und Tomaten ihre Farbe, doch viele carotinoidreiche Lebensmittel wie etwa Grünkohl sind dunkelgrün. Die Carotinoide sind trotzdem vorhanden, sie werden lediglich durch die grünen Phytochemikalien in der Pflanze überdeckt.

Die Gruppe der Carotinoide ist riesig. Bislang haben die Wissenschaftler mehr als 700 verschiedene Carotinoide identifiziert, von denen nicht weniger als 50 vom menschlichen Körper absorbiert und verwertet werden können. Wir wissen immer noch nicht genau, was mit den Carotinoiden im menschlichen Körper geschieht, denn nur ungefähr 14 wurden bislang im Blutserum gefunden.[1] Die Hand voll Carotinoide, die sorgfältig untersucht wurden, zeigen jedoch, dass diese Phytochemikalien ein wahres Schutzkraftwerk gegen Schädigungen durch freie Radikale sind.

Einige sehr interessante Forschungen bringen Carotinoide sogar mit dem Schutz vor Diabetes in Zusammenhang. Wis-

Vorbeugende Nährstoffe

senschaftler am Center for Desease Control and Prevention, dem Zentrum zur Kontrolle und Vorbeugung von Krankheiten, haben sich die Werte von sechs wichtigen Carotinoiden – Alpha-Carotin, Beta-Carotin, Cryptoxanthin, Lutein, Zeaxanthin und Lycopin – bei mehr als 1000 Menschen zwischen 40 und 74 mit einer normalen Glukosetoleranz angesehen. Dann haben sie diese Werte mit den Werten von 277 Menschen mit beeinträchtigter Glukosetoleranz und 148 Menschen mit frisch diagnostizierter Diabetes verglichen. Es überrascht nicht, dass die Beta-Carotin- und Lycopinkonzentrationen bei Menschen mit normaler Glukosetoleranz am höchsten war, bei jenen mit beeinträchtigter Glukosetoleranz niedriger lagen und am niedrigsten bei Menschen mit Diabetes waren.[2]

Die Carotine

In einem früheren Kapitel habe ich bereits über die antioxidativen Vitamine gesprochen, besonders über Vitamin C und E. Vielleicht haben Sie sich gefragt, warum ich Vitamin A nicht erwähnt habe. Vitamin A ist in der Tat ein wertvolles Antioxidans, das den Körper vor Infektionen schützt. Daher empfehle ich häufig Nahrungszusätze als Teil der Behandlung von Infektionen und Wunden, Lungenkrankheiten und anderen ernsten gesundheitlichen Problemen. Für Menschen jedoch, die im Grunde gesund sind, gibt es bessere Möglichkeiten, das benötigte Vitamin A und zusätzlichen antioxidativen Schutz zu bekommen: durch die Einnahme von Carotinen.

Ein Teil des Vitamins A aus der Ernährung kommt aus Eigelb, Milch und Leber, der Rest aus pflanzlichen Lebensmitteln, die Alpha- und Beta-Carotin enthalten, welches im Körper von Dünndarm und Leber leicht in Vitamin A umgewandelt werden kann. Einige Lebensmittel enthalten Gamma-

Carotinoide

Carotin, doch dies scheint nicht viel zu bewirken. Nur ungefähr 20 Prozent des Alpha-Carotins aus der Nahrung werden in Vitamin A umgewandelt. Der Rest zirkuliert im Körper und dringt ins Fettgewebe ein, wo er besonders wirkungsvoll einzelne Sauerstoffradikale aufnimmt und Lipidperoxidation verhindert – also Schäden für die fetthaltige Zellmembran.[3]

Von Beta-Carotin ist sehr viel mehr vorhanden, und es ist viel aktiver, das heißt, der Körper wandelt es leicht in Vitamin A um. Doch nur ungefähr 40 Prozent des Beta-Carotins aus der Nahrung wird zu Vitamin A. Und was geschieht mit dem Rest? Wie Alpha-Carotin zirkuliert es im Körper und dringt in Fettgewebe ein, wo es als wirkungsvolles Antioxidans zum Schutz gegen Herzkrankheiten und Krebs wirkt. Als Bonus stärkt Beta-Carotin zusätzlich in nicht unerheblichem Maße das Immunsystem.

Zur optimalen Absorption und Verwertung stark carotinhaltiger Lebensmittel ist Fett erforderlich. Wenn Sie eine fettarme Diät machen, nehmen Sie Carotine nicht besonders gut auf. In diesem Zusammenhang ist besonders wichtig: Die Carotine werden vom LDL-Cholesterin durch den Körper transportiert.[4] Ja, vom LDL-Cholesterin. Überrascht es Sie nicht, dass das »böse« Cholesterin Gutes für Sie tut? Dies ist ein Beispiel dafür, dass der Cholesterinspiegel tatsächlich zu niedrig sein kann – man kann nicht vom Beta-Carotin profitieren, wenn man nicht genügend LDL-Cholesterin im Blut hat, um es durch den Körper zu transportieren. Und es zeigt sich hier, dass der Körper so erschaffen wurde, dass er stets im Gleichgewicht ist, denn das Beta-Carotin erhöht gleichzeitig den HDL-Cholesterinspiegel![5]

Im Allgemeinen gilt, dass Menschen, die mit ihrer Nahrung viel Beta-Carotin aufnehmen, ein geringeres Risiko einer Herzkrankheit tragen. Eine laufende Studie an älteren niederländischen Erwachsenen zeigte, um wie viel niedriger die-

Vorbeugende Nährstoffe

ses Risiko lag. Die Studie nahm vier Jahre lang die Essgewohnheiten von fast 50 000 gesunden Männern und Frauen zwischen 55 und 59 unter die Lupe. Zu Beginn der Studie hatte keiner der Probanden einen Myokardinfarkt (Herzanfall) gehabt. Am Ende der Studie hatten die Probanden, die am meisten Beta-Carotin zu sich nahmen, ein um 45 Prozent niedrigeres Risiko eines Myokardinfarkts als jene, deren Ernährung am wenigsten Beta-Carotin enthielt. Die schützende Wirkung des Beta-Carotins war unter den Rauchern der Gruppe sogar noch höher – ihr Risiko eines Herzanfalls sank um 55 Prozent. Unter den ehemaligen Rauchern sank das Risiko um 68 Prozent.[6]

Trotz der für das Beta-Carotin günstigen Aussagen empfehlen es viele konventionelle Ärzte nicht. Falls sie außer einem negativen Reflex bezüglich Vitalstoffen noch andere Gründe dafür haben, verweisen sie in der Regel auf die Ergebnisse der Langzeit-Physicians'-Health-Studie, einer Studie an Ärzten, die keinerlei positive Wirkung des Beta-Carotins bei der Verminderung des Risikos einer Herzkrankheit oder eines Krebsleidens zeigte.[7] Diese Studie hatte jedoch ein großes Manko: Die beteiligten Ärzte nahmen nur jeden zweiten Tag 83 000 IE ein. Diese Menge ist nicht ausreichend für eine positive Wirkung.

Viele Wissenschaftler glauben, dass die optimale Dosis für die Verhinderung von Krebs bei mindestens 70 000 IE pro Tag liegt. Diese Menge aus der Nahrung zu beziehen ist schwierig – dafür müsste man ungefähr ein Pfund gekochte Karotten essen. Den besten Schutz durch Beta-Carotin bieten Nahrungszusätze.

Beta-Carotin gehört zu den unbedenklichsten Vitalstoffen. Es ist kaum möglich, eine zu hohe Dosis zu bekommen, selbst wenn man monatelang täglich 250 000 IE nähme. Schlimmstenfalls nimmt die Haut ein harmloses Orange an (die Farbe

Carotinoide

verschwindet wieder, wenn die Dosis reduziert wird).[8] Patienten mit einer Herzkrankheit verschreibe ich für gewöhnlich eine Beta-Carotin-Dosis von 90 000 IE pro Tag.

Warum Beta-Carotin so gut gegen Herzkrankheiten wirkt? Ebenso wie die anderen Antioxidantien Vitamin C und E hindert es das LDL-Cholesterin an der Oxidation.

Trotz neuerer schlechter Publicity: Beta-Carotin ist auch sehr wirkungsvoll gegen Krebs, sowohl bei der Vorbeugung als auch bei der Behandlung. Bevor ich hier ausführlicher erläutere, warum es hilft, möchte ich klarstellen, wie es zu der negativen Beurteilung kam.

Im Jahr 1996 zeigte die Beta Carotene and Retinol Efficacy Trial Study, eine Studie über die Wirksamkeit von Beta-Carotin und Retinol, dass die Einnahme von Beta-Carotin-Zusätzen das Risiko von Lungenkrebs bei Rauchern tatsächlich erhöht hat.[9] Das medizinische Establishment ergriff diese Studie als Gelegenheit, das gesamte Modell der Vitalstoffe zu verunglimpfen. Als Folge davon kamen viele Menschen auf den irrigen Gedanken, Beta-Carotin würde bei allen Menschen jede Art von Krebs verursachen.

Das ist nicht der Fall. Alle Teilnehmer der Studie waren Raucher, frühere Raucher oder Asbestarbeiter – Menschen, die bereits ein sehr hohes Lungenkrebsrisiko trugen. Nur die Asbestarbeiter und diejenigen, die weiterhin rauchten, hatten ein erhöhtes Risiko, an Lungenkrebs zu erkranken. Die ehemaligen Raucher hatten ein leicht *vermindertes* Risiko.

Wir wissen aus einer Anzahl weiterer Studien, dass unter den Nichtrauchern Beta-Carotin wirklich positive Auswirkungen auf die Lungen hat. Es schützt sie nicht nur vor Krebs, sondern auch vor chronischen Lungenkrankheiten einschließlich Asthma, Bronchitis und Lungenemphysem.

Welche Schlussfolgerungen können wir daraus ziehen? Erstens: Hören Sie auf zu rauchen. Zweitens: Essen Sie Nahrungs-

Vorbeugende Nährstoffe

mittel mit vielen Antioxidantien und nehmen Sie Zusätze, die das volle Spektrum natürlicher und keine synthetischen Carotinoide enthalten.

Ob Sie rauchen oder nicht, der Genuss von carotinoidreichen Nahrungsmitteln (im Gegensatz zur Einnahme von Zusätzen) könnte eine große Rolle beim Schutz gegen Krebs aller Art einschließlich Lungenkrebs spielen.[10] Wer Lebensmittel isst, die reich an Beta-Carotinen sind, wie Spinat, Grünkohl und Kürbis, trägt ein geringeres Risiko einer Krebserkrankung. Ich habe hier nicht genug Platz, um jede Studie zu diskutieren, die zeigt, wie effektiv Beta-Carotin aus der Nahrung in der Krebsprävention wirkt, aber fast alle Wirkungen werden dem vollen Spektrum an Carotinoiden aus der Nahrung zugesprochen. Um nur ein ausgezeichnetes jüngeres Beispiel herauszugreifen: eine schwedische Studie mit Frauen nach der Menopause zeigte, dass eine Ernährung mit vielen Beta-Carotinen anscheinend das Risiko einer Brustkrebserkrankung senkt. Und je länger die Frauen sich auf diese Weise ernährten, umso besser waren sie geschützt.[11]

Im Falle von Prostatakrebs ändern Nahrungsergänzungen viel an der Sachlage. Erinnern Sie sich, dass die Physicians' Health-Studie angeblich zeigte, dass Beta-Carotin nicht vor Krebs schützt? In neuerer Zeit hat man sich die Ergebnisse ein wenig genauer angesehen und machte inzwischen einen Rückzieher. Unter den 22 000 männlichen Ärzten, die an der Studie teilgenommen haben, nahm die Hälfte zusätzlich zur normalen Ernährung Beta-Carotin-Zusätze ein. Jene Ärzte, die nicht viel Obst und Gemüse aßen, hatten einen niedrigen Beta-Carotin-Spiegel im Blut. Die Wahrscheinlichkeit, Prostatakrebs zu entwickeln, war dreimal so hoch. Bei den Männern, die Beta-Carotin-Zusätze einnahmen, lag die Wahrscheinlichkeit jedoch 36 Prozent niedriger, selbst wenn sie Obst und Gemüse wegließen. In diesem Beispiel machten die Beta-Ca-

Carotinoide

rotin-Zusätze offenbar den Mangel an Carotinoiden aus der Nahrung wieder wett.[12]

Die antioxidative Kraft des Beta-Carotins ist eine Möglichkeit, den Krebs zu besiegen. Eine weitere Möglichkeit, Krebspatienten mit Beta-Carotin zu helfen, besteht darin, die Kommunikation zwischen den Zellen zu erhalten. Viele Karzinogene unterbrechen die Kommunikation von Zelle zu Zelle und bieten dem Krebs damit sicheren Halt, bevor das Immunsystem reagieren kann. Beta-Carotin hilft, die Kommunikationslinien – technisch gesehen der offene Zellkontakt – offen zu halten. Selbst wenn der Krebs schon ausgebrochen ist, kann die Wiederherstellung des offenen Zellkontakts mit zusätzlichem Beta-Carotin helfen, den Prozess umzukehren.[13]

Mein erster Mentor bei der Behandlung von Krebs war der verstorbene Dr. Hans Nieper aus Hannover. Dr. Nieper war weltbekannt für die Zahl der Krebsüberlebenden, für die er verantwortlich war. Eine Hauptstütze seiner Therapie war Beta-Carotin, das er stets in so hohen Dosen verabreichte, das sich die Handflächen seiner Patienten gelb verfärbten. Nieper lehrte mich, dass Beta-Carotin hilft, den Thymus zu aktivieren, eine der wichtigsten Quellen des Körpers für Immunschutz. Beta-Carotin deaktiviert außerdem die körpereigenen Suppressorzellen, die Lymphozyten, die unsere Immunreaktionen ausschalten.[14] Für mich wurde Dr. Niepers brillante Arbeit erneut bestätigt, als ich las, wie kürzlich gezeigt werden konnte, dass Beta-Carotin auch die Aktivität der natürlichen Killerzellen anregt. Dies sind die Immunzellen, die Krebszellen zerstören und von den Wissenschaftlern als die weißen Blutkörperchen angesehen werden, die hauptsächlich den Kampf gegen den Krebs austragen.[15]

Alles in allem bietet Beta-Carotin eine hervorragende Möglichkeit, das Immunsystem zu stimulieren und dadurch Viren und Infektionen abzuwehren.[16] Ich verschreibe meinen Pa-

Vorbeugende Nährstoffe

tienten mit chronischen Virusinfektionen sogar häufig Beta-Carotin. Ein Teil des Beta-Carotins wird in Vitamin A umgewandelt, das die Immunabwehr verbessert, doch Beta-Carotin wirkt offenbar auch unabhängig von seiner Vitamin-A-Aktivität.

Lycopin

Von allen Carotinoiden ist Lycopin das wirkungsvollste, wenn es um die Neutralisierung des schädigenden Singuletsauerstoffs, des freien Sauerstoffradikals, geht. Lycopin ist die Phytochemikalie, die die Tomate rot färbt. Kleine Mengen Lycopin finden sich auch in der Wassermelone und in der rosa Grapefruit, doch um über die Nahrung Lycopin aufzunehmen, sind Tomaten die erste Wahl, hier ganz besonders Tomatensaft und passierte Tomaten.

Ein großer Teil neuerer Forschungen deutet darauf hin, dass ein Teil des Nutzens, den wir dem Beta-Carotin zuschreiben, eigentlich vom Lycopin stammt. Lycopin bietet tatsächlich mehr Schutz vor Krebs als Beta-Carotin – möglicherweise bis zu zehnmal mehr. Außerdem schützt es vor der Oxidation des LDL-Cholesterins und ist daher ein guter Schutz der Arterien und des Herzens gegen Ablagerungen. Besonders interessant ist, dass das Lycopin im Körper nicht in Vitamin A umgewandelt wird.

Vermutlich haben Sie schon 1995 von Lycopin gehört, als erste Berichte über seine vorbeugende Wirkung bei Prostatakrebs erfolgten. Diese erste Studie zeigte, dass Männer, die pro Woche mindestens zehn Portionen Lebensmittel auf Tomatenbasis aßen, bis zu 45 Prozent weniger wahrscheinlich Prostatakrebs bekommen.[18] Unter Männern, die Prostatakrebs bekommen, könnte die Behandlung mit Lycopin die Größe des Tumors verringern und den Krebs weniger aggressiv machen.[19]

Carotinoide

Interessanterweise zeigte die Originalstudie, dass die wichtigste Lycopinquelle dieser Männer Tomatensoße war. Lycopin kann ebenso wie Beta-Carotin nur dann vom Körper absorbiert werden, wenn es mit ein wenig Fett in der Nahrung gegessen wird. Am besten wird es außerdem absorbiert, wenn man es ein wenig erhitzt und das Lycopin dadurch aus den Tomatenzellen freisetzt.

Seit jenen ersten Berichten hat sich gezeigt, dass Lycopin auch anderen Krebsarten vorbeugen kann, einschließlich Krebs in Lunge, Magen, Darm und Brust. Ein hoher Anteil an Lycopin in der Nahrung scheint das Gesamtrisiko einer Krebserkrankung gar um ungefähr 40 Prozent zu senken.[20] Ein weiteres, spezielleres Beispiel dafür, wie Lycopin Krebs verhindern kann: Raucher mit niedrigem Lycopinspiegel haben viermal häufiger Lungenkrebs als Raucher mit höchsten Konzentrationen.[21]

Die Wirkung des Lycopin ist nicht auf den Krebs beschränkt. Eine große neue Studie aus Europa verglich die Lycopinkonzentrationen von gesunden Männern mit denen von Männern, die gerade ihren ersten Herzanfall erlitten hatten. Männer mit den höchsten Lycopinkonzentrationen im Blut hatten nur ein halb so hohes Risiko eines Herzanfalls wie Männer mit niedrigsten Konzentrationen.[22]

Die jüngsten Forschungen über Lycopin deuten darauf hin, dass es positive Auswirkung auf das Immunsystem haben könnte. In einer kleinen Studie mit zehn Frauen hatten diejenigen, die 21 Tage lang täglich Tomatenmark aßen, einen höheren Lycopinspiegel als die Frauen, die gar keine Tomaten zu sich nahmen. Die weißen Blutkörperchen der Tomatenesserinnen waren sehr viel resistenter gegen oxidative Schäden – zwischen 33 und 42 Prozent.[23] Obwohl es sich nur um eine kleine Studie handelt, sind ihre Ergebnisse wichtig, denn es bringt die Verbesserung des Lycopinspiegels in Zusammen-

Vorbeugende Nährstoffe

hang mit bekannten klinischen Erkenntnissen über die Stärkung des Immunsystems.

Aus meiner Sicht liegt das Problem mit Lycopin aus der Nahrung darin, dass es nur im verarbeiteten Zustand wertvoll ist. Das ist für sich genommen nicht schlecht, aber das Problem besteht darin, wie man es schaffen soll, täglich zwei Portionen Tomatensoße oder Tomatenpaste zu essen, ohne gleichzeitig zu viele Kohlehydrate in Form von Spagetti oder Ähnlichem zu konsumieren. Wer die Zufuhr von Kohlenhydraten rigoros reduzieren muss, sollte in Tafel 21.4 nachsehen, in der das Verhältnis Kohlehydrate–Lycopin in den verschiedenen Lebensmitteln aufgelistet ist. Wählen Sie Produkte aus, die das beste Verhältnis bieten, wie Tomatenmark oder Tomatensuppe. Trotzdem haben diese Nahrungsmittel eher viele Kohlehydrate, daher ziehen viele meiner Patienten eine Einnahme von Lycopin als Nahrungsergänzung vor.

Lutein und Zeaxanthin

Bei Menschen über 50 ist der häufigste Grund für Erblindung die altersbedingte Maculadegeneration (AMD) oder der Verlust des zentralen Sehens. Ungefähr 13 Millionen Amerikaner haben AMD, und fast 25 Prozent aller Menschen über 65 zeigen zumindest Anzeichen dafür. Ungefähr 300 000 Menschen erblinden jedes Jahr durch AMD.

Weit mehr als die Hälfte aller AMD-Fälle könnten durch zwei einfache Schritte verhindert werden: nicht mehr rauchen und Lebensmittel mit viel Lutein und Zeaxanthin essen. Raucher sind zweieinhalbmal so stark gefährdet wie Nichtraucher.[24]

Da die Augen ständig dem Sonnenlicht ausgesetzt sind, braucht ihr Gewebe besonders viele Antioxidantien, um Schäden durch blaues und ultraviolettes Licht zu vermeiden. Lu-

Carotinoide

tein und Zeaxanthin sind gelb – sie geben Lebensmitteln wie beispielsweise Mais ihre Farbe. Diese beiden Carotine kommen konzentriert in der Macula vor, dem empfindlichsten Bereich der lichtaufnehmenden Retina hinten im Auge. Sie bilden dort einen gelblichen Film, der das blaue Licht absorbiert und daran hindert, schädigende freie Radikale zu bilden.

Man könnte Maculadegeneration ebenso wie Skorbut eine Vitaminmangelkrankheit nennen. [25] Der einzige Unterschied besteht darin, dass es Jahrzehnte dauert, bis sich eine Maculadegeneration zeigt. Am besten werden die Augen durch eine Ernährung mit viel Lutein und Zeaxanthin geschützt. Lutein findet sich in großen Mengen in dunkelgrünen blättrigen Gemüsen wie Grünkohl und Spinat. Zeaxanthin ist in Lebensmitteln weniger häufig enthalten, doch kommt es in gelben Nahrungsmitteln wie Mais und orangefarbenen Paprika vor. Der Körper wandelt auch Lutein in Zeaxanthin um. Einer neueren Studie zufolge hatten Personen, die besonders viele Lebensmittel mit hohen Lutein- und Zeaxanthinmengen aßen, ein 43 Prozent geringeres Risiko einer AMD als Personen, die besonders wenig von diesen Nahrungsmitteln zu sich nahmen.[26]

Bei der Diskussion um die Vermeidung von AMD durch Ernährung wird oft vergessen, dass Eigelb die beste Quelle für Lutein und Zeaxanthin ist. Es enthält die höchsten Konzentrationen dieser Carotine.[27]

Maculadegeneration ist unheilbar, doch kann man sie mittels Vitalstoffen zumindest verlangsamen. In einem Experiment bekamen 102 Personen mit Maculadegeneration täglich Zusätze von Vitamin C, Vitamin E, Beta-Carotin und Selen. In 60 Prozent der Fälle konnte die Krankheit aufgehalten oder vermindert werden.[28] Hätte das Programm außerdem Lutein und Zeaxanthin enthalten, so hätte es meiner Meinung nach bei noch mehr Patienten funktioniert. Am Atkins Center ver-

Vorbeugende Nährstoffe

wenden wir zur Behandlung von AMD eine Kombination aus Vitalstoffen. Der wichtigste Carotinoidzusatz ist dabei eine tägliche Gabe von sechs bis zehn mg Lutein.

Olestraalarm!

Unsere Gesellschaft mit ihrer Fettphobie hat Olestra, einen künstlichen Fettersatz ohne Kalorien, begeistert aufgenommen. Snacks mit Olestra findet man inzwischen auch in Supermärkten. Der Hersteller Procter & Gamble muss jedoch die Vitamine A, D, E und K dazufügen. Und warum? Olestra ist eine fettige Substanz aus Zucker und pflanzlichem Öl. Es geht direkt durch den Körper hindurch, ohne verdaut zu werden, und das heißt, es bindet die lebenswichtigen fettlöslichen Vitamine und spült sie aus dem Körper.

Meir J. Stampfer, ein berühmter Epidemiologe aus Harvard, stellte fest, dass Personen, die pro Woche nur drei kleine Snacks mit Olestra zu sich nehmen, ihren Carotinoidspiegel um mindestens zehn Prozent senken. Stampfer sagte voraus, dass dadurch jährlich 32 000 mehr Tote durch Krebs und Herzkrankheiten zu erwarten sind.[29] Lassen Sie sich nicht von der Werbung einreden, Junkfood mit Olestra sei eine unbedenkliche Sache – oder gesundes Essen mit Olestra sei nicht mit Junkfood zu vergleichen.

Die Atkins-Kur für Carotinzusätze

Wie oben bereits erläutert, besteht die Möglichkeit, dass synthetisches Beta-Carotin allein bei manchen Menschen Krebs auslösen kann. Ich ziehe es vor, meinen Patienten eine Mischung aus natürlichen Beta-Carotin-Zusätzen zu empfehlen.

Carotinoide

Diese Zusätze enthalten alle Carotine, nicht nur Beta-Carotin, sodass sie einen kompletten antioxidativen Schutz bieten. Für gesunde Personen schlage ich mindestens 10 000 IE täglich vor, wenn möglich mehr – bis zu 25 000 IE. Zusätze aus Algen mit den Namen *Dunaliella salina* oder aus Vollwertkonzentraten bieten die beste Carotinmischung. Wenn Sie ein Produkt finden, in dem außerdem Lutein, Lycopin und Zeaxanthin enthalten sind, profitieren Sie am meisten.

Der Nutzen der Bioflavonoide

Sie wissen, dass Lebensmittel wie Brokkoli und Grünkohl gut für Sie sind, aber wissen Sie auch, warum? Diese und viele andere Nahrungsmittel stecken voll gesunder Bioflavonoide, Phytochemikalien, die so komplizierte Namen tragen wie Anthocyanosid, Sulforaphan und Resveratrol. Bioflavonoide sind völlig natürliche Chemikalien, die diesen Nahrungsmitteln ihre charakteristische Farbe und den Geschmack geben. Bislang haben Wissenschaftler mehr als 1000 Bioflavonoide in Produkten entdeckt, die wir häufig zu uns nehmen. Einige Bioflavonoide sind hervorragend für die Behandlung und Vorbeugung von verbreiteten Gesundheitsproblemen geeignet.

Da alle Früchte und Gemüsesorten eine Reihe von Phytochemikalien enthalten, deren Wirkung sich überschneidet, möchte ich die Sachlage ein wenig vereinfachen und mich nur auf die Bioflavonoide konzentrieren, die ich am wertvollsten finde.

Grüner Tee: Antioxidantien in der Tasse

Tee ist nach Wasser das meistgetrunkene und gesündeste Getränk der Welt. Besonders fasziniert mich daran, dass er von Krebs bis Karies so gut wie gegen alles zu helfen scheint. Grü-

Bioflavonoide

ner Tee aus den Blättern der *Camellia sinenis* enthält Gramm für Gramm mehr antioxidative Bestandteile und andere Phytochemikalien als alle anderen Lebensmittel oder Getränke. Schwarzer Tee, wie ihn die meisten Amerikaner trinken, ist zum Teil verarbeitet und enthält weniger Flavonoide. Dennoch wirkt auch schwarzer Tee fast genauso gut wie grüner Tee.[1]

Was genau ist in Tee enthalten? Sowohl schwarzer als auch grüner Tee enthalten Polyphenole, eine Gruppe chemischer Bestandteile, die als mächtige Antioxidantien wirken und noch andere gesundheitsfördernde Wirkungen haben. Im Allgemeinen sind Teetrinker gesünder als andere Menschen. Das könnte zum Teil daran liegen, dass Teetrinker nicht viele Getränke wie beispielsweise gezuckerte Erfrischungsgetränke oder Alkohol zu sich nehmen, die ganz sicher nicht gesund sind. Doch gibt es Beweise, dass an der Geschichte noch mehr dran ist.

Grüner Tee ist ein wertvolles vorbeugendes Mittel gegen Krebs. Eine Studie in Schanghai, in deren Verlauf grüner Tee das bevorzugte Getränk war, zeigte, dass Menschen, die regelmäßig Tee trinken, ein bis zu 50 Prozent geringeres Risiko einer Speiseröhrenerkrankung hatten.[2] Eine ganze Reihe von Studien zeigen einen ähnlichen Schutz gegen andere Krebsarten, einschließlich Dickdarm-, Brust-, Lungen-, Magen- und Hautkrebs.[3] Die Wirkung ist am größten, wenn Sie weder rauchen noch Alkohol trinken. Dennoch könnten die tumorbekämpfenden Wirkungen des grünen Tees dabei helfen, ein verwirrendes Paradoxon zu klären: Obwohl viele Japaner Zigaretten rauchen, liegt die Lungenkrebsrate in Japan überraschend niedrig. Der Grund könnte sehr wohl in dem hohen Teekonsum liegen – sechs Tassen pro Tag sind in Japan normal.

Wie können die Bioflavonoide im Tee helfen? Die größte Wirkung kommt offenbar von einer Gruppe von Substanzen

Vorbeugende Nährstoffe

namens Catechine. Vier Catechine finden sich im grünen Tee im Überfluss. Eins davon, das Epigallocatechin-3-gallat (EGCG), scheint das Interessanteste zu sein, denn es wirkt stark gegen Krebs – ohne Nebenwirkungen.[4] Das EGCG wirkt vermutlich durch die Hemmung eines Enzyms, das für das Zellwachstum benötigt wird. EGCG hat keine Wirkung auf gesunde Zellen, aber es vernichtet das Enzym in den Krebszellen. So stirbt die Krebszelle, anstatt sich unkontrolliert weiter zu vermehren.[5]

Auch das Herz profitiert davon

Die antioxidativen Flavonoide im Tee schützen außerdem ganz großartig das Herz. Einige der Flavonoide im grünen Tee sind sogar bis zu 25-mal wirksamer als Vitamin E und 100-mal wirksamer als Vitamin C, wenn es um die Auslöschung freier Radikale geht.[6] Bei diesem Schutz überrascht es nicht, dass Menschen, die pro Tag eine oder mehrere Tassen Tee trinken, gegenüber Nichtteetrinkern ein um 46 Prozent reduziertes Risiko eines Herzanfalls haben .[7]

Der Schutz gilt auch für das Schlaganfallrisiko. Die berühmte Zutphen-Studie, die 15 Jahre lang das Schlaganfallrisiko einer Gruppe von mehr als 500 niederländischen Männern untersuchte, zeigte, dass diejenigen Männer, die die meisten Flavonoide einnahmen, das niedrigste Schlaganfallrisiko hatten. Die Hauptquelle für Flavonoide in der Nahrung – ungefähr 70 Prozent – war schwarzer Tee. Das Risiko der Männer, die täglich mehr als vier Tassen tranken, lag um zwei Drittel niedriger als das jener Probanden, die weniger als zwei bis drei Tassen pro Tag tranken.[8]

Nicht allein die antioxidative Kraft von Tee wehrt Herzattacken und Schlaganfälle ab. Tee wirkt auch leicht gerinnungs-

Bioflavonoide

hemmend und hindert die Blutplättchen am Verklumpen und schützt damit die Arterien vor dem Verstopfen.

Weitere Vorteile von Tee

Eines der viel versprechendsten Forschungsgebiete im Zusammenhang mit grünem Tee ist meiner Meinung nach zurzeit die Behandlung von Arthritis. Die antioxidative Kraft der Polyphenole im grünen Tee blockiert den Weg des Cox-2-Enzyms, eine Hauptursache für die Entzündung und die Schmerzen der Arthritis. Die Polyphenole wirken ziemlich ähnlich den neuen, mit viel Werbung bekannt gemachten Arthritismedikamenten wie Celebrex, allerdings hat der Tee keine Nebenwirkungen – und ist nicht so teuer.[9]

Tee wirkt außerdem stark antibakteriell. Eine Tasse Tee nach dem Essen beugt gegen Karies und Zahnfleischerkrankungen vor, denn die Polyphenole töten die Bakterien, die diese Krankheiten verursachen. Aus anderen Forschungen wissen wir, dass ein hoher Zusammenhang zwischen Erkrankungen des Zahnfleisches und Herzkrankheiten besteht. Könnte hier der Grund für das geringere Herzrisiko unter Teetrinkern liegen?

Im Teströhrchen bekämpfen sie auch eines der wichtigen medizinischen Probleme der heutigen Zeit: antibiotikaresistente Bakterien. Durch die gedanken- und nutzlose Verschreibung von unnötigen Antibiotika durch konventionelle Ärzte stehen wir heute dem sehr ernsten Problem gefährlicher Bakterien gegenüber, die gegen diese Medikamente resistent geworden sind. Diese Bakterien können schwere, sogar tödliche Infektionen hervorrufen, die nicht auf medikamentöse Behandlung ansprechen. Neuere Forschungen zeigen, dass Extrakte aus grünem Tee die Penicillinresistenz einiger Bakteri-

Vorbeugende Nährstoffe

enstämme tatsächlich durchbrechen können. Der Tee wirkt offenbar in Synergie mit den Antibiotika und macht sie dadurch wirksamer.[10]

Natürlich ist diese Arbeit noch in ihrem experimentellen Stadium, aber ich finde sie sehr interessant. Ich verschreibe meinen Patienten nur sehr selten Antibiotika. Leider gibt es ein paar Krankheiten, die man nur mit Vitalstoffen und Ernährung nicht richtig behandeln kann. In diesen Fällen, wo ich Antibiotika verschreiben muss, gebe ich zusätzlich immer Dosen guter Bakterien und natürlicher Substanzen, die die schlimmsten Antiobiotikanebenwirkung eindämmen – die Hefepilze.

Die Menge von Polyphenolen und anderen Flavonoiden in einer Tasse frisch gebrühtem Tee kann erheblich variieren. Je nach Teesorte, Verarbeitung und Zubereitung kann eine Tasse zwischen 50 und 400 mg Polyphenole enthalten, grüner Tee sehr viel mehr als schwarzer Tee. Ich empfehle, grünen Tee vorzuziehen, doch jede Teesorte ist nützlich und gesundheitsfördernd.

Die Meinungen über die empfehlenswerte Menge grünen Tees sind unterschiedlich. Einige Studien schlagen mindestens sechs Tassen täglich vor. In der Schanghai-Studie über Speiseröhrenkrebs erkannte man jedoch schon bei Personen eine Wirkung, die nur eine Tasse pro Tag tranken.

Ich trinke gerne Tee, ob grün oder schwarz, aber damit meine Patienten tatsächlich jedes Mal die gleiche Menge Polyphenole bekommen, empfehle ich Zusätze aus grünem Tee-Extrakt. Nehmen Sie ein Präparat, das 35 Prozent EGCG enthält.

Bioflavonoide

Quercetin

Quercetin gehört zu meinen Lieblingsbioflavonoiden, und viele Forschungen bestätigen seinen herausragenden Status. Am Atkins Center benutzen wir es als wichtigen Bestandteil unserer Behandlung gegen Allergien. Quercetin blockiert auf natürliche Weise einige der Histamine, die der Körper als Reaktion auf Pollen und andere Allergene produziert. Dieselbe Wirkung macht Quercetin so hilfreich bei der Behandlung von Entzündungen aller Art, Arthritis eingeschlossen. Außerdem ist Quercetin eine wichtige Hilfe bei Herzkrankheiten und Krebs.

Wie die meisten Flavonoide wirkt Quercetin gerinnungshemmend. Es schützt das LDL-Cholesterin vor Oxidation, wodurch wiederum die Bildung von Ablagerungen verhindert wird. Beides hilft natürlich, das Risiko eines Herz- oder Schlaganfalls zu senken.

Quercetin gilt als das wirkungsvollste einzelne Bioflavonoid. Ein neues Flavonoid mit dem Namen DHQ (Dihydroquercetin), welches das Quercetin um das Vierfache übertreffen könnte, wird zurzeit gerade am Atkins Center erprobt. Beide sind besonders hilfreich im Kampf gegen das Peroxyl-Radikal und bei der Vorbeugung von Lipidperoxidation (oxidative Schäden der fettigen Bestandteile des Körpers, wie etwa der Zellmembranen).[11]

Um Krebs zu behandeln und vorzubeugen, scheint Quercetin sehr viel versprechend. Bei Menschen ist es ein wirkungsvolles Mittel gegen Leukämie und Brustkrebs. Es könnte sich auch bei anderen Krebsarten, z. B. Dickdarm- und Eierstockkrebs, als günstig herausstellen. Bislang gibt es hier aber nur Studien an Tieren.

Die beste Nahrungsquelle für Quercetin ist die simple Zwie-

Vorbeugende Nährstoffe

bel. Eine große Zwiebel, gekocht oder roh, reicht aus, die Quercetinkonzentration innerhalb weniger Stunden merklich zu steigern. Auch Äpfel enthalten Quercetin; der Körper kann es aber nicht so gut absorbieren. Andere Quellen sind Tomaten und Brokkoli, und sogar im grünen Tee ist ein wenig Quercetin enthalten. Um Krankheiten vorzubeugen, sind jedoch ziemlich große Mengen nötig. Damit sich tatsächlich eine Wirkung einstellt, ist die Einnahme von Nahrungsergänzungen gewiss unumgänglich. Normalerweise empfehle ich zwischen 500 und 1000 mg pro Tag als grundlegende Vorbeugung gegen Herzkrankheiten und Krebs. Im Falle von DHQ beträgt die entsprechende tägliche Dosis zwischen 200 und 500 mg.

Citrusflavonoide wie Rutin, Naringin und Hesperidin sind mit Quercetin eng verwandt. Aus diesem Grund verwende ich Citrusflavonoide als Teil meiner Behandlung bei Patienten mit Heuschnupfen und anderen Allergien. In manchen Fällen sind Zusätze mit Citrusflavonoiden jedoch nicht so wirkungsvoll, sodass ich Quercetin den Vorzug gebe. Wenn Sie diese Flavonoide ausprobieren wollen, empfehle ich eine Mischung eines seriösen Herstellers, der die Menge jeder einzelnen Substanz auf der Packung nennt.

Hier noch ein Wort zur Vorsicht: Naringinen, ein Citrusflavonoid, das im Grapefruitsaft vorkommt, kann die Wirkung bestimmter Medikamente beeinflussen, besonders Beta-Blocker, die zur Behandlung von Bluthochdruck und Angina pectoris eingesetzt werden. Wenn Sie Medikamente wie Felodipine (Plendil) oder Nifedipine (Procardia) nehmen, sollten Sie keinen Grapefruitsaft trinken oder Citrusflavonoide nehmen.*

---

* Alternativen für Beta-Blocker finden Sie in meinem Buch Dr. Atkins' Vita-Nutrient Solution

Bioflavonoide

Knoblauch

Stark riechende Lebensmittel wie Zwiebeln und Knoblauch haben einen kräftigen Geschmack, weil sie voller wertvoller Bioflavonoide stecken. Knoblauch ist so voll von komplexen Flavonoiden, Vitaminen und Mineralstoffen wie Selen und Zink, dass sich nur schwer sagen lässt, welche Substanz die größte antioxidative Kraft hat. Die Wirkung ist jedoch eindrucksvoll.

Knoblauch vermindert das Risiko einer Herzkrankheit. Es senkt den Cholesterin- und Triglyzeridspiegel und den Blutdruck und wirkt auf natürliche Weise gerinnungshemmend.

Der Hauptschutz für das Herz liegt in den antioxidativen Fähigkeiten des Knoblauchs. In einer Reihe von Studien hat sich gezeigt, dass Knoblauch die LDL-Oxidation reduziert und Arteriosklerose verhindert. Knoblauchzusätze werden sogar routinemäßig zur Behandlung von Arteriosklerose verschrieben. Sie wirken äußerst gut. Eine neuere Studie in Deutschland zeigte, dass die Einnahme von Knoblauchzusätzen die Aorta, die Hauptarterie für den Transport des Blutes vom Herz in den Körper, flexibler machte. Die Aorta wird mit dem Alter immer steifer, doch die Aorta von Männern, die während der Studie Knoblauchzusätze nahmen, war im Durchschnitt 15 Prozent elastischer als die anderer Männer in ihrer Altersgruppe.[12] Eine weitere deutsche Studie lässt vermuten, dass Knoblauch nicht nur die Bildung von Ablagerungen in den Arterien verhindert, sondern sogar reduziert. Bei Patienten, die Knoblauchzusätze nahmen, verlangsamte sich im Vergleich zur Kontrollgruppe deutlich die Bildung von Ablagerungen.[13]

Viele Laborexperimente zeigen, dass Knoblauch ein sehr wirkungsvoller Hemmstoff gegen Krebs ist. Es gibt noch keine

Vorbeugende Nährstoffe

Beweise, dass die Ergebnisse auch beim Menschen gelten, aber ich bin zuversichtlich, dass der Beweis schon bald gefunden wird. Die Forschungen sind äußerst viel versprechend. Zum Beispiel hat man im Knoblauch einen Bestandteil gefunden, der das Wachstum von menschlichen Prostatakrebszellen dramatisch reduziert, zumindest im Labor. Dabei scheint eine Schwefelverbindung, die sich beim Altern des Knoblauchs bildet, die aktive Zutat zu sein.[14]

Möglicherweise hat Knoblauchextrakt eine stärkere Wirkung bei Krebs, doch je mehr Knoblauch Sie in welcher Form auch immer zu sich nehmen, umso mehr profitieren Sie davon. Manche Menschen tun sich leichter, geruch- und geschmacklose Knoblauchkapseln zu schlucken, als viel Knoblauch zu essen. Wenn Sie den Extrakt nehmen, empfehle ich eine tägliche Dosis von 1000 mg.

OPC: Wirkungsvolle Antioxidantien

Es folgt ein weiteres Beispiel für wertvolle Flavonoide in Lebensmitteln – allerdings in so niedrigen Konzentrationen, dass Ergänzungen nötig sind, um von ihnen zu profitieren. Die oligomeren Proanthocyanidine – kurz OPC – sind eine Gruppe der Flavonoide, die sich in Traubenkernen, Beeren und der Rinde einiger Kiefernarten finden. Ganz gleich, woher sie kommen, OPCs sind wirkungsvolle Antioxidantien – bis zu 50-mal wirkungsvoller als gleichwertige Mengen Vitamin C und E. Sie sind besonders gut in der Auslöschung freier Hydroxyl-Radikale und bei der Vorbeugung gegen Lipidperoxidation.

OPCs sind besonders wertvoll für den Aufbau der Aderwände. Diese Funktion ist lebenswichtig. Wir brauchen starke Kapillaren (winzige Blutgefäße), die das Blut zu den Zellen tra-

Bioflavonoide

gen. Ein guter Kapillarkreislauf ist besonders wichtig für die Gesundheit von Gehirn, Augen, Händen und Füßen. OPCs stellen den Kreislauf wieder her und erhalten ihn aufrecht, außerdem verhindern sie, dass es leicht zu blauen Flecken, Krampfadern und anderen Kreislaufproblemen kommt. Des Weiteren helfen sie bei der Behandlung von Augenproblemen wie Maculadegeneration und diabetischer Netzhauterkrankung.

Beliebt für die Aufnahme von Proanthocyanidinen sind Extrakte aus der Rinde von Kiefern. Eine patentierte Version dieses Extrakts heißt Pycnogenol und wird häufig als Nahrungsergänzung verkauft. Die OPC-Konzentration liegt bei 85 Prozent. Ein wenig mehr bieten Zusätze aus Traubenkernen. Diese sind außerdem auch noch billiger. Im Allgemeinen empfehle ich eine tägliche Dosis von 100 bis 200 mg in Form von 95-prozentigen OPCs.

Anthocyanoside, die sich in Blaubeeren, Bilberrys (sehr enge skandinavische Verwandte der Blaubeere), Brombeeren, roten Kirschen und Erdbeeren finden, sind ebenfalls gute Antioxidantien. Bilberrys enthalten bei weitem die meisten Anthocyanoside, daher werden ausschließlich sie für die Herstellung von Zusätzen verwendet. Bilberryzusätze sind sehr hilfreich zum Schutz der Sehkraft, besonders der Nachtsichtigkeit, wenn wir älter werden. Falls Ihnen aufgefallen ist, dass es immer schwieriger wird, nachts Auto zu fahren, könnte die Einnahme von Bilberryzusätzen Ihnen helfen. Bilberrys haben außerdem Wirkung bei der Behandlung von Maculadegeneration und diabetischer Netzhauterkrankung gezeigt.

Vorbeugende Nährstoffe

Welche Rolle spielt Wein?

Wer in Maßen roten Wein trinkt – ein bis zwei Glas pro Tag – hat weniger häufig eine Herzkrankheit und Krebs und lebt länger als Menschen, die keinen Wein trinken. Neuere Forschungen deuten darauf hin, dass nicht der Alkohol, sondern ein OPC namens Resveratrol dafür zuständig ist. Resveratrol findet man in der Haut der Trauben, und man nimmt es mit Traubensaft auf. Relativ gesehen ist Resveratrol kein besonders wirkungsvolles Antioxidans – es ist nur etwa halb so wirkungsvoll wie OPCs. Wenn Sie bereits täglich ein oder zwei Glas Wein trinken, bekommen Sie zusätzlichen antioxidativen Schutz, und es besteht kein Grund, damit aufzuhören. Wenn Sie normalerweise keinen Wein trinken, müssen Sie aber auch nicht damit anfangen. Sollten Sie Probleme mit dem Blutzucker haben, ist es sowieso besser, Alkohol in jeder Form zu meiden. Sie können Resveratrolzusätze einnehmen, doch bekommen Sie denselben oder sogar mehr Nutzen durch die Einnahme von Traubenkernzusätzen.

Ginkgo Biloba

Ginkgo Biloba, ein Extrakt aus den Blättern des Ginkgobaums, ist einer der wichtigsten Vitalstoffe, um den Alterungsprozess des Hirns zu hemmen. Auf diese Eigenschaft komme ich später noch ausführlicher im Zusammenhang mit der Alterung des Gehirns zu sprechen.

Die antioxidativen Flavone, durch die der Ginkgo Biloba im Gehirn wirkt, sind auch für andere Aspekte der Gesundheit hilfreich. Ich halte ihn für eines der wichtigsten Medikamente auf Pflanzenbasis. In Europa, wo Ginkgo schon seit Jahren

Bioflavonoide

zur Standardmedizin gehört, macht er fast ein Prozent aller Arzneimittelkäufe aus. Weltweit werden inzwischen jährlich Ginkgoprodukte im Wert von über einer Milliarde Dollar verkauft.

Mehr als 300 Studien zeigen, dass Ginkgo den Blutfluss im Kreislauf verbessert. Besonders ist Ginkgo gut für die Verbesserung des Bluttransportes zum Gehirn, wo er wiederum die Gehirnzellen vor oxidativem Stress bewahrt und Erinnerungsvermögen und geistige Fähigkeiten verbessert.

Auch an anderen Stellen im Körper kann eine verbesserte Blutzirkulation eine ganze Reihe von Problemen lindern. Ginkgozusätze unterstützen die männlichen Sexualfunktionen, stabilisieren unregelmäßigen Herzrhythmus und intermittierendes Hinken, eine Zirkulationsstörung in den Beinen. Durch die Verbesserung der Zirkulation von Blut durch die winzigen Adern der Augen schützt Ginkgo außerdem gegen Probleme wie Maculadegeneration und grauer Star. In ähnlicher Weise hilft eine verbesserte Blutzirkulation bei Gehörproblemen wie z. B. Tinnitus.

Ginkgo Biloba ist auch besonders gut für das Neutralisieren schädigender Superoxid-Radikale geeignet.

Ginkgo Biloba ist nicht nur äußerst wirkungsvoll, sondern auch unbedenklich. Sogar sehr große Dosen, über einen langen Zeitraum eingenommen, haben sehr wahrscheinlich keine unerwünschten Nebenwirkungen. Patienten über 40 empfehle ich normalerweise mindestens 60 mg dreimal täglich. Nehmen Sie ein Ginkgopräparat, das 24 Prozent Ginkgoflavonoide und sechs Prozent Terpene enthält.

Vorbeugende Nährstoffe

Essen Sie Gemüse!

Heute kann man keine Zeitschrift oder Zeitung mehr aufschlagen, ohne etwas über die gesunden Eigenschaften von Gemüse zu lesen. Ständig werden wir gedrängt, mehr zu den Kreuzblütlern gehörendes Gemüse wie Kohl, Grünkohl und Blumenkohl zu essen sowie mehr Gemüse mit dunkelgrünen Blättern wie Spinat und Mangold. Warum? Ein guter Grund ist schon, dass der Genuss dieser Gemüse das Risiko einer Dickdarmerkrankung vermindern kann.[15] Diese Pflanzen stecken voller natürlicher Faserstoffe, Vitamine und Mineralstoffe, doch sie enthalten auch eine breite Palette an Flavonoiden.

Wir wissen bereits viel über die Wirkung der Flavonoide, und wir wissen auch, dass ungefähr 30 Prozent der antioxidativen Aktivität dieser Lebensmittel von noch nicht identifizierten Flavonoiden stammen. (Die Flavonoide, über die Sie in diesem Kapitel gelesen haben, sind nur ein Beispiel dafür, was *bekannt ist.*) Und wie ich immer wieder betone, ist eine hohe Konzentration an antioxidativen Stoffen der beste Schutz gegen Krebs, Herzerkrankungen und all die anderen Krankheiten, die angeblich ein »normaler« Teil des Alterns sind.

Doch nicht jedes Gemüse ist gleich. Der gesamte antioxidative Wert eines Gemüses muss gegen den Kohlehydratgehalt abgewogen werden. Süßkartoffeln beispielsweise bieten viel Beta-Carotin, Mineralstoffe und Flavonoide, doch sie enthalten auch sehr viele Kohlehydrate. Das heißt, dass alle, die Probleme mit dem Gewicht, mit Blutzucker, Triglyzeriden oder hohem Blutdruck haben, sich besser nach einem anderen Gemüse umsehen. Um zu entscheiden, welche Gemüse die meisten Flavonoide mit den wenigsten Kohlehydraten liefern, schlagen Sie bitte die Tabellen ab S. 314 nach.

Bioflavonoide

Auch Früchte sind voller guter Nährstoffe, haben jedoch auch Fruktose und Glukose. Hier müssen Antioxidantien gegen Kohlehydrate abgewogen werden – und gegen Einfachzucker. Die meisten Früchte – mit Ausnahme von Beeren – enthalten im Verhältnis zu den Flavonoiden viel zu viel Zucker. Ein zentraler Punkt in der altersvorbeugenden Diät ist jedoch das Gleichgewicht zwischen Kohlehydraten und Flavonoiden.

Abgesehen von der Einnahme von Antioxidantien in ihrer ganzen Bandbreite können wir wichtige Schritte unternehmen, um den Alterungsprozess zu verlangsamen oder gar umzukehren. Techniken wie die Optimierung der Hormone und die Chelationstherapie sind äußerst viel versprechend für alle, die dem Alter trotzen wollen.

IV

Beugen Sie altersbedingten Krankheiten vor

Die relevanten Techniken, die ich am Atkins Center anwende, beginnen mit einer Diät, gehen aber weit darüber hinaus. Zu diesen Techniken, die ich in diesem Teil bespreche, gehören:

Hormonoptimierung, um die Hormone auf eine in der Jugend vorliegende Konzentration zu bringen – dieses Thema ist so wichtig, dass ich ihm zwei Kapitel gewidmet habe.

Verbesserung der Immunabwehr durch Veränderungen der Ernährung und Vitalstoffe wie Vitamin A, Zink und Knoblauch.

Entgiftung des Körpers durch Chelationstherapie und die Wiederherstellung des gesundheitsfördernden Gleichgewichts im Verdauungstrakt.

Körperliche Betätigung für ein gesünderes Herz, bessere Glukosetoleranz, niedrigeren Blutdruck und Gewichtsabnahme.

Anregung des Gehirns durch Vitalstoffe wie Ginkgo Biloba.

Umkehr des sinkenden Hormonspiegels

Vielleicht haben Sie schon gehört, dass sich in den Vereinigten Staaten jene Kliniken beeindruckend ausbreiten, die sich mit Strategien für ein lebenswertes Alter befassen. Ein kurzer Blick auf ihre Werbung und Broschüren zeigt, dass Hormone einen Hauptpfeiler ihrer Behandlungsprogramme bilden. Die Kliniken versprechen, den Hormonspiegel wieder auf die Konzentration zurückzuführen, die der eines jungen Menschen in der Blüte seiner Jahre entspricht. Nach einem Blick in die Broschüre sagen Sie vielleicht: »Das ergibt einen Sinn, aber es klingt zu schön, um wahr zu sein.«

Da bin ich Ihrer Meinung. Es ergibt einen Sinn, denn die Logik hinter der Wiederherstellung des Hormonspiegels wird von zahllosen wissenschaftlichen Studien unterstützt. Eine richtig durchgeführte Hormonoptimierung oder ein Hormonausgleich (diese Ausdrücke ziehe ich dem Begriff »Hormonwiederherstellung« vor) gehört zu den tragenden Säulen der altersvorbeugenden Medizin.

Dies ist für den Erfolg der Hormonoptimierung wesentlich. Dazu gehört ein tief greifendes Verständnis für die Beziehungen aller Hormone untereinander und der genaue Nachweis, ob Ihre Hormonspiegel – und zwar *alle* – optimal ausbalanciert sind.

Altersbedingten Krankheiten vorbeugen

Was Hormone bewirken

Der Körper ist eine ausgeklügelte lebende Maschine. Diese Komplexität im Gleichgewicht und unter Kontrolle zu halten ist die Aufgabe der Hormone – sie sind wirkungsvolle Botenstoffe, die aus den endokrinen Drüsen (Nebennieren, Eierstöcke und Hoden) in den Blutkreislauf abgegeben werden. Hormone regulieren jeden Aspekt der Körperfunktionen, vom Blutdruck über die Körpertemperatur bis zum Sexualtrieb.

Von der Geburt bis ins hohe Alter unterscheidet uns von anderen Menschen in sehr hohem Maße das relative Überwiegen des einen Hormons über das andere. Doch wenn wir älter werden, durchleben wir alle den unterschiedlich schnellen Rückgang praktisch aller Hormone.

Mit dem ständigen Absinken des Hormonspiegels kommen die Symptome des Alters. Der Körper wird schwächer, er verliert Muskelmasse und Muskelspannkraft, die Knochen werden brüchig, die Blutgefäße werden weniger elastisch, und die Widerstandskraft gegen Infektionen sinkt. Wir sind weniger aufmerksam, nervös oder deprimiert, haben Probleme mit dem Kurzzeitgedächtnis und vielleicht auch Schlafstörungen. Die Libido lässt nach und wir ermüden leichter.

Muss die Gesundheit nachlassen und die Lebensspanne sich verringern, wenn die natürliche Ausschüttung von Hormon unausweichlich zurückgeht? Auf keinen Fall. Zunächst haben die Wissenschaftler des 20. Jahrhunderts uns Möglichkeiten aufgezeigt, den Rückgang der meisten dieser Hormone zu verlangsamen. Wenn eine Verlangsamung nicht ausreicht und der Körper dennoch die Hormone nicht in ausreichender Menge produziert, können wir sie problemlos durch Hormonzusätze ersetzen. Wissenschaftler zeigen, dass es möglich

158

ist, den Hormonspiegel problemlos auf die Werte eines Drei-ßigjährigen zurückzuführen.

Vorsichtsmaßnahmen bei Hormonen

Man kann Hormone auch auf weniger sichere Art ersetzen, und aus diesem (vermutlich einzigen echten) Grund lesen Sie immer wieder, wie gefährlich Hormone sein können. Das stimmt auch, da Hormonzusätze sich stark von Vitamin-, Mineralstoff- und anderen Zusätzen unterscheiden. Zwar kann man einige Hormonzusätze in jeder Apotheke kaufen, doch dürfen diese stark wirkenden Produkte anders als andere Vitalstoffe nur in speziell festgelegten und sehr begrenzten Dosen eingenommen werden. Die Dosis muss sorgfältig bestimmt werden, möglichst unter Aufsicht eines erfahrenen Arztes. Das Ziel ist der ideale Hormonspiegel im Blut. Zu wenig ist ungenügend, zu viel kann gefährlich werden und andere Hormone aus dem Gleichgewicht bringen. Es »richtig zu machen« bedeutet also nicht nur, ein Hormon wieder in eine optimale Konzentration zu bringen, sondern auch, das Gleichgewicht mit den anderen Hormonen sicherzustellen.

Am Atkins Center überprüfe ich das Blut, um die Hormonkonzentrationen meiner Patienten festzustellen, und zwar vor und nach Beginn der Einnahme von Hormonzusätzen. Die individuelle Dosierung basiert auf den Anfangswerten und wird dann nach Bedarf erhöht oder gesenkt. Am meisten profitieren Sie von einer Hormonoptimierung, wenn Sie einen erfahrenen Arzt finden, der die nötigen Bluttests durchführen kann, um die für Sie beste Dosis festzulegen.

Konventionelle Endokrinologen sind sich alle der Bedeutung des völligen hormonellen Gleichgewichts wohl bewusst, doch nur eine Minderheit hilft ihren Patienten tatsächlich da-

Altersbedingten Krankheiten vorbeugen

bei, dieses Gleichgewicht zu erreichen. Wenn Sie einen Spezialisten suchen, sollten Sie dieses Buch nutzen, um die beste Unterstützung zu finden.

Die »Hormonsymphonie«

Idealerweise wirken die Hormone wie beim Konzert eines Orchesters zusammen. Spielen alle Hormone im Gleichklang miteinander, arbeitet der Körper in höchster Harmonie. Doch wie nur ein Instrument zu laut spielen und die anderen Musiker übertönen kann, so kann ein übermäßig vorhandenes Hormon, ob durch den Körper produziert oder als Ergänzung eingenommen, die anderen Hormone überspielen und ihre Wirkung unterdrücken.

Dies ist die wichtigste Lektion der Hormontherapie: Das endokrine Gleichgewicht kann erheblich gestört werden, wenn nur ein einziges Hormon in zu großen Mengen vorkommt. Doch manche Hormone rufen diese Störungen leichter hervor als andere, dies gilt besonders für die Steroidhormone, die ich hier vorwiegend erläutere. Um zu verstehen, für welche Hormone dies besonders zutrifft, muss man den Prozess der Differenzierung verstehen, den der Körper zur Herstellung von Hormonen nutzt.

Die Steroidhormone entstehen durch einen komplizierten Prozess, der mit dem viel geschmähten, aber lebenswichtigen chemischen Baustein Cholesterin beginnt. Wenn der Körper feststellt, dass er augenblicklich das Cholesterin eher dazu braucht, Steroidhormone zu produzieren als Gallenflüssigkeit, Nervenhüllen oder andere der verschiedensten, auf Cholesterin basierenden Substanzen im Körper, wandelt er Cholesterin in ein Prohormon um. Durch Hinzufügen oder Weglassen eines einzelnen Moleküls oder eines Bündels von

160

Sinkender Hormonspiegel

Molekülen wird das Prohormon in ein echtes Hormon umgewandelt, wie beispielsweise Cortison oder Testosteron.

Im Allgemeinen gelingt es der hormonellen Biochemie ganz leicht, die Hormone zu differenzieren, die der Körper braucht. Biochemisch ist es praktisch unmöglich, in die andere Richtung zu gehen und zu einem früheren Stadium der Differenzierung zurückzukehren.

DHEA: die Mutter der Hormone

DHEA wird oft »Mutterhormon« genannt, weil es der Vorstoff für die anderen Nebennierenhormone ist, einschließlich aller Nebennierensteroide wie das Stresshormon Cortisol und aller Sexualhormone wie Östrogen, Progesteron und Testosteron. Von allen Biomarkern für den Alterungsprozess ist DHEA (Dehydroepiandrosteron) vielleicht das Aufschlussreichste. Eine Studie nach der anderen bestätigt, dass sich die DHEA-Konzentration hervorragend dazu eignet, altersbedingte Gesundheitsprobleme vorherzusagen.

DHEA ist vermutlich wiederum das Hormon, dessen Produktion ab Mitte der Zwanziger am schnellsten nachlässt. Je niedriger der DHEA-Spiegel, umso wahrscheinlicher degenerative Krankheiten im Zusammenhang mit vorzeitigem Altern: Arteriosklerose, Diabetes, Krebs, Osteoporose und geschwächtes Immunsystem. Um es schonungslos zu sagen: Je niedriger der DHEA-Spiegel, umso wahrscheinlicher ist ein Tod durch eine altersbedingte Krankheit.[1]

Umgekehrt können hohe DHEA-Konzentrationen vor genau denselben Krankheiten schützen oder sie sogar heilen. Je höher der DHEA-Spiegel, umso besser fühlt man sich ganz allgemein, und auch das Gefühl, besser mit emotionalem und physischem Stress umgehen zu können, nimmt zu.[2]

Altersbedingten Krankheiten vorbeugen

DHEA kommt als Hormon im Körper am häufigsten vor – für gewöhnlich produziert er pro Tag ungefähr 25 bis 30 mg davon. Lässt die Produktion von DHEA nach, trifft dies auch für alle anderen damit zusammenhängenden Hormone zu.

Die Nebennieren stellen DHEA aus Cholesterin her (kleine Mengen werden auch in den Hoden oder Eierstöcken produziert). Es handelt sich tatsächlich um dasselbe Cholesterin, welches laut einvernehmlicher Überzeugung der Medizin eine gefährliche Substanz ist, die sich nicht im Blut zu befinden habe. Wenn jedoch die Cholesterinblutwerte schlecht sind, verfügt der Körper nicht über genügend Rohmaterial, um das lebenswichtige Hormon herzustellen, das den Vorstoff für mehr als vierzig andere lebenswichtige Nebennierenhormone bildet. Die Hormonproduktion wird ernsthaft unterbrochen, und zwar mit vorhersagbar schweren Folgen für die Gesundheit. Fast alle meiner Patientinnen, ob jung oder alt, die von mir DHEA bekommen haben, wiesen eine signifikante Verbesserung auf, nachdem die DHEA-Konzentration wieder auf ein optimales Niveau gebracht worden war.

Im Alter von 20 bis 25 Jahren ist die DHEA-Konzentration am höchsten. Danach sinkt die Menge jährlich um ungefähr zwei Prozent ab. Das bedeutet, dass im Alter von ungefähr 40 Jahren nur noch zirka die Hälfte DHEA produziert wird. Mit 65 sind es nur noch 10 bis 20 Prozent der Höchstmenge, mit 80 nur noch um die fünf Prozent. Frauen produzieren im Allgemeinen um die 10 bis 20 Prozent weniger DHEA als Männer, dennoch vermindert sich die Produktion ebenfalls um zirka zwei Prozent pro Jahr.

Sinkender Hormonspiegel

DHEA und Herzkrankheiten

Eine niedrige DHEA-Konzentration deutet klarer auf das Risiko eines Herzanfalls hin als ein hoher Cholesterinspiegel, dennoch wird Ihr Arzt Ihren DHEA-Spiegel vermutlich nicht überprüfen.[3] Wahrscheinlich behandelt er eher den hohen Cholesterinspiegel mit Statinen, die die Herstellung von Cholesterin verhindern und dadurch die Produktion von DHEA noch weiter verringern. Der gegenteilige Ansatz ist jedoch viel besser. Die Einnahme von DHEA-Zusätzen senkt auch das LDL-Cholesterin, allerdings ohne die Nebenwirkungen der statinhaltigen Medikamente. Gleichzeitig senkt das DHEA das Risiko einer gefährlichen Blutverklumpung. Natürlich kommen noch all die anderen Vorteile eines erhöhten DHEA-Spiegels hinzu.[4]

Es besteht ganz eindeutig eine Korrelation zwischen DHEA-Konzentration und koronaren Herzerkrankungen. Eine besonders interessante Patientenstudie über koronare Bypassoperationen zeigte zum Beispiel: Je höher der DHEA-Spiegel war, umso weniger schwer wiegend war die koronare Herzerkrankung.[5]

Die Stärkung der Immunabwehr durch DHEA

Eine Zwanzigjährige kann eine Erkältung oder Grippe, die einen Sechzigjährigen eine Woche lang ans Bett fesseln würde, schnell abschütteln. Wenn wir älter werden, wird das Immunsystem schwächer, und das macht uns anfälliger für Krankheiten und Infektionen. Es macht uns auch anfälliger für degenerative Krankheiten wie Arteriosklerose und Autoimmunerkrankungen. Mit DHEA ist eine Stärkung des Im-

Altersbedingten Krankheiten vorbeugen

munsystems möglich. Dieses erstaunliche Hormon steigert die Produktion von Antikörpern und die Aktivität der Immunzellen, die Infektionen bekämpfen, wie Monozyten und natürliche Killerzellen.

Im Jahr 1997 zeigte eine sorgfältige Studie an gesunden älteren Männern, wie gut DHEA das Immunsystem stärkt. Die Testpersonen nahmen 20 Wochen lang täglich 50 mg DHEA ein. Am Ende dieser Periode zeigten die Männer einen bemerkenswerten Anstieg der immunrelevanten Bestandteile im Blut. Am auffälligsten war, dass die weißen Blutkörperchen, die Monozyten, sich durchschnittlich um 45 Prozent vermehrt hatten, andere Marker wie die T-Zellen mindestens um 20 Prozent.[6]

Den positiven Einfluss von DHEA auf das Immunsystem sehe ich jeden Tag bei meinen Patienten. Ganz besonders wirkungsvoll ist es bei Personen mit dem Chronischen Müdigkeitssyndrom oder mit Autoimmunleiden wie rheumatischer Arthritis und Lupus. Praktisch all diese Patienten haben einen überraschend niedrigen DHEA-Spiegel. Nach nur wenigen Wochen zusätzlicher Einnahme des Hormons sehe ich bereits eine starke Verbesserung ihrer gesamten Immunfunktionen. Die Patienten fühlen sich wohler, Symptome wie Depressionen und Müdigkeit bessern sich für gewöhnlich deutlich.

Krebs und DHEA

DHEA ist kein Heilmittel, aber es könnte sogar noch etwas Besseres sein: ein Zusatz, der vor Krebs schützt. Tierversuche zeigen, dass DHEA Brust-, Dickdarm-, Leber-, Lungen-, Prostata-, Lymph- und Hautkrebs vorbeugt. Zum ersten Mal erfuhr ich in den Siebzigerjahren davon, dass DHEA aus medizinischen Gründen Verwendung fand, als alternative Onkologen

Sinkender Hormonspiegel

in Deutschland das Hormon erfolgreich bei ihren Krebspatienten einsetzten.

Das Krebsrisiko sinkt, je niedriger der DHEA-Spiegel fällt – Betroffene mit Blasenkrebs und Frauen mit Brustkrebs haben fast immer DHEA-Konzentrationen weit unter dem Normalwert.[7] Alle Beweise deuten darauf hin, dass DHEA eine große Rolle bei der Vorbeugung von Krebs spielt, wenn auch endgültige Studien noch fehlen.

Eine bekannte Ausnahme: Männer mit Risiko für Prostatakrebs oder Patienten, bei denen der Krebs bereits festgestellt wurde, müssen sehr vorsichtig im Umgang mit DHEA sein. Ich glaube, diese Betroffenen können trotzdem von diesem hilfreichen Hormon profitieren, aber die Gabe muss sorgfältig von einem Arzt überwacht werden. DHEA kann die Testosteronproduktion anregen, was wiederum den Prostatakrebs nährt. Um DHEA problemlos anzuwenden, müssen häufig PSA-Bluttests durchgeführt werden, um das Risiko des Prostatakrebses im Auge zu behalten. Eine nützliche Alternative ist hier 7-keto-DHEA, eine Variante, die zwar zur Entwicklung von Nebennierenhormonen führt, aber kein Testosteron (oder andere Sexualhormone) produziert.

Stärkere Knochen mit DHEA

DHEA kann Osteoporose nicht nur aufhalten, sondern sogar rückgängig machen. Es verbessert die Aktivität der knochenbildenden Zellen, der Osteoblasten, und hemmt die Aktivität der knochenzerstörenden Zellen, der Osteoklasten.

Osteoporosepatienten haben im Allgemeinen sehr viel niedrigere DHEA-Konzentrationen als nicht Betroffene. Auch unter älteren Erwachsenen haben Personen mit sehr hohem DHEA-Spiegel die dichtesten Knochen. Aus Tierversuchen wis-

Altersbedingten Krankheiten vorbeugen

sen wir, dass DHEA-Zusätze die verlorene Knochendichte tatsächlich wiederherstellen können.[8] Dies gilt wahrscheinlich auch für Menschen, und daher verwende ich DHEA-Zusätze, um bei allen meinen Patienten – Männern wie Frauen –, die das Risiko einer Osteoporose tragen, die optimalen Konzentrationen im Blut zu schaffen.

Die Einnahme von DHEA

Das soeben Gesagte läuft darauf hinaus, dass Sie Ihren DHEA-Spiegel unbedingt im Auge behalten und ihn, falls er niedrig ist, durch Zusätze anheben sollten. Ich habe bislang keine Probleme damit gehabt, bei meinen Patienten die Konzentration von DHEA im Blut auf die eines Dreißigjährigen zu heben. Bei älteren Patienten ist das Ziel, den DHEA-Spiegel auf das Niveau einer Person in den Zwanzigern oder Dreißigern anzuheben. Bei Frauen liegt die Idealmenge zwischen 200 und 300 Einheiten, bei Männern zwischen 300 und 400.

Die Verbindung zum Cortisol

Die Prohormone, definitionsgemäß Vorstoffe, die sich zu einer Reihe differenzierter Hormone weiterentwickeln, führen nur sehr unwahrscheinlich zu einem hormonellen Ungleichgewicht, weil der Körper sehr viele verschiedene Möglichkeiten hat, diese Vorstoffe umzuwandeln. Er bestimmt selbst, welche Derivate er am dringendsten benötigt. Des Weiteren gehören DHEA und die dazugehörigen Prohormone zu den wenigen Hormonen im Körper, die über keinen Rückkopplungsmechanismus verfügen, um andere Hormone abzuschalten, wenn Zusätze eingenommen werden. Erhält der Körper über zu viel

Sinkender Hormonspiegel

oder zu wenig der meisten anderen Hormone, signalisieren Rückkopplungsmechanismen den Drüsen, dass sie die Produktion verlangsamen oder beschleunigen sollen. So weit wir wissen, reagiert der Körper auf DHEA-Zusätze aber nicht durch Einstellung der Eigenproduktion.

Der normalen DHEA-Produktion wirkt in einem sehr komplizierten Prozess das Nebennierenhormon Cortisol entgegen. Dies wird manchmal auch Stresshormon genannt und in den Nebennieren produziert und ausgestoßen, wenn der Körper es benötigt. Es kommt nach DHEA am zweithäufigsten im Körper vor – normalerweise werden täglich ungefähr 10 bis 20 mg produziert. Wenn wir jedoch unter Stress stehen, wird sehr viel mehr Cortisol ausgestoßen, was wiederum die Produktion von DHEA hemmt. Je älter wir werden, umso mehr verursacht die Kombination aus der natürlich nachlassenden DHEA-Produktion und dem Stress, dem wir in Beruf und Familie ausgesetzt sind, einen relativen Anstieg des Cortisols. Dies kann zu einem ernsten hormonellen Ungleichgewicht führen. Die DHEA-Produktion, die von Natur aus bereits nachgelassen hat, wird durch das Cortisol noch weiter unterdrückt. Die hormonelle Harmonie gerät aus dem Gleichgewicht, während das Cortisol ganz allmählich überwiegt. Statt einer Symphonie gibt es nun eine Kakophonie.

Zu viel Cortisol und nicht genügend DHEA hat starke indirekte Folgen für die Gesundheit. In dem Maße, wie das Cortisol das DHEA unterdrückt, werden auch alle anderen Hormone in Mitleidenschaft gezogen. Ganz besonders die Verbindung Cortisol–DHEA hängt eng mit der Verbindung Insulin–Glukagon zusammen. Der Insulinspiegel steigt im gleichen Maße wie der Cortisolspiegel. Befindet sich erst einmal zu viel Cortisol im Körper, wird auch der Alterungsprozess beschleunigt. Dabei geht nicht nur der Schutz durch DHEA verloren, das Cortisol hemmt auch die Produktion von Eico-

Altersbedingten Krankheiten vorbeugen

sanoiden, den kurzlebigen chemischen Botenstoffen, welche die Signale der Hormone weitertragen.

Die Wiederherstellung des Gleichgewichts zwischen DHEA und Cortisol ist also eindeutig entscheidend, um diesen Kreislauf des Alterns zu unterbrechen. Ein wichtiger Schritt in diese Richtung ist die Reduktion des Cortisolspiegels, damit der Körper in der Lage ist, so viel natürliches DHEA wie möglich zu produzieren und zu nutzen. Da Cortisol das Stresshormon ist, lässt sich der Cortisolspiegel senken, indem Stress vermieden wird. Eine zuverlässigere Methode ist aber vielleicht die Einnahme von einigen Vitalstoffen, die den Spiegel problemlos senken, wie etwas Acetyl-L-Carnitin, Vitamin C und A, Zink und Selen.

DHEA-Dosierungen

Der zweite Teil der Gleichung DHEA-Cortisol-Reduktion sind DHEA-Zusätze. Als Anfangsdosis verschreibe ich im Allgemeinen 10 bis 30 mg DHEA für Frauen und 30 bis 50 mg für Männer. In den folgenden Monaten passe ich die Dosis an, bis der erwünschte Blutspiegel erreicht ist. DHEA hat nur sehr wenige Nebenwirkungen, doch hohe Dosen können zu unerwünschtem Haarwuchs bei Frauen führen, zu Akne, Nervosität und Schlaflosigkeit. In einigen sehr seltenen Fällen entwickeln Personen, die hohe Dosen einnehmen, Herzklopfen oder unregelmäßigen Herzschlag.

Zwar ist DHEA der Vorstoff für das Hormon Östrogen, doch in der Praxis scheint es den Östrogenspiegel so gut wie gar nicht anzuheben. Fast das gesamte Östrogen der Frau wird in den Eierstöcken produziert. Auf Grund neuerer Untersuchungen ist es unwahrscheinlich, dass DHEA-Zusätze das Risiko einer Brustkrebserkrankung erhöhen. DHEA wurde tat-

Sinkender Hormonspiegel

sächlich bereits von mehreren alternativen Krebstherapeuten in Europa bei der Behandlung von Brustkrebs eingesetzt.

Heute bringen viele angesehene Hersteller DHEA in pharmazeutischer Qualität auf den Markt. Um DHEA herzustellen, wird das Sterol Diosgenin aus der wilden Yamswurzel extrahiert. Diosgenin muss im Labor in mindestens sechs Schritten bearbeitet werden, um es in DHEA umzuwandeln. Diese Produkte laufen unter anderem unter der Bezeichnung »wilder Yamsextrakt«, »DHEA-Vorstoff« oder »natürliches DHEA«. Da der Körper den Extrakt der wilden Yamswurzel nicht in DHEA umwandeln kann, sollten Sie nach anderen Produkten suchen. Kaufen Sie auch kein Produkt, dessen DHEA-Gehalt nicht ganz genau in Milligramm auf dem Etikett angegeben ist.

Pregnenolone: die Großmutter der Hormone

Nennt man DHEA die Mutter der Hormone, so ist Pregnenolone die Großmutter. Im Körper wird Cholesterin zu Pregnenolone umgewandelt, und zwar im ersten biochemischen Schritt bei der Produktion aller anderen Steroidhormone. Pregnenolone ist der direkte Vorstoff des DHEA. Es wird vom Körper in Hormone wie Androstendion und Androstendiol umgewandelt, welche wiederum zu den Hormonen Testosteron, Östradiol und ihren Derivaten, Cortisol und Aldosteron weiterverarbeitet werden.

Der Vorteil von Pregnenolone liegt also darin, dass es auch in Progesteron umgewandelt werden kann. Da diese Umwandlung einen Schritt vor der Umwandlung von Pregnenolone in DHEA stattfindet, kann die Großmutter der Hormone lebenswichtig für Frauen sein, weil dadurch ein Gleichgewicht mit Östrogen hergestellt wird.

Altersbedingten Krankheiten vorbeugen

Die Pregnenoloneproduktion ist Anfang der Dreißiger am höchsten und fällt dann immer weiter ab. Im Alter von siebzig liegt die Pregnenoloneproduktion nur noch bei ungefähr 40 Prozent des Höchstwertes.[9] Der Rückgang von Pregnenolone ist ein natürlicher Teil des Älterwerdens, doch er wird noch beschleunigt, wenn dem Körper Cholesterin vorenthalten wird. Eine allzu strenge cholesterinfreie vegetarische Diät könnte bewirken, dass lebenswichtige Rohstoffe für die Herstellung von Pregnenolone fehlen. Ein weiterer Weg zu diesem Mangel ist die Einnahme von statinhaltigen Medikamenten zur Senkung des Cholesterins. Treffen einer oder beide Punkte auf Sie zu, haben Sie die Formel für eine unnatürlich verminderte Pregnenoloneproduktion. Und da Pregnenolone die Großmutter der Hormone ist, bedeutet seine Verringerung gleichzeitig die Verminderung aller daraus entstehenden Hormone, und das mit allen vorhersehbaren negativen Folgen.

Pregnenolone wurde in den Vierzigerjahren entdeckt. Die Forscher interessierten sich sofort dafür, als sie herausfanden, dass Nebennierenhormone Schmerz sowie Schwellungen bei rheumatischer Arthritis unterdrücken können. Sie erkannten, dass Pregnenolone als einziges Hormon ohne Nebenwirkungen für den Stoffwechsel die Symptome linderte. Dennoch richteten sie ihre Aufmerksamkeit auf Hydrocortison und seine Derivate. Dies ist der Ursprung der Corticosteroide wie Prednison, die man damals als »Wunderdrogen« feierte. Heute wissen wir, dass dies gefährliche künstliche Substanzen mit einer ganzen Reihe negativer Nebenwirkungen sind. Sie dürfen nicht über einen längeren Zeitraum in hohen Dosen eingenommen werden.

Am Atkins Center verwenden wir natürliche Pregnenolonezusätze (im Allgemeinen zusammen mit DHEA), um jene Probleme zu behandeln, für die konventionelle Ärzte Prednison ver-

Sinkender Hormonspiegel

schreiben. Pregnenolone wirkt nicht ganz so intensiv und auch nicht so schnell, aber es verursacht wesentlich seltener erhöhten Blutdruck, Gewichtszunahme, Diabetes oder Flüssigkeitsretention. Wir finden es ebenfalls sehr hilfreich bei der Behandlung von Arthritis und Autoimmunerkrankungen wie Lupus und multiple Sklerose. Da wir glauben, dass Pregnenolone und DHEA im Gleichgewicht sein sollten, verwenden wir von beiden vergleichbare Mengen.

Pregnenolone ist das Vorstoffhormon für das weibliche Hormon Progesteron. Ein Teil des Pregnenolone einer Frau wird sogar direkt ohne Zwischenschritte in Progesteron umgewandelt. Da Pregnenolone ein unbedenkliches Hormon ohne echte Nebenwirkungen für den Stoffwechsel ist (wenn auch hohe Dosen eine leichte Wasserretention verursachen können), steht es ganz oben auf meiner Liste der natürlichen Substanzen, die hormonell bedingte Gesundheitsprobleme bei Frauen ausgleichen können.

Ein Grund für den Rückgang der DHEA-Produktion im Alter ist das Nachlassen der Pregnenoloneproduktion. Dasselbe gilt für die Produktion des Enzyms, das Pregnenolone in DHEA umwandelt. Die Einnahme von Pregnenolonezusätzen, die heute frei verkäuflich sind, hebt vielleicht nicht unmittelbar den DHEA-Spiegel an. Die gleichzeitige Einnahme von Pregnenolone- und DHEA-Zusätzen könnte aber sehr viel dazu beitragen, die optimalen Konzentrationen dieser beiden Hormone wiederherzustellen. Dadurch könnte auch die Produktion von Cortisol vorteilhaft gesenkt werden.

Um bei meinen Patientinnen eine günstige Pregnenolonekonzentration zu erreichen, beginne ich für gewöhnlich mit einer Dosis zwischen 20 und 40 mg pro Tag. Ist der Hormonspiegel im Blut nach ein paar Monaten nicht genügend gestiegen, kann ich die Dosis noch erhöhen. Wie Sie auf Pregnenolone reagieren, lässt sich nicht vorhersagen. Nehmen Sie

Altersbedingten Krankheiten vorbeugen

Zusätze niemals auf eigene Verantwortung – Sie müssen einen erfahrenen Arzt hinzuziehen, der anhand regelmäßiger Bluttests den Hormonspiegel überprüfen und die Dosierung optimal einstellen kann.

Hormone drehen die Uhr zurück

Kann ein einzelnes Hormon tatsächlich die Altersuhr zurückdrehen? Kann irgendein Vitalstoff Ihnen die Gesundheit und Lebenskraft zurückgeben, die Sie in den Zwanzigern und Dreißigern genießen konnten? Nein. Es gibt keinen Zaubertrank gegen das Altern. Doch dieses gesamte Buch basiert auf dem Gedanken, dass die richtigen Vitalstoffe, die richtige Ernährung und der richtige Lebensstil *in Kombination* den Lauf der Uhr verlangsamen und vielleicht sogar aufhalten oder rückgängig machen können. In diesem Kapitel erfahren Sie etwas über die Vitalstoffe, die für die Wiederherstellung der Steroidhormone wie Testosteron und Progesteron am wirkungsvollsten sind. Außerdem erläutere ich natürliche und unbedenkliche Möglichkeiten, die Symptome der Menopause auszuschalten und das Risiko einer Osteoporose zu senken. Und Sie erfahren etwas über eine der aufregendsten, besonders kontrovers diskutierten neuen Entwicklungen in der Hormonoptimierung: das menschliche Wachstumshormon.

Androstendion und natürliches Testosteron

Auch wenn Sie nicht sportbegeistert sind wie ich, haben Sie vielleicht schon von Mark McGwire gehört, der in der Saison von 1998 einen Rekord von 70 Homeruns hinlegte. An-

Altersbedingten Krankheiten vorbeugen

gesichts dieser Rekords kam es zu einer Kontroverse, weil McGwire öffentlich die Einnahme eines frei verkäuflichen Hormonzusatzes namens Androstendion bekannte. Zwar ist es im Profibaseball absolut legal, Androstendion zu benutzen, doch wird dieses Hormon von anderen sportlichen Organisationen geächtet. Der Grund? Die Funktionäre sagen, Androstendion sei ein anaboles Steroid – das heißt, ein Steroidhormon, das Muskeln aufbaut. Aber da liegen sie mehr als nur ein bisschen daneben. Androstendion ist in der Tat ein Steroid, doch handelt es sich bei den mit Recht aus dem Sport verbannten künstlichen anabolen Steroiden um etwas völlig anderes. Künstliche Anabolika wie Methyltestosteron sind wie alle künstlichen Hormone unnatürliche Substanzen, auf die der Körper nicht eingerichtet ist. Diese Medikamente werden nicht problemlos über den Stoffwechsel wieder ausgeschieden, wie etwa Androstendion oder andere natürliche Hormone, sondern in giftige Nebenprodukte aufgespalten, die der Leber ernsten Schaden zufügen und sogar Krebs verursachen können.

Da Androstendion legal in Apotheken verkauft wird und es in vernünftigen Dosen auch unbedenklich ist, gibt es keinen Grund, es nicht einzunehmen – wenn es für Sie das Richtige ist.

Allgemein gilt, dass Androstendion den Testosteronspiegel nur für ein paar Stunden anheben soll. Aus den wenigen Studien, die darüber verfügbar sind, geht nicht klar hervor, ob der Testosteronspiegel genug erhöht wird, dass sich eine echte Wirkung zeigt. Doch meiner Erfahrung nach deutet die Einnahme von Androstendion in Kombination mit DHEA darauf hin, dass eine beträchtliche Änderung des Testosteronspiegels erreicht werden kann.

Normalerweise empfehle ich meinen Patienten Androstendion, wenn ich glaube, dass sie davon profitieren werden, und

Hormone

für gewöhnlich gebe ich es zusammen mit DHEA. Die Dosierung hängt davon ab, welche Mengen optimale DHEA- und Testosteronkonzentrationen bewirken. Im Folgenden möchte ich erläutern, warum ich den Testosteronspiegel gern optimieren möchte.

Geschichten über Testosteron

Einige meiner männlichen Patienten kommen zum ersten Mal zu mir, weil sie sich Hilfe bei Beschwerden wie Müdigkeit, Verlust der Muskelkraft, Schlaflosigkeit und Depressionen erhoffen. Andere haben genauer definierte Probleme wie Herzkrankheiten oder Osteoporose, Erektionsschwierigkeiten oder Verlust des sexuellen Verlangens. Allen ist häufig gemeinsam, dass ihr Testosteronspiegel sehr niedrig ist. Sie produzieren nur noch einen Bruchteil des freien Testosterons, das sie brauchen, um aktiv, vital und gesund zu bleiben. Der Testosteronspiegel sinkt mit den Jahren wie die meisten Steroidhormone.

In gewissem Umfang ist weniger Testosteron im Alter ganz normal. Männer produzieren ganz natürlich weniger, wenn sie die Fünfzig überschreiten, so wie Frauen weniger weibliche Hormone produzieren. Der Prozess ist dem der Frauen sogar so ähnlich, dass man häufig von männlicher Menopause oder Andropause spricht.

Wie Frauen in der Menopause erleben auch Männer in der Andropause Ende Vierzig, Anfang Fünfzig, dass sie vermehrt Fett ansetzen und das Risiko einer Herz-Kreislauf-Erkrankung, einer Osteoporose, Depression und Vergesslichkeit steigt. Der große Unterschied besteht darin, dass Frauen an einem monatlich wiederkehrenden Zeichen, nämlich ihrer Periode, erkennen können, wenn sich in ihrem Körper etwas verändert. Männer haben kein vergleichbares Zeichen.

Altersbedingten Krankheiten vorbeugen

Der wichtigste Grund für den Rückgang der Hormonproduktion ist eine natürliche Verringerung der testosteronproduzierenden Leydig-Zwischenzellen in den Hoden. Außerdem bildet der Körper mehr SHBG, das Protein, das Sexualhormone bindet, sodass sie für den Körper nicht mehr verfügbar sind.

Noch weitere Faktoren können die Aktivität der Leydig-Zwischenzellen vermindern. Ein Überschuss des weiblichen Hormons Östradiol unterdrückt die Funktion der Leydig-Zwischenzellen. Alle Männer produzieren ein wenig Östradiol als normale Funktion der Testosteronproduktion, doch für gewöhnlich besteht ein gutes Gleichgewicht zwischen Testosteron und einer ganz geringen Menge Östradiol. Mit dem Alter wird dieses Gleichgewicht jedoch zum Beispiel durch übermäßige Gewichtszunahme gestört. In einem komplizierten Stoffwechselprozess lässt das überschüssige Fett den Testosteronspiegel sinken und den Östradiolspiegel steigen, und zwar mit allen unerwünschten Nebenwirkungen auf Sexualität und Gesundheit.

Manchmal sinkt der Testosteronspiegel auch, wenn Patienten der Standardempfehlung ihres Arztes folgen, eine fettarme Diät zu machen. Das habe ich ganz besonders bei meinen Patienten mit Herz-Kreislauf-Erkrankungen festgestellt. Ihre Angst vor dem gefürchteten Cholesterin in der Nahrung bringt sie dazu, fettarme Diäten zu machen, und zwar mit der vollen Unterstützung ihrer Kardiologen. Sie hungern ihren Körper aus und entziehen ihm damit das Cholesterin, das er für die Produktion von Testosteron benötigt. Das Paradoxon dieser fehlgeleiteten Bemühungen liegt darin, dass Testosteron schützende Wirkung auf das Herz hat und sogar das Lipidprofil des Blutes verbessert.[1]

Auch andere Zusätze können hier helfen. Eine zusätzliche Gabe von DHEA, das leicht in Testosteron umgewandelt wird,

Hormone

ist oft sehr wertvoll. Und ich bin überzeugt, dass Androstendion das durch das DHEA hervorgerufene Ansteigen des Testosterons bewirkt. Ebenso entscheidend sind die Anticortisol-Vitalstoffe, die ich in Kapitel 12 aufgeführt habe. Bei hohem Cortisolspiegel ist die DHEA-Konzentration niedrig, ebenso das Testosteron, weil nicht genügend von dem Vorstoff vorhanden ist. Setzt man dem Cortisol etwas entgegen, steigt die DHEA-Konzentration und dadurch auch der Testosteronspiegel.

Es gibt immer noch Männer, bei denen all diese Maßnahmen fehlschlagen. Für diese Fälle verschreibe ich Zusätze von natürlichem Testosteron. Dabei betone ich besonders, dass es sich um natürliche Stoffe handelt. Mit den Jahren haben sich Pharmahersteller eine ganze Reihe unnatürlicher Testosteronzusätze patentieren lassen, auch bekannt als anabole Steroide.

Heute ist natürliches Testosteron als Hautpflaster erhältlich, in Hautcremes und Gels und als sublinguale Tabletten (unter die Zunge zu legen). Diese neuen Darreichungsformen machen es den Patienten leicht, täglich eine regelmäßige und exakte Dosis einzunehmen. Da Testosteron verschreibungspflichtig ist, müssen Sie mit Ihrem Arzt besprechen, welche Dosis für Sie richtig ist.

Natürliches Testosteron ist eine sehr wirkungsvolle Substanz, doch alle Testosteronprodukte müssen mit Vorsicht eingenommen werden. Ganz besonders Männer, in deren Krankengeschichte Prostatakrebs vorkommt, sollten es nicht verwenden – obgleich es keine Beweise gibt, dass Testosteron Prostatakrebs verursacht.

Ein Wort zur Warnung: Die Einnahme von Testosteron kann zu einem vorübergehenden Anstieg des PSA-Spiegels führen. Falls Sie einen routinemäßigen PSA-Check planen, sollten Sie einige Tage vorher kein Testosteron einnehmen.

Altersbedingten Krankheiten vorbeugen

Testosteron für Frauen

Alle Frauen produzieren kleine Mengen Testosteron. Die Testosteronproduktion geht ebenso mit den Jahren zurück wie die Produktion der weiblichen Hormone. Das ist der Hauptgrund, warum viele Frauen in der Menopause von nachlassender Libido und weniger Befriedigung beim Sex berichten – und zwar auch Frauen, die eine Hormonersatztherapie machen. Da die Dosis zur Wiederherstellung des normalen weiblichen Testosteronspiegels sehr gering ist, verschreibe ich es nicht gern – allzu schnell ist die Menge zu hoch. Stattdessen ziehe ich DHEA und/oder Androstendion vor, die im Körper auf natürliche Weise in Testosteron umgewandelt werden. Wenn ich einen leichten, aber messbaren Anstieg an Testosteron erkenne und gleichzeitig das sexuelle Verlangen steigt, weiß ich: Das Ziel ist erreicht.

Progesteron: Menopause auf natürliche Art

Vermutlich gibt es keine kontroversere Art der Hormonoptimierung als die Hormonersatztherapie während der Menopause. Die Standardbehandlung für Frauen, die nicht mehr menstruieren, besteht in der Gabe einer Kombination aus Östrogen und Progesteron. Diese künstlichen Hormone, die sich ganz erheblich von denen unterscheiden, die sie ersetzen sollen, werden in medizinischen Zeitschriften heftig beworben und von der konventionellen Ärzteschaft begeistert aufgenommen. Viele Ärzte verschreiben Frauen über fünfzig schon fast automatisch Hormone.

Das Problem ist allerdings, dass die Kombination aus Östrogen und Progesteron für eine Frau, deren Hormonhaushalt

Hormone

bereits gestört ist, regelrecht gesundheitsgefährdend sein kann. Die meisten Frauen mit einer entsprechenden Neigung nehmen durch diese Kombination zu, auch wenn sie zu Beginn der Einnahme normalgewichtig sind. Haben sie Übergewicht, nehmen sie bestimmt nicht ab. Falls bereits eine insulinabhängige Störung vorliegt wie etwa zu niedriger Blutzucker, Diabetes, hohe Triglyzeridwerte oder hoher Blutdruck, verschlimmert die Hormontherapie diese Probleme noch.

Progesteron ist seit 1976 dafür bekannt, dass es zu Gewichtszunahme führt. Damals beschrieb der bekannte schwedische Stoffwechselforscher Per Björntorp Tierversuche, die eine Zunahme der Größe der Fettzellen mit einer gleichzeitigen Erhöhung des Plasmainsulins um das Siebenfache zeigten.[2]

Das Östrogen in der Hormontherapie hemmt genau das Hormon, welches die Wirkungen des Insulins zu neutralisieren versucht – Glukagon. Die Gabe von Östradiol beschneidet die Glukagonsekretion und führt dazu, dass die Lipidwerte steigen.[3]

Angesichts so vieler grundlegender Untersuchungen, die alle darauf hindeuten, dass eine Hormontherapie Nebenwirkungen für den Glukose-Insulin-Stoffwechsel hat, ist es erstaunlich, wie wenige Ärzte, die diese Therapie anwenden, sich des Problems bewusst sind.

Machen die vorgeblichen Vorteile der Hormontherapie ihre Nachteile wieder wett? Ich glaube es nicht. Das Mantra, das herkömmliche Ärzte dauernd wiederholen, lautet, Hormontherapie verhindere Herz-Kreislauf-Erkrankungen. Dies gründet auf zahlreichen epidemiologischen Studien, die zeigen, dass es Frauen, die Hormone nehmen, viel besser geht. Eine neuere Studie jedoch, wissenschaftlicher durchgeführt an 20 Gesundheitszentren im ganzen Land, zeigte, dass wir dringend umdenken müssen. Fast 3000 Frauen nahmen an der vierjährigen Heart and Estrogen/Progestin Replacement

Altersbedingten Krankheiten vorbeugen

Study (HERS) teil – eine Studie über den Zusammenhang zwischen Herzerkrankungen und Hormonersatztherapie. Die Hälfte von ihnen nahm ein Hormonersatzpräparat ein, die andere Hälfte ein Placebo. Die Forscher waren ziemlich enttäuscht, dass in den vier Jahren 58 Frauen aus der Placebogruppe und sogar 71 aus der Hormongruppe an Herzanfällen starben. Mit anderen Worten: Bei der Hormongruppe war ein Anstieg an Herztoten um 23 Prozent zu verzeichnen.[4] Ein Grund könnte sein, dass die Hormontherapie die Triglyzeridwerte über die sichere Grenze hinaus in den tödlichen Bereich hat ansteigen lassen.

Trotz der enttäuschenden Ergebnisse der HERS verweisen die meisten konventionellen Ärzte weiterhin auf dutzende anderer Studien, die gezeigt haben, dass eine Hormontherapie die Fälle von Herz-Kreislauf-Erkrankungen verringert. Dabei übersehen sie geflissentlich, dass all diese Studien einen wesentlichen Makel haben – sie sind retrospektiv. Man hat keine identischen Vergleichsgruppen untersucht, und das ist in der Wissenschaft ein schwerer Fehler. Die Studien analysierten nur Frauen, die auf eigenen Wunsch oder auf Wunsch ihres Arztes eine Hormontherapie machten. Die Kontrollgruppen waren Frauen, die selbst entschieden hatten, keine Hormontherapie zu machen. Frauen in den Wechseljahren, die nicht bei besonders guter Gesundheit sind – sie haben beispielsweise Übergewicht oder Diabetes, Asthma oder hohen Blutdruck –, verzichten häufig auf eine Hormontherapie, weil diese die Beschwerden verschlimmert. Diejenigen Frauen, die sich für eine Hormontherapie entscheiden, sind in der Regel gesünder, schlanker und kümmern sich mehr um die Verbesserung ihres Lebensstils. Mit anderen Worten, sie tragen mit oder ohne Hormontherapie ein geringeres Risiko einer Herzerkrankung.

Gerechterweise möchte ich erwähnen, dass die Standard-

Hormone

kombination aus Östrogen und Progesteron, wie sie in der Hormontherapie angewandt wird, in der Tat den Gesamtcholesterinwert senkt und das gute HDL-Cholesterin anhebt. Andererseits kann die Hormontherapie wie beschrieben einen anderen ernsten Risikofaktor für Herzkrankheiten erheblich erhöhen, nämlich die Triglyzeridwerte. Der Anstieg könnte sich auf 30 oder mehr Prozent belaufen.

Es gibt eine viel bessere und natürlichere Methode, Hormone gegen die unangenehmen Nebenerscheinungen der Menopause wie etwa Stimmungsschwankungen, Hitzewallungen, trockene Vagina usw. zu nutzen – natürliches Progesteron. In Verbindung mit den richtigen Vitalstoffen bietet natürliches Progesteron einen echten Schutz nicht nur gegen die Symptome der Menopause, sondern auch gegen die anderen Geißeln älterer Frauen, nämlich Osteoporose und Herzkrankheiten.

Mein Ansatz am Atkins Center ist eine natürlich progesteronhaltige Hautcreme in Verbindung mit der Einnahme von Vitalstoffzusätzen. Die Creme ist ganz einfach zu benutzen – einfach 21 Tage lang jeden Abend einen Teelöffel voll in die Haut einreiben. Häufig empfehle ich dann eine Woche Pause und anschließend erneute Anwendung. Cremes mit natürlichem Progesteron sind freiverkäuflich in Apotheken und Naturkostläden erhältlich. Verschiedene Produkte enthalten verschieden große Mengen an natürlichem Progesteron. Achten Sie genau darauf, wie viel darin enthalten ist. Die besten Produkte enthalten drei Prozent natürliches Progesteron.

Der wichtigste Vitalstoff für die Behandlung von Beschwerden in den Wechseljahren ist Folsäure in verschreibungspflichtigen Dosen von 30 bis 60 mg. Dosen dieser Stärke stimulieren die Produktion von natürlichem Östrogen und haben gleichzeitig eine östrogenähnliche Wirkung, die hilft, viele Symp-

Altersbedingten Krankheiten vorbeugen

tome der Menopause zu lindern. Außerdem stimulieren sie beständig die Libido der Frau.

Der zweite die Menopause beeinflussende Vitalstoff ist das Mineral Bor. Dieses Spurenelement erhöht den Östrogen- und Progesteronspiegel und hat sich als wirkungsvolle Therapie gegen Osteoporose erwiesen, möglicherweise unabhängig von seiner Wirkung auf Hormone. Ich verschreibe zwischen 10 und 20 mg Bor als Tagesdosis. Frauen bemerken im Allgemeinen innerhalb weniger Wochen eine Verbesserung.

Nehmen Sie außerdem stark östrogenhaltige Nahrungsmittel wie Sojabohnen und ihre Derivate, sowie Kräuter, etwa Traubensilberkerze und andere, zu sich, und Sie werden schon bald sehen, dass es viele Möglichkeiten gibt, auf natürliche Weise eine erfolgreiche Hormontherapie zu machen.

Die meisten meiner Patientinnen, die diesen Weg einschlagen, erleben eine so deutliche Linderung ihrer Symptome, dass sie schließlich ganz auf eine Hormonersatztherapie verzichten. Auch alle anderen bemerken, dass sie die Dosis der synthetischen Hormone zumindest herabsetzen können. Und damit sind wir am Ziel angelangt. Mir ist es wichtig, dass eine Frau die kleinstmögliche Menge Östrogen nimmt, die noch gerade die Symptome der Menopause behandelt. Auf diese Weise bleiben die negativen Auswirkungen von östrogenen Hormonen auf den steigenden Insulinspiegel auf ein Minimum beschränkt.

Der Aufbau von Knochen mit Progesteron

Eine Hormontherapie kann die Bildung von Osteoporose zwar ein wenig verlangsamen, doch sie kann sie kaum verhindern oder gar umkehren. Tatsächlich hat der Verlust von Östrogenen weniger Einfluss auf den Knochenschwund, als man uns

Hormone

glauben machen will. Osteoporose beginnt Ende der Dreißiger, wenn die Östrogenwerte noch normal sind. Anfang der Fünfziger, mit Beginn der Menopause, ist bereits über 20 Jahre lang langsam Knochenmasse verloren gegangen.

Nach der Menopause verschlimmert sich der Knochenschwund, und manchmal kommt es durch die einfachsten Belastungen sogar zu behindernden Brüchen. Aber es ist weniger der Mangel an Östrogen, der die Osteoporose verursacht, als der Mangel an Progesteron.

Aus Studien wissen wir, dass eine Östrogenersatztherapie diese Entwicklung verlangsamen kann – jedoch nur, wenn sie in den drei bis fünf Jahren um den Beginn der Menopause herum einsetzt. Danach kann das Östrogen nicht mehr viel gegen den Knochenschwund tun.

Natürliches Progesteron (der Begriff bezeichnet eher das Prohormon und nicht das synthetische Analog, das am häufigsten verschrieben wird) kann tatsächlich genug neuen Knochen aufbauen, um den Verlust auszugleichen. Kurz: Progesteronzusätze können helfen, Osteoporose rückgängig zu machen, indem sie das Wachstum von solidem neuem Knochen stimulieren.[5]

Die überragende Mehrheit der am Atkins Center behandelten Patientinnen mit verminderter Knochendichte erzielte gute Ergebnisse mit dem natürlichen Ansatz der Umkehrung – nicht nur Verlangsamung – der Osteoporose. Der erste Schritt ist die Einnahme von natürlichem Progesteron, Folsäure und Bor in den oben beschriebenen Mengen. Ein neuerdings erhältlicher Zusatz namens Ipriflavon, der aus Isoflavonen (natürliche Pflanzenöstrogene) hergestellt wird, verbessert die Knochendichte ebenso wie Östrogen, jedoch ohne die potenziellen Gefahren. Das Gegenteil ist der Fall. Östrogen kann das Krebsrisiko erhöhen, während Ipriflavon es senkt.[6]

Altersbedingten Krankheiten vorbeugen

Ich empfehle eine tägliche Dosis von 600 mg Ipriflavon über den Tag verteilt. Zusätzlich sollten Sie Zusätze der wichtigsten Vitalstoffe wie Vitamin D, Calcium, Magnesium und Strontium sowie Vitamin K einnehmen. Schließlich hilft auch Krafttraining, die Knochen gesund zu erhalten. Dreimal die Woche zwanzig Minuten lang ein flotter Fußmarsch oder Aerobic ist ein guter Schritt in die richtige Richtung.

Nachdenken über die Schilddrüse

Im Alter lässt auch die Produktion der Schilddrüsenhormone nach. Dadurch erhöht sich das Risiko einer Herzerkrankung, und die geistige Verwirrung, die auftreten kann, wird häufig mit Senilität verwechselt.

Obwohl 25 Prozent der erwachsenen Bevölkerung an milder bis schwerer Schilddrüsenunterfunktion leiden, bleibt das Problem häufig unerkannt. (Das gegenteilige Problem, eine überaktive Schilddrüse, also Schilddrüsenüberfunktion, ist relativ selten.) Das liegt daran, dass konventionelle Ärzte sich bei ihrer Untersuchung nur auf Bluttests auf das Schilddrüsenhormon T4 (auch Thyroxin genannt), T3 (der Körper wandelt T4 in T3 um) und ein weiteres Hormon, das TSH (thyoroidstimulierendes Hormon), das in der Hirnanhangdrüse produziert wird, verlassen. Die normale Bandbreite ist für alle drei Hormone jedoch äußerst weit gefasst. Die Ergebnisse könnten nur die Hälfte vom Durchschnittswert zeigen und immer noch als normal erachtet werden.

Genau das ist der Grund, warum eine klinische Untersuchung außerhalb des Labors nötig ist, sobald auch nur entfernt der Verdacht auf eine Unterfunktion der Schilddrüse besteht. Der Bluttest könnte zeigen, dass die Schilddrüsenfunktion sich innerhalb der erwähnten weiten Grenzen befin-

Hormone

det, dennoch könnten Symptome für Schilddrüsenunterfunktion auftreten, einschließlich Kälteempfindlichkeit, Gewichtszunahme oder der Unfähigkeit abzunehmen, Müdigkeit und Lethargie, Depressionen, trockener Haut und erhöhtem Cholesterinspiegel. Gerade deshalb könnte die Schilddrüsenunterfunktion ein unerkannter Grund für Arteriosklerose sein.

Eine der Hauptfunktionen der Schilddrüsen ist die Regulierung der Körpertemperatur. Daher ist Kälteempfindlichkeit eines der frühesten Symptome für eine Schilddrüsenunterfunktion. Die andere wichtige Funktion der Drüse ist die Regulierung der Stoffwechselgeschwindigkeit. Wenn die Schilddrüse weniger aktiv ist, verlangsamt sich der Stoffwechsel, woraus die anderen frühen Symptome wie Müdigkeit und Gewichtszunahme resultieren.

Was ist dafür verantwortlich, wenn die Schilddrüse nicht mehr so gut funktioniert? Gelegentlich ist die Ernährung das Problem. Um T4 herzustellen, sind die Aminosäure Tyrosin und das Mineral Jod nötig, und die Mineralstoffe Zink und Selen sind erforderlich für die Produktion des Enzyms, das T4 in T3 umwandelt.

Jedoch sind Ernährungsmängel nur selten der Grund für eine Schilddrüsenunterfunktion. Häufig ist der Grund eine Autoimmun-Thyreoiditis (auch bekannt als Hashimoto-Thyreoiditis). Dabei greifen Antikörper die eigene Schilddrüse an. Wir wissen nicht genau, warum es dazu kommt, aber ich glaube, viele Fälle können auf Wurzelbehandlungen von toten Zähnen zurückgeführt werden.

Ein weiterer wichtiger Grund für eine Schilddrüsenunterfunktion sind die Bestrebungen des Körpers, sein inneres Milieu konstant zu halten (technisch gesprochen: Homöostase zu erreichen). Schilddrüsenunterfunktion ist die äußerst häufig auftretende Folge einer Diät zur Gewichtsabnahme über einen langen Zeitraum. Der Körper widersteht dem Ge-

Altersbedingten Krankheiten vorbeugen

wichtsverlust und verändert daher seine Homöostase, indem er die Produktion des Schilddrüsenhormons reduziert.

Ich empfehle, natürliche (tierische) Schilddrüsenhormonzusätze den synthetischen vorzuziehen, ganz besonders in Fällen, wo die Schilddrüsenunterfunktion durch fortgeschrittenes Alter oder Diät hervorgerufen wird. Synthetische Hormone verschreibe ich nur in Fällen einer Autoimmunerkrankung, weil das eigene Immunsystem das natürliche Hormon sonst zerstören könnte.

Die therapeutische Erprobung

Das Problem der Zusätze von Schilddrüsenhormonen besteht darin, dass häufig eine Diskrepanz zwischen Labortests und klinischem Bild besteht. Die Laborergebnisse könnten sehr wohl im normalen Bereich liegen, dennoch könnten die Symptome für Schilddrüsenunterfunktion auftreten, ganz besonders, wenn die Körpertemperatur ständig niedrig ist (36,5° C oder darunter). In solch einem Fall fragen Patient und Arzt sich zu Recht, ob wirklich zusätzliche Gaben von Schilddrüsenhormonen nötig sind.

Wann immer diese Frage berechtigt ist, lautet meine Antwort, es auszuprobieren – mit anderen Worten, es einfach therapeutisch zu erproben. Man darf hierbei nicht vergessen, dass eine solche Erprobung nicht ohne Risiko ist, denn eine Überdosis an Schilddrüsenhormonen (oder eine natürliche Überproduktion) ruft eine Schilddrüsenüberfunktion mit Symptomen wie Herzrasen, verstärktem Herzklopfen oder Herzrhythmusstörungen, Nervosität, Ängstlichkeit, Schweißausbrüchen und Schlaflosigkeit hervor.

Dennoch ist eine therapeutische Erprobung recht unbedenklich, solange mit einer äußerst niedrigen Dosis begon-

Hormone

nen wird, die man nur ganz langsam unter genauer Beobachtung von Körpertemperatur, Puls und allen anderen Symptomen erhöht. Die meisten Patienten mit einer Schilddrüsenunterfunktion bekommen am Ende eine Dosis von 1 bis 3 g. Wichtig ist vor allem, wie die Hormone verabreicht werden. Das Ziel ist ein maximales Wohlbefinden bei noch normalem Puls (unter 80 Schläge pro Minute), durch eine Körpertemperatur, die näher an normalen Werten liegt, eine Linderung der müden, trockenen Haut und anderer Symptome, und das alles, ohne neue hervorzurufen. Ist die optimale Dosis erst einmal gefunden, sollte dennoch regelmäßig der Arzt aufgesucht werden, um sicherzustellen, dass sich die Situation nicht verändert hat und die Dosis immer noch die Richtige ist.

Das menschliche Wachstumshormon:
wahre Verjüngung – mithilfe des Arztes

Macht man sich daran, die wachsende Zahl von Anti-Aging-Kliniken in den USA genauer zu erkunden, stellt man sehr schnell fest, dass in vielen von ihnen die Behandlung auf der beinahe routinemäßigen Verschreibung und Verabreichung des menschlichen Wachstumshormons (HGH) und/oder verwandter Substanzen beruht.

Ich glaube, dass die Tendenz dahin geht, Menschen Wachstumshormon zu verschreiben, die es vielleicht gar nicht brauchen. Das ist absolut nicht erstrebenswert, denn die Behandlung kann zu einem hormonellen Ungleichgewicht führen.

Nachdem ich dies zu bedenken gegeben habe, möchte ich zum Ausdruck bringen, dass ich Wachstumshormon für eine der faszinierendsten neuen hormonoptimierenden Substanzen halte.

Wie der Name schon sagt, teilt das menschliche Wachstums-

Altersbedingten Krankheiten vorbeugen

hormon dem Körper mit, wann er zu wachsen und wie er sich zu erhalten und Schäden zu reparieren hat. Außerdem ist es äußerst wichtig für den Stoffwechsel – das Hormon hat mit praktisch jedem Aspekt der Energiegewinnung und Beseitigung von Abfallstoffen zu tun. Des Weiteren steuert es den Energiehaushalt des Körpers.

Das endokrine System ist eine sehr komplexe, fein ausbalancierte Anordnung von Rückkopplungsschleifen, die alle dazu gedacht sind, den Körper gleichmäßig funktionieren zu lassen. Das Wachstumshormon ist mengenmäßig das wichtigste von der an der Gehirnbasis sitzenden Hirnanhangdrüse produzierte Hormon. Bekommt die Hirnanhangdrüse von dem anderen drüsenstimulierenden Teil des Gehirns, dem Hypothalamus, eine Botschaft, setzt sie Wachstumshormon frei. Das Hormon wird dann zur Leber transportiert, wo es die Produktion von hormonähnlichen Substanzen anregt, die man »Insulin Growth Factors« nennt. Besonders zweckdienlich ist in diesem Zusammenhang der Insulin Growth Factor 1 (IGF-1). Er wirkt direkt mit dem Wachstumshormon, um den Stoffwechsel zu kontrollieren und das Wachstum zu fördern.

Das Wachstumshormon wird von der Hirnanhangdrüse den ganzen Tag über in einem Zyklus kurzer Stöße ausgeschieden, und zwar ungefähr alle vier Stunden. Etwa 70 Prozent des Wachstumshormons werden in der Nacht während des Tiefschlafs produziert. (Der IGF-1-Spiegel bleibt jedoch den ganzen Tag über konstant.)

Sobald genügend Wachstumshormon ausgeschieden wurde, schickt der Hypothalamus eine zweite Botschaft an die Hirnanhangdrüse, und zwar durch das Hormon Somatostatin (auch bekannt als HGH-inhibiting Factor). Somatostatin gibt der Hirnanhangdrüse den Befehl, im Augenblick kein Wachstumshormon mehr zu produzieren. Die Produktion von Soma-

Hormone

tostatin scheint mit dem Alter zuzunehmen. Das könnte ein Grund dafür sein, dass der Wachstumshormonspiegel, der im Teenageralter seinen Höhepunkt erreicht, mit einer Geschwindigkeit von etwa 14 Prozent pro Lebensjahrzehnt sinkt. Im Alter um die 60 produziert der Körper nur noch etwa 25 Prozent der HGH-Mengen im Vergleich zu den Zwanzigern.

Wachstumshormon-Mangelsyndrom

Wenn Ihr HGH ein wenig zu weit oder zu schnell sinkt, leiden Sie womöglich unter einem Mangel an Wachstumshormon. Dr. Dan Rudman, einer meiner Lehrer während meiner Zeit als Assistenzarzt am Goldwater Hospital der Columbia University, informierte 1990 die Welt von den aufregenden Fähigkeiten von HGH. Dr. Rudman hat den IGF-1-Spiegel, der einen Mangel an Wachstumshormon anzeigt, auf unter 350 IE festgelegt. Etwa 30 Prozent aller gesunden 60-jährigen Männer haben Werte unter diesem Niveau.

Hunderte von wissenschaftlichen Studien beschreiben die neueren Erkenntnisse über Wachstumshormon-Mangelsyndrom (GHD).[7] Sie zeigen, dass zu den Symptomen des Wachstumshormon-Mangelsyndroms neben vermehrtem Körperfett ein gleichzeitiger Abbau an Muskelmasse, -größe und -kraft gehört. Die Knochendichte verringert sich, und es kommen häufiger Knochenbrüche auf Grund von Osteoporose vor. Von Einschränkungen der Nieren- und Lungenfunktion wird ebenfalls berichtet.

Das durch einen niedrigen Wachstumshormonspiegel vermutlich am stärksten betroffene Organ ist das Herz. Menschen mit Wachstumshormon-Mangelsyndrom weisen außerdem vermehrt Risikofaktoren für Herzerkrankungen auf: hohe Triglyzeridwerte, niedriges HDL, erhöhtes LDL. Das lässt darauf

Altersbedingten Krankheiten vorbeugen

schließen, dass viele Personen mit GHD auch von einer Insulinresistenz betroffen sind, eines der größten hier beschriebenen Probleme – und tatsächlich ist das der Fall.[8]

HGH und Fettleibigkeit

Wachstumshormonmangel ist umso schlimmer, wenn Sie Übergewicht haben, denn Fettleibigkeit senkt den Spiegel von Wachstumshormon ganz genauso wie fortschreitendes Alter. Je schwerer Sie sind, umso weniger HGH haben Sie, je weniger Körperfett Sie haben, umso mehr HGH haben Sie.[9]

Behandlung mit HGH

Es gibt Grund zu der Annahme, dass alle hier erwähnten Anzeichen von Wachstumshormonmangel zumindest teilweise durch die Gabe von HGH korrigiert werden können. Doch HGH kann vielleicht noch viel mehr leisten. Zwar basiert der Gedanke, einige Altersbeschwerden mit HGH zu bekämpfen, auf der Arbeit eines meiner Mentoren, Dr. Vladimir Dilman, aus den Sechzigerjahren, doch erst die bahnbrechende Studie, die Dr. Daniel Rudman leitete und 1990 im *New England Journal of Medicine* veröffentlichte, öffnete der Forschung Tür und Tor. Dr. Rudman studierte gesunde, aber gebrechliche ältere Männer, deren IGF-1-Spiegel unter 350 IE lag. Zwölf von ihnen behandelte er dreimal pro Woche mit einer Injektion HGH. Die Schlussfolgerung der Studie, dass »die Wirkung von sechs Monaten HGH-Gabe auf die Muskelmasse und das Fettgewebe im Umfang den Veränderung entsprach, die in zehn bis zwanzig Jahren Alterung einsetzen«, brachte eine HGH-Revolution in Gang.[10]

Hormone

Unter anderem gibt es beeindruckende Studien, die zu dem Schluss kamen, dass HGH (oder IGF-1 oder beide) bei der Behandlung verschiedener Herzprobleme wie Rechtsherzinsuffizienz und Kardiomyopathie helfen konnten.[11] Das bedeutet, dass ich mir den IGF-1-Spiegel aller meiner Herzpatienten ansehe, die ein Problem damit haben, sich mit normaler Geschwindigkeit zu bewegen. Zu meinem Behandlungsplan gehört es, einen niedrigen IGF-1-Spiegel wieder auf normales Niveau zurückzuführen.

IGF-1 und der Sieg über Diabetes

Für mich und meine Arbeit sind jene Bereiche klinischer Studien am interessantesten, die HGH mit Diabetes in Zusammenhang bringen. Ein Großteil dieser Forschungen beschäftigt sich auch mit dem IGF-1. Nicht wenige Studien bestätigen, dass IGF-1 Insulinresistenz bekämpft und nicht, wie der Name andeuten könnte, die Aktionen des Insulins imitiert. Das bedeutet, es senkt sowohl den Blutzucker als auch das Insulin und vermeidet so das Glukose-Insulin-Dilemma. Ganz besonders interessant finde ich eine gemeinsame Studie der medizinischen Fakultäten aus Harvard und North Carolina, in deren Verlauf sowohl Blutzucker als auch Insulinresistenz beträchtlich gesenkt werden konnten.[12]

Außerdem wird HGH erfolgreich gegen Fibromyalgie[13] eingesetzt, gegen Auszehrung bei HIV/Aids und anderen Leiden[14] und als wirkungsvolle Behandlungsmethode bei Fettleibigkeit.[15]

Altersbedingten Krankheiten vorbeugen

Die Kehrseite der Medaille

HGH und IGF-1 sind zwar natürliche Substanzen, dennoch sind sie verschreibungspflichtige Medikamente, und das ist auch gut so, denn sie haben Besorgnis erregende Nebenwirkungen: Wasserretention bis hin zu erhöhtem Risiko von Herzversagen, obwohl das Herz gestärkt wird, Gelenkschmerzen einschließlich Kiefergelenkschmerzen und Karpaltunnelsyndrom, erhöhter Herzschlag und Blutdruck, Kurzatmigkeit, Kopfschmerzen und Müdigkeit.

Meine Erfahrung aus der Praxis und Berichte in medizinischen Veröffentlichungen bringen mich zu der Überzeugung, dass die meisten dieser Probleme von der Dosis abhängen. In den Forschungsstudien wurde eine Standarddosis verabreicht, häufig ohne die Vorher- und Nachherblutwerte zu überprüfen und die Dosis entsprechend den Bedürfnissen zu verringern. Praktisch alle Nebenwirkungen können vermieden werden, indem niedrigere Dosen verabreicht werden und eine gemäßigtere Erhöhung des IGF-1-Spiegels als Beweis für eine Besserung akzeptiert wird.

Wie Sie Ihren IGF-1-Spiegel erhöhen können

Seit Dr. Rudman und seiner Gabe von drei Dosen pro Woche ist viel Zeit vergangen. Inzwischen wissen wir, dass wir den IGF-1-Spiegel mit einer beträchtlich niedrigeren Dosis, und daher auch sehr viel geringeren Kosten, erhöhen können, wenn wir die HGH-Dosis mit dem natürlichen Ausstoß von HGH in der Nacht in Einklang bringen. Da der Körper HGH in kurzen Stößen abgibt und dies hauptsächlich im Schlaf geschieht, empfehle ich jeden Abend beim Zubettgehen eine kleine Do-

Hormone

sis. Wer regelmäßig nachts aufwacht, sollte die halbe Dosis beim Zubettgehen, die andere Hälfte beim ersten Erwachen in der Nacht nehmen.

Diese Technik sowie eine niedrige Anfangsdosis ermöglichen es, dass die Gesamtdosis reduziert werden kann, ohne die Wirkung zu beeinträchtigen. Für gewöhnlich beginne ich bei meinen Patienten mit einer Dosis von 0,0125 Einheiten pro Kilo Körpergewicht und Tag. (Eine Person von 100 kg würde daher mit einer nächtlichen Dosis von 1,25 Einheiten beginnen, eine Person von 80 kg mit einer Einheit pro Tag.) Ich beginne mit HGH auf genau die gleiche Art und Weise wie bei allen anderen Hormonen, die beträchtliche Risiken bergen, wie beispielsweise das Schilddrüsenhormon. Ich fange mit einer Dosis an, die niedrig genug ist, dass keine dosisbedingten Probleme auftreten, überprüfe daraufhin den Blutwert von IGF-1 sowie klinische Ergebnisse und Symptome, und erhöhe die Dosis dann schrittweise, bis die gewünschte Verbesserung eingetreten ist.

Ich behandle eher mit IGF-1-Dosen unter 350 (bei jüngeren Menschen 400) mit dem Ziel, die Dosis bis 600 (bei jüngeren Menschen mehr) zu erhöhen. Jedoch hat sich gezeigt, dass ein Wert *aller* Hormone – DHEA, Pregnenolone, Androstendion, Testosteron, Östrogen, Progesteron und Schilddrüsenhormon – im optimalen Bereich meist dazu führt, dass das IGF-1 nicht auf einen hohen Wert gebracht werden muss.

DHEA und HGH

Das Zusammenspiel von DHEA und HGH im Körper zeigt sehr gut, wie zerbrechlich unser endokrines System ist. DHEA wird produziert, wenn der Hypothalamus der Hirnanhangdrüse mitteilt, dass die Nebennieren die Produktion aufneh-

Altersbedingten Krankheiten vorbeugen

men sollen – genauso funktioniert es beim HGH. Und tatsächlich bewirkt das DHEA, dass auch mehr IGF-1 produziert wird. Wahrscheinlich sorgt das DHEA dafür, dass der Körper mehr HGH-Rezeptoren an den Zellen herstellt, sodass der Körper sensibler auf das normal produzierte HGH reagiert. Es gibt keine echten Beweise, dass die Stimulation von IGF-1 durch DHEA auf HGH zutrifft, doch es besteht Grund zu der Annahme, dass die Erhöhung des IGF-1-Spiegels viele der positiven Wirkungen zeigt, wie sie auch durch die Erhöhung des HGH-Spiegels zu erwarten sind.[16]

Wie Sie aus dem vorhergehenden Kapitel wissen, hat DHEA viele Auswirkungen auf die Gesundheit und den Alterungsprozess. Ganz allgemein senkt es das Risiko einer Herzerkrankung, verbessert die Immunabwehr, hebt die Stimmung und beugt dem kognitiven Abbau vor. Wir wissen heute, dass es dem Körper auch dabei hilft, HGH zu verstoffwechseln. Aus all diesen Gründen empfehle ich dringend, zusammen mit dem Arzt zunächst den DHEA-Spiegel zu optimieren, bevor ein HGH oder HGH-IGF-1-Programm in Angriff genommen wird.

Die Stimulation von HGH mit Aminosäuren

Bestimmte Aminosäuren stimulieren den Körper dazu, HGH zu produzieren. Beginnen wir mit der Aminosäure, die wir am besten kennen: Arginin, eine essenzielle Aminosäure (die aus der Nahrung aufgenommen werden muss, weil der Körper sie nicht selbst produzieren kann). Arginin erhöht die Sekretion von Wachstumshormon, indem es die Wirkung von Somatostatin blockiert.[17]

Studien zeigen, dass die Dosis sehr unterschiedlich sein kann, wenn sich eine Wirkung zeigen soll.[18] Doch vielleicht ist

Hormone

das gar kein Problem. Arginin wird weithin zur Behandlung von Angina pectoris in Dosen von 15 g (ungefähr drei Teelöffel) verabreicht. Aus eigener Erfahrung mit Angina-pectoris-Patienten und aus Studien über dieses Thema weiß ich, dass Arginin bei Dosen in dieser Höhe praktisch keine Nebenwirkungen hat. Ich habe daher kein Problem, Dosen zwischen fünf und 15 g täglich zu empfehlen und zu sehen, ob sich dadurch eine Verbesserung des IGF-1-Spiegels ergibt.

Die nicht essenzielle Aminosäure Ornithin wird im Körper aus Arginin hergestellt. Sie ähnelt Arginin chemisch und hat daher eine sehr ähnliche Wirkung auf den Körper.

Lysin, ebenfalls eine essenzielle Aminosäure, arbeitet synergistisch mit Arginin zusammen und stärkt den Ausstoß von HGH – aber nur bei Menschen in den Zwanzigern. Aus unbekannten Gründen wirkt die Kombination nicht bei älteren Erwachsenen, nicht einmal bei Dosen von jeweils sechs g.[19]

Einen verheißungsvolleren Ansatz bietet Glutamin, die Aminosäure, die am häufigsten im Körper vorkommt. Glutamin stimuliert den Körper, Wachstumshormon zu produzieren.[20] Es ist in Tablettenform, als Kapsel oder Pulver erhältlich, kostet nicht viel und ist unbedenklich in der Anwendung. Ich empfehle mindestens zwei g täglich vor dem Schlafengehen.

Eine Reihe von Herstellern bieten inzwischen Arginin und andere HGH-stimulierende Aminosäuren in Kombinationspräparaten an. Einige propagieren sogar ein Sublingualspray, das angeblich schon bei geringerer Dosis gute Wirkung haben soll, da es direkt in den Blutkreislauf absorbiert wird. Seien Sie bei diesen Produkten skeptisch – bei vielen ist die Dosis zu gering, um zu wirken. Die Werbung ist manchmal irreführend und macht glauben, dass in den Sprays HGH enthalten sei. Das ist nicht der Fall – HGH gibt es nur auf Rezept vom Arzt.

Altersbedingten Krankheiten vorbeugen

Hydergine und HGH

Von allen Medikamenten, die HGH erhöhen, verschreibe ich als Einziges für Patienten mit ernsthaftem HGH-Mangel das Medikament Hydergine. Es hat sich herausgestellt, dass dieses Mittel den HGH-Spiegel bei älteren PatientInnen anhebt.[21] Häufig wird es auch als »smart drug« angepriesen, das die Gehirnleistung verbessern kann. Meine europäischen Kollegen wenden es schon lange mit guten Erfolgen für die Verbesserung kognitiver Fähigkeiten bei älteren Patienten an. Studien zeigen, dass Hydergine recht unbedenklich in der Anwendung ist und nur ein geringes Risiko für Nebenwirkungen besteht. Es gibt noch keine Langzeitstudien über die Wirkung des Medikaments auf den HGH-Spiegel, aber kurzfristig gesehen hilft es.

Erhöhen Sie Ihren HGH-Spiegel

Sport stimuliert die Freisetzung von HGH. Jede Art von körperlicher Bewegung ist besser als gar nichts, doch Gewichtstraining scheint am deutlichsten zu Steigerungen von HGH zu führen. Wenn Krafttraining nicht das Richtige für Sie ist, können Sie Ihren HGH-Spiegel auch schon durch einen flotten Fußmarsch, Rad fahren in der Natur oder auf dem Hometrainer erhöhen, oder auch durch Gymnastik oder jede andere Sportart, die Ihnen Spaß macht und die Sie regelmäßig durchführen können.

Gute Fette und wirklich schlechte Fette

Viele von uns fürchten sich in dieser von Fettphobie geplagten Gesellschaft schon vor dem Gedanken, mit der Nahrung Fett aufzunehmen. In dem Bemühen, diese gefürchteten Substanzen zu meiden, folgen viele dem irreführenden, wenn nicht sogar gesundheitsschädigenden Rat der konventionellen Ärzteschaft und essen viel zu wenig von jenen Fetten, die unserer Gesundheit dienlich sind, und zu viel von den Fetten, die uns schaden können. Es kommt also entscheidend darauf an, die für unseren Körper wichtigen und nötigen Fette zu kennen.

Die guten Fette

Trotz aller gegenteiliger Stimmen brauchen wir Fett, um zu leben und gesund zu bleiben. Ganz besonders brauchen wir die so genannten essenziellen Fettsäuren. Dabei ist besonders das Wort »essenziell« zu beachten. Sowohl im wissenschaftlichen Bereich wie auch im Alltag bedeutet es, dass etwas unabdingbar ist. Wie Vitamine, die der Körper nicht selbst produzieren kann und die daher aus der Nahrung aufgenommen werden müssen (und nach Bedarf aus Nahrungszusätzen), müssen auch essenzielle Fettsäuren zugeführt werden.

Essenzielle Fettsäuren lassen sich in zwei Untergruppen einteilen: die Omega-3- und die Omega-6-Gruppe. Für die Ge-

Altersbedingten Krankheiten vorbeugen

sundheit spielt es eine wesentliche Rolle, genügend von beiden Gruppen aufzunehmen.

Der Körper muss 20 verschiedene Fettsäuren produzieren,
von denen mit Ausnahme von zweien alle essenzielle Fettsäuren sind: Omega-3, auch Linolensäure genannt, und Omega-6,
die Linolsäure.

Die Familie der Omega-3-Fettsäuren kann in drei Gruppen
unterteilt werden: Alpha-Linolensäure (LNA), Eicosapentensäure (EPA) und Docosahexanoic acid (DHA). Im Allgemeinen findet man Omega-3-Fettsäuren in den Blättern und Samen vieler Pflanzen, in Eigelb und Meeresfischen wie Lachs,
Hering, Tunfisch, Kabeljau und Makrele. LNA ist in pflanzlichen Lebensmitteln enthalten, besonders in Nüssen, Sojabohnen, Rapsöl und Leinsamenöl. EPA und DHA kommt in Fischöl vor.

Auch die Omega-6-Familie lässt sich in drei Gruppen auftei-
len: Gammalinolsäure (GLA), Arachidonsäure und Dihomo-
Linolsäure. Nur GLA und in geringerem Umfang die Arachidonsäure sind in diesem Zusammenhang von Bedeutung.
GLA ist in kleinen Mengen in Gemüse mit dunkelgrünen
Blättern, Eigelb, Vollkorn und Samen enthalten. Reichlich
kommt es in Pflanzensamen vor, besonders in Gurkenkraut,
schwarzer Johannisbeere und Nachtkerze, die nicht zur
Durchschnittsernährung eines Menschen gehören.

Eine dritte Gruppe der Fettsäuren, die Omega-9-Fettsäu-
ren, sind zwar nicht essenziell, aber überaus nützlich. Sie haben sicher schon von ihnen unter der Bezeichnung »einfach
ungesättigte Fettsäuren« gehört, und vermutlich wissen Sie,
dass die am häufigsten verwendete Quelle für Omega-9-Fett-
säuren das Olivenöl ist. Man findet sie außerdem in Erdnuss-
öl, Öl aus Macadamianüssen, Sesamöl und anderen Nussölen.
Auch Avocados und Avocadoöl sind ausgezeichnete Quellen
für einfach ungesättigte Fettsäuren.

Gute Fette, schlechte Fette

Sättigungspunkt

Die größte Verwirrung besteht bei den Haupttypen von Fetten: gesättigt, einfach ungesättigt und mehrfach ungesättigt. Jahrelange Propaganda der Agrarindustrie hat die Menschen glauben gemacht, dass gesättigte Fette um jeden Preis zu meiden seien, und dass das Fett umso besser sei, je ungesättigter es ist.

Tierische Fette wie Butter und Schmalz sind gesättigt, ebenso manche pflanzliche Öle wie Kokosnussöl und Palmöl. Auf Grund ihrer chemischen Struktur sind diese Fette bei Zimmertemperatur im Allgemeinen fest.

Hat das Fett eine andere chemische Struktur, ist es bei Zimmertemperatur flüssig oder weich und wird als ungesättigt bezeichnet. Diese Fette lassen sich auf Grund ihrer chemischen Struktur wieder in zwei Kategorien unterteilen: die einfach und die mehrfach ungesättigten Fette. Olivenöl und Nussöle sind sehr reich an einfach ungesättigten Fetten, Maisöl und Safloröl an mehrfach ungesättigten Fetten.

Man »weiß« heute hauptsächlich, dass der Genuss von Lebensmitteln mit vielen gesättigten Fetten zu erhöhtem Cholesterin führt, was unausweichlich verstopfte Arterien mit sich bringt. Die Verfechter dieser Theorie behaupten weiter, dass Lebensmittel mit vielen mehrfach ungesättigten Fetten die Arterien sauber halten. Diese vereinfachte Botschaft hört man überall – und sie ist falsch.

Bei Diskussionen über Fett wird häufig nicht erwähnt, dass alle Fette in Nahrungsmitteln eine Mischung aus gesättigten und ungesättigten Fetten enthalten. Butter beispielsweise besteht zu 66 Prozent aus gesättigtem Fett, der Rest sind hauptsächlich einfach ungesättigte Fette. Maisöl besteht zu 62 Prozent aus mehrfach ungesättigten Fetten, zu 25 Prozent aus

Altersbedingten Krankheiten vorbeugen

einfach ungesättigten Fetten und zu 13 Prozent aus gesättigten Fetten.

Es erstaunt mich nicht besonders, dass die Empfehlung, gesättigte Fette zu meiden, praktisch auf keinen soliden Beweisen fußt, aber ich bin überrascht, wie die Ärzteschaft starke Beweise ignoriert, die genau in die gegenläufige Richtung weisen. Die Studie, die viele Ärzte wahrscheinlich spontan zitieren, wenn es um die Hypothese geht, dass Herzkrankheiten und gesättigte Fette im Zusammenhang stehen, ist die Framingham-Herzstudie. Seit den Vierzigerjahren wird hierbei Ernährung und Gesundheit einer großen Gruppe von Menschen in Framingham im Bundesstaat Massachusetts untersucht. Dr. William Castelli, der die Studie viele Jahre lang leitete, sagte 1992 dazu:»In Framingham in Massachusetts stellte sich heraus, dass Personen umso weniger Cholesterin im Blutserum hatten, je mehr gesättigte Fette sie aßen, je mehr Cholesterin, je mehr Kalorien. …Wir haben herausgefunden, dass Menschen, die das meiste Cholesterin zu sich nahmen, die meisten gesättigten Fette, die meisten Kalorien zu sich nahmen, am wenigsten wogen und körperlich am aktivsten waren.«[1] Ein neuerer Artikel aus dem Jahr 1997 im angesehenen *European Heart Journal* trug den Titel »Ernährung mit wenig Fett und wenig Cholesterin ist unwirksam«. Der Artikel nahm zur Untermauerung dieser Überschrift alle großen Studien über Ernährung und Herzerkrankungen der letzten 20 Jahre unter die Lupe.[2] Diesem Artikel folgte 1998 eine weitere Meta-Analyse der Rolle von gesättigten und ungesättigten Fettsäuren bei Herz-Kreislauf-Erkrankungen. Auch hier kam man zu dem Schluss, dass ernsthaft in Frage gestellt werden muss, welche Rolle gesättigte Fette in der Ernährung für Herzkrankheiten bzw. mehrfach ungesättigte Fettsäuren bei der Vorbeugung spielen.[3]

Wenn das noch nicht reicht, damit Sie Ihrem Arzt ein paar

Gute Fette, schlechte Fette

ernste Fragen stellen, sollten Sie noch eine Studie aus dem Jahr 1999 betrachten, die zeigt, wie eine längere fettarme Diät das Risiko einer Herzerkrankung sogar erhöht. In dieser Studie aßen 238 gesunde Männer mehrere Wochen lang eine Diät, die 40 Prozent der Kalorien aus Fett bezog, danach machten sie einen gleich langen Zeitraum eine Diät, die nur 20 bis 24 Prozent aller Kalorien aus Fett bezog. Nun könnte man annehmen, dass sich der Lipidspiegel der Männer verbesserte, als sie sich fettarm ernährten. Tatsächlich trat genau das Gegenteil ein. Ungefähr ein Drittel der Männer zeigte während der fettarmen Ernährung Besorgnis erregende Veränderungen des Lipidspiegels. Sie bildeten mehr kleine, dichte LDL-Partikel, mehr Triglyzeride und weniger HDL-Cholesterin.[4]

Trotz dieser Tatsachen empfehlen konventionelle Ärzte immer noch, Margarine statt Butter zu essen und versuchen wahrscheinlich sogar, ihre Patienten von rotem Fleisch und Eiern abzubringen. Damit verschaffen sie sich vermutlich lebenslang Patienten. Margarine ist das schlechteste Fett überhaupt. Margarine ist ein Transfett, ein künstlich hergestelltes Nahrungsmittel, bei dem pflanzliche Öle wie etwa Maisöl von essenziellen Fettsäuren befreit und die Überreste weiterverarbeitet werden, indem zusätzliche Wasserstoffatome in die Masse gegeben werden. Das Endprodukt ist ein noch stärker gesättigtes Fett.

Was essenzielle Fettsäuren leisten

Der Körper braucht essenzielle Fettsäuren für eine Reihe wichtiger Funktionen. Zuallererst sind sie nötig, um Eicosanoide und Prostaglandine zu bilden, kurzlebige hormonähnliche Substanzen, die viele Aktivitäten im Körper steuern. Un-

Altersbedingten Krankheiten vorbeugen

ter anderem kontrollieren sie den Blutdruck, die Körpertemperatur, regulieren Infektionen, Schwellungen und Schmerzen und haben Teil an Blutgerinnung, allergischen Reaktionen und an der Herstellung anderer Hormone.

Bei der Herstellung der verschiedenen Eicosanoide und Prostaglandine verwendet der Körper für einige von ihnen vorwiegend Omega-3-Fettsäuren und Omega-6-Fettsäuren für die anderen. Man kann sich die beiden Fettsäuren als Bremse und Gaspedal eines Wagens vorstellen – zum Fahren braucht man beide. Hat man den Fuß jedoch vorwiegend entweder auf dem Gas oder auf der Bremse, anstatt umsichtig beide zu benutzen, fährt man nicht sicher.

Die Einführung von pflanzlichen Ölen aus Mais, Erdnüssen und anderen Quellen hat im 20. Jahrhundert zu einem ernsten Ungleichgewicht zwischen den Omega-3- und Omega-6-Fettsäuren in der Ernährung geführt. Im Allgemeinen sollten Menschen mindestens zwei bis drei Prozent ihrer Fettaufnahme durch Omega-6-Fettsäuren erhalten und mindestens ein bis 1,5 Prozent aus Omega-3-Fettsäuren. Leider ist dieses Gleichgewicht in der modernen Ernährung verzerrt, sodass wir das Vielfache an Omega-6-Fettsäuren zu uns nehmen. Betrachtet man die Geschichte, haben die Menschen in der Zeit vor den raffinierten Pflanzenölen ihre essenziellen Fettsäuren aus Vollkorn, Nüssen, Gemüse und Eigelb bezogen. Heute konsumieren wir viel raffiniertes Mais-, Soja-, Saflor- und Rapsöl, die allesamt besonders viele Omega-6-Fettsäuren enthalten. Das daraus resultierende Ungleichgewicht verbunden mit der umfassenden Verwendung von Transfetten zeigt sich nicht nur meiner Meinung nach in den heute vorherrschenden epidemischen Ausmaßen an Herzerkrankungen, Krebs, entzündlichen Leiden, Autoimmunerkrankungen und anderen chronischen, degenerativen Krankheiten. Für die altersvorbeugende Ernährung ist die Aufnahme von essentiellen Fettsäuren entscheidend.

Gute Fette, schlechte Fette

Omega-3-Fettsäuren und das Herz

Nehmen wir Herzerkrankungen als besonders deutliches Beispiel für den Wert von Omega-3-Fettsäuren. Schon 1908 bemerkten Wissenschaftler, dass unter den Ureinwohnern von Grönland Herzkrankheiten unbekannt waren, obwohl diese Menschen sich hauptsächlich von Fleisch ernährten. Eine Untersuchung in den Dreißigerjahren kam zu denselben Ergebnissen. In den Siebzigerjahren gab es unter 3000 Grönländern keinen einzigen Herztod. Bis heute sind Herzkrankheiten unter Grönländern, die sich traditionell ernähren, sehr selten. Woher kommt das? Die typische Ernährung der Grönländer besteht fast ausschließlich aus Fleisch und Tran von Robben und kleinen Walen. Da diese Säuger sich ausschließlich von Meeresfisch ernähren, ist ihr Fleisch sehr reich an Omega-3-Fettsäuren, deren Schutz sich wiederum auf die Menschen überträgt, die diese Tiere essen.[5] Grönländer, die nach Dänemark ziehen und dort die typisch europäische Ernährung übernehmen, entwickeln schnell ein ihren dänischen Nachbarn vergleichbares Niveau an Herzerkrankungen.

Die Vorteile von Omega-3-Fettsäuren für das Herz sind äußerst gut dokumentiert. Sie senken die Triglyzeridwerte und das LDL-Cholesterin, hemmen Arterienablagerungen, wirken als Antikoagulans zur Vorbeugung von Blutgerinnseln, senken hohen Blutdruck, beugen Schlaganfällen vor und können als vielleicht wichtigste Funktion den plötzlichen Tod durch Herzrhythmusstörungen verhindern.

All diese Feststellungen könnte ich durch praktisch hunderte von Studien untermauern. Die bekannte Diet and Reinfarction Trial-(DART-)Studie von 1989 an Männern, die bereits einen Herzanfall hatten, ist ein gutes Beispiel. Bei denjenigen, die mindestens zweimal pro Woche Fisch aßen, sank die Wahr-

203

Altersbedingten Krankheiten vorbeugen

scheinlichkeit des Todes im Vergleich zu jenen, die ihre Ernährung nicht umstellten.[6]

Eine noch eindrucksvollere Studie belegte, dass der zumindest wöchentliche Genuss von Fisch das Risiko des plötzlichen Herztodes um die Hälfte senken kann. Diese Ergebnisse sind der Physicians' Health Study mit mehr als 20 000 Männern zu entnehmen. Die Wissenschaftler nehmen seit 1983 die Ernährung und Gesundheit dieser männlichen Ärzte unter die Lupe. Zwischen 1983 und 1994 starben 133 der Ärzte an plötzlichem Herztod. Diejenigen jedoch, die mindestens einmal pro Woche Fisch gegessen hatten, trugen ein 52 Prozent geringeres Risiko, auf diese Art zu sterben. Auch hier weisen die Forschungen auf Omega-3-Fettsäuren als Schutzfaktor gegen tödliche Herzrhythmusstörungen hin.[7]

Krebsvorbeugung mit essenziellen Fettsäuren

Nur ein- oder zweimal pro Woche Fisch zu essen kann das Risiko, an einer Herzkrankheit zu sterben, ebenso dramatisch reduzieren wie das Risiko einer Krebserkrankung. Eine große Studie aus Italien verglich 10 000 Krebspatienten mit 8000 Patienten mit anderen Leiden, und es stellte sich heraus, dass alle, die zweimal oder öfter pro Woche Fisch aßen, mit bestimmten Krebsformen weniger Probleme hatten als Patienten, die weniger als einmal pro Woche Fisch zu sich nahmen. Die Rate von Speiseröhren-, Magen-, Dickdarm-, Enddarm- und Bauchspeicheldrüsenkrebs lag bei den Fischessern zwischen 30 und 50 Prozent niedriger.[8]

Gute Fette, schlechte Fette

Andere positive Wirkungen der essenziellen Fettsäuren

Die Vorteile der essenziellen Fettsäuren gehen beträchtlich über den Schutz des Herzens und die Vorbeugung von Krebs hinaus. Alternative Mediziner wissen schon lange, dass Fischöl ein wertvolles Mittel gegen rheumatoide Arthritis und andere Autoimmunerkrankungen wie Lupus, multiple Sklerose und Sklerodermie ist. Am Atkins Center setzen wir Fischöl sehr wirkungsvoll gegen Morbus Crohn, Dickdarmentzündung und andere entzündliche Darmerkrankungen ein.[9] Außerdem verwenden wir Fischöl zur Behandlung von Hautproblemen wie atopisches Ekzem und Psoriasis. In letzter Zeit hat sich herausgestellt, dass Fischöl Osteoporose vorbeugt, indem es die Produktion eines Prostaglandins hemmt, welches das Knochenwachstum einschränkt. Fischöl in der Ernährung verbessert des Weiteren die Aktivität von IGF-1, eine Substanz, die eng mit Wachstumshormon (HGH) verwandt ist. Da IGF den Körper dazu stimuliert, Knochen zu bilden und neu zu formen, hilft eine erhöhte Konzentration bei der Vorbeugung gegen Osteoporose.[10]

Ich setze Fischöl seit vielen Jahren mit guten Erfolgen zur Behandlung von Stimmungsschwankungen ein, ganz besonders bei Depressionen. Kürzlich wurde mein Ansatz durch eine Studie mit 30 Patienten erhärtet, die eine medikamentöse Standardbehandlung gegen manische Depression erhielten. Die Hälfte der Betroffenen bekam Fischölkapseln, die andere Hälfte nahm Kapseln mit Olivenöl. Bei den meisten Patienten, die Fischöl bekamen, blieb ihr mentaler Zustand entweder gleich oder verbesserte sich, bei der Gruppe, die Olivenöl nahm, war das nicht der Fall.[11]

Altersbedingten Krankheiten vorbeugen

Die Omega-6-Fettsäuren und GLA

Omega-6-Öle, ganz besonders Arachidonsäure, werden von Ernährungswissenschaftlern kritisiert, weil sie an der Produktion jener Prostaglandine beteiligt sind, welche die Adern verengen, den Blutdruck heben und andere unerwünschte Wirkungen haben. Doch eine Omega-6-Fettsäure sticht dabei als beinahe essenziell heraus – Gammalinolensäure (GLA). Der Körper braucht GLA für die Produktion eines der wichtigsten Verteidiger gegen degenerative Krankheiten, nämlich Prostaglandin E_1 (PGE_1). Das Problem liegt darin, dass das Enzym, welches Omega-6-Fettsäuren in GLA umwandelt, häufig nicht ausreichend im Körper vorhanden ist. Das liegt zum Teil daran, dass wir mit dem Alter immer weniger davon produzieren. Auch eine Ernährung, die reich an Zucker und teilgehärteten Pflanzenfetten ist, kann die Produktion dieses Enzyms einschränken. Das Ergebnis ist ein schwerer Mangel an GLA und ein erhöhtes Krankheitsrisiko.

Am Atkins Center setzen wir GLA in Form von Borretschöl oder Nachtkerzenöl ein, um verschiedenste Probleme zu behandeln. Am häufigsten erleichtern wir unseren Patientinnen damit Menstruationsbeschwerden. Die Ergebnisse sind im Allgemeinen bemerkenswert – nach drei Monaten Behandlungszeit bei 300 mg pro Tag stellen die meisten Frauen fest, dass die Symptome von PMS, wie Reizbarkeit, Krämpfe und Spannungen in der Brust, verschwinden. Des Weiteren hat sich GLA als sehr wirkungsvoll bei der Behandlung von Arthritis herausgestellt. Diese Wirkung von GLA ist sogar besonders gut dokumentiert und durch eine Reihe von Studien bestätigt worden.[12] GLA ist sehr hilfreich bei Gelenkschwellungen, morgendlicher Steifheit und Schmerzen, die mit Arthritis einhergehen. Außerdem hilft es gegen einige andere verbreitete

Gute Fette, schlechte Fette

Probleme wie Nervenschädigungen durch Diabetes und hohe Cholesterinwerte.

Fett statt Medikamente

Ich hoffe, ich habe deutlich gemacht, dass der Ausgleich von Omega-3- und Omega-6-Fettsäuren bedeutet, dass auch die Produktion von Eicosanoiden und Prostaglandinen ausgeglichen werden kann. Da diese chemischen Botenstoffe Schmerz und Entzündungen steuern, indem sie sie sowohl verursachen als auch lindern, kann die Veränderung des Verhältnisses den Körper dahingehend beeinflussen, dass er mehr von den wünschenswerten Eicosanoiden und Prostaglandinen produziert und weniger von den unerwünschten. Genau das tun auch die am häufigsten verwendeten Medikamente, steroide und nichtsteroide Entzündungshemmer wie Aspirin. Sie hemmen die Produktion von Prostaglandinen – und zwar von allen, ob gut oder schlecht. Es wäre doch vernünftiger, nur die schädlichen Prostaglandine zu verändern, und zwar ohne starke Medikamente und ihre schädlichen Nebenwirkungen.

Wie Sie von den Fettsäuren profitieren

Wenn Sie der altersvorbeugenden Kost folgen, die ich in diesem Buch skizziere, beheben Sie die beiden wichtigsten Gründe für einen Mangel an essenziellen Fettsäuren. Erstens essen Sie sehr viel weniger raffinierte Kohlehydrate und weit mehr Eier, Fisch und dunkelgrünes Blattgemüse. Das heißt, dass Sie auf natürliche Weise weit mehr Omega-3- und Omega-6-Fettsäuren aus der Ernährung aufnehmen. Zweitens ersetzen Sie die wertlosen Transfette in der Ernährung durch unraffinierte

Altersbedingten Krankheiten vorbeugen

natürliche Pflanzenöle wie Leinsamenöl, Olivenöl und die Öle anderer Samen und Nüsse. Auch dies steigert auf natürliche Weise die Zufuhr von essenziellen Fettsäuren und bringt sie in ein natürliches Gleichgewicht.

Neuere Ergebnisse der laufenden Krankenschwesternstudie zeigen, wie leicht sich Omega-3-Fettsäuren in die Ernährung einbinden lassen. Als Teil der Studie wurde die Ernährung von mehr als 76 000 Frauen mehr als zehn Jahre lang überwacht. In dieser Zeit starben 232 Frauen und 597 entwickelten Herzkrankheiten. Einer der wichtigsten Unterschiede in der Ernährung der Frauen, die gesund blieben und die erkrankten war die Menge an ölhaltigen Salatdressings. Hauptsächlich lieferten Majonäse, sahniges Salatdressing und Öl- und Essigdressings Omega-3-Fettsäuren. Die Frauen, die fünfmal oder häufiger pro Woche diese Dressings zu sich nahmen, hatten ein gesünderes Herz als jene, die sie nur selten aßen.[13]

Dies ist ein ausgezeichnetes Beispiel dafür, wie die Fettphobie unausweichlich zu mehr Herzkrankheiten führt, statt sie zu verhindern. Viele Menschen nehmen aus Furcht vor Fett jeder Art einen Salat mit fettfreiem Dressing, obwohl es zahlreiche klare Beweise gibt, dass es besser wäre, stattdessen Dressings mit vielen wertvollen Ölen zu nehmen. Ein Salatdressing wird noch wertvoller, wenn ihm ein Esslöffel Leinsamenöl beigegeben wird. Dieses milde, beinahe geschmacklose Öl ist eine reiche Quelle der essenziellen Omega-3-Fettsäure Alpha-Linolensäure (LNA).

Eine weitere gute Möglichkeit, das Herz mittels Omega-3-Fettsäuren zu schützen, ist eine Anreicherung des Speiseplans um Fisch, ganz besonders um Meeresfisch wie Lachs, Kabeljau, Makrele, Sardinen, Hering und Blaufisch. Es ist nicht genau zu bestimmen, wie oft man Fisch essen muss, um die Konzentration an Omega-3-Fettsäuren wirklich zu verändern, doch in verschiedenen Studien hat sich herausgestellt, dass

Gute Fette, schlechte Fette

nur zweimal pro Woche zu einer messbaren Veränderung führt. Doch auch wenn Sie mehr Fisch essen, empfehle ich die Einnahme von Fischölzusätzen, damit Sie wirklich ganz sicher genug von dieser Substanz bekommen.

Fischöl ist sehr wirkungsvoll als Gerinnungshemmer. Anders als das Medikament Coumadin, das Vitamin K zerstört und dadurch das Blut am Verklumpen hindert (und dadurch auch das Risiko einer Osteoporose fördert, denn Vitamin K spielt eine wichtige Rolle bei der Knochenbildung), verhindert Fischöl, dass die Blutplättchen sich zu Klumpen zusammenkleben. Möglicherweise hören Sie, dass Sie kein Fischöl oder keine großen Dosen Vitamin E nehmen sollen, wenn Sie Coumadin bekommen. Die Wirkung ist jedoch nicht additiv, daher ist diese Warnung übertrieben.

So gut wie die einzige Möglichkeit, zusätzliches GLA aufzunehmen, bieten Kapseln mit Öl von der Nachtkerze, Borretsch oder schwarzer Johannisbeere. Borretschöl ist am teuersten, doch ist noch nicht geklärt, welches Öl am besten ist.

Um sicherzugehen, dass Sie alle essenziellen Fettsäuren im richtigen Verhältnis zu sich nehmen, empfehle ich durchschnittlich eine Mischung aus Fischöl, Leinsamenöl und Borretschsamenöl für eine Menge von jeweils 400 mg der Omega-3-Fettsäuren LNA, EPA, DHA und der Omega-6-Fettsäure GLA – und zwar zwei- bis viermal täglich.

Wie alle Öle sind auch Fettsäuren empfänglich für Oxidation, auch nachdem sie geschluckt wurden. Sicherlich wünschen Sie sich nicht, dass in Ihren Adern zusätzliche Oxidationen stattfinden. Ein Grund, warum die schon erwähnten Grönländer trotz des Verzehrs von Seehundfleisch so niedrige Cholesterinspiegel haben, liegt darin, dass Seehundöl von Natur aus sehr reich an Vitamin E und Selen ist. Tatsächlich haben die Grönländer aus der traditionellen Jagdansiedlung

Altersbedingten Krankheiten vorbeugen

Siorapaluk, der nördlichsten Ansiedlung der Erde, einen sehr hohen Selenspiegel, und zwar zehn- bis 20-mal höher als Europäer und Amerikaner. Freie Radikale haben bei diesen Menschen keine Chance.[14] Um so viel wie möglich von den Zusätzen mit essenziellen Fettsäuren zu profitieren, empfehle ich auf jeden Fall die Einnahme einer 400-IE-Kapsel natürliches Vitamin E sowie 100 bis 200 µg Selen.

Zusätzliche essenzielle Fettsäuren in der Nahrung

Essenzielle Fettsäuren sind ein wichtiger Bestandteil der altersvorbeugenden Kost. Sie sind leicht in den Speiseplan einzubinden, indem unraffinierte Pflanzenöle, die hauptsächlich aus einfach ungesättigten oder vielen Omega-3-Fettsäuren bestehen, wie etwa Olivenöl, Nussöle und Leinsamenöl, an Stelle der zumeist mehrfach ungesättigten Öle wie Maisöl eingesetzt werden. Olivenöl ist ideal für heiße Temperaturen zum Beispiel beim Braten und eignet sich ausgezeichnet für Salatdressings und selbst gemachte Majonäse. Leinsamenöl ist ein mildes, beinahe geschmackloses Öl mit äußerst viel Alpha-Linolensäure. Geben Sie einen Teelöffel voll ins Salatdressing oder ähnlich, aber erhitzen Sie es nicht – dann oxidiert das Öl. Nussöle, wie etwa Walnussöl, geben dem Salatdressing einen kräftigen Geschmack.

Kommerziell hergestellte Öle sind bei hohen Temperaturen mit scharfen Chemikalien stark verarbeitet, sodass ihr Nährwert schon zerstört ist, bevor sie im Einkaufswagen landen. Daher empfehle ich sehr, dass Sie kaltgepresstes unraffiniertes Öl im Naturkostladen kaufen. Um Oxidation vorzubeugen, sollte das Öl im Kühlschrank in undurchsichtigen Behältern aufbewahrt werden.

Eine weitere gute Möglichkeit, zusätzliche Omega-3-Fettsäu-

Gute Fette, schlechte Fette

ren aufzunehmen, bieten Nüsse. Essen Sie jeden Tag eine Hand voll Walnüsse, Macadamianüsse, Mandeln, Pecanüsse, Haselnüsse oder auch Erdnüsse. In der schon erwähnten Krankenschwesternstudie fanden die Wissenschaftler heraus, dass Frauen, die regelmäßig Nüsse aßen, ein um 32 Prozent geringeres Risiko eines nicht tödlichen Herzanfalls hatten und zu 39 Prozent weniger wahrscheinlich an einem Herzanfall starben als Frauen, die nie oder selten Nüsse aßen.[15] Für die schützende Wirkung waren nur wenige Nüsse nötig – nur etwa 150 Gramm pro Woche. Ähnliche Ergebnisse der Physicians' Health Study weisen darauf hin, dass der häufige Genuss von Nüssen für Männer den gleichen Nutzen mit sich bringt. Die Fettsäuren in den Nüssen helfen, das LDL-Cholesterin und die Triglyzeride zu senken, während das HDL-Cholesterin gleich bleibt oder sogar steigt.

Die Mittelmeerdiät

Die ganze Diskussion über die unterschiedlichen Fette führt uns direkt zu den Vorteilen der Mittelmeerdiät, einer Ernährungsweise mit vielen frischen Früchten und Gemüse, Vollkorn, Fisch, Olivenöl und rotem Wein. Das Lebensmittellobby stützt sich vornehmlich auf die Produkte, die in der Mittelmeerdiät nicht vorkommen – rotes Fleisch, Butter und Milchprodukte – und erklärt, dies sei der Beweis, dass eine fettarme Ernährung mit vielen Kohlehydraten die gesündeste Ernährungsweise sei. Allerdings übersieht man dabei die beiden Faktoren, die die Mittelmeerdiät so gesund machen, nämlich der Mangel an raffinierten Kohlehydraten und der hohe Anteil an essenziellen Fettsäuren aus Fischfett, Oliven- und Nussölen. Tatsächlich hat eine neuere Studie gezeigt, dass die einfach ungesättigten Fette in der Mittelmeerdiät helfen, ge-

Altersbedingten Krankheiten vorbeugen

gen altersbedingten Gedächtnisverlust zu schützen. Je höher der Konsum an Olivenöl, eine reiche Quelle an einfach ungesättigter Ölsäure (Omega-9-Fettsäure), umso besser der Schutz.[16]

Die schlimmsten Übeltäter: Transfette

Transfette sind mehrfach ungesättigte Pflanzenöle, die so verarbeitet wurden, dass sie bei Zimmertemperatur fest sind – diese Fette bezeichnet man als teilgehärtete Fette. Das Erhitzen mehrfach ungesättigter Pflanzenöle, wie es geschieht, wenn man Nahrungsmittel in Mais-, Saflor-, Erdnuss- oder anderen handelsüblichen Ölen frittiert, lässt ebenfalls Transfette entstehen.

Teilgehärtete Fette werden in großem Umfang in verarbeiteten Produkten verwendet, ganz besonders in Backwaren, Fertiggerichten, Majonäse, Salatdressings, Schokoriegeln, Kartoffelchips und so weiter. Und natürlich ist Margarine, selbst die fettarme, ein Transfett.

Alle Lebensmittel, die in mehrfach ungesättigtem Öl frittiert werden – die Pommes frites in Ihrem Lieblingsimbiss zum Beispiel – werden im Grunde in Transfetten frittiert, vermutlich aus Sojaöl. Diese Lebensmittel sind nicht etwa besser als solche, die in gesättigten Fetten wie Schmalz, Talg oder Palmöl frittiert werden, sondern schlechter.

Diese molekularen Außenseiter sind deshalb so gefährlich, weil sie das LDL-Cholesterin, Triglyzeride und Lipoprotein(a) anheben und HDL-Cholesterin senken – die schlimmstmögliche Kombination einer Veränderung der Lipide, und der deutlichste Marker für eine fast sichere Herz-Kreislauf-Erkrankung, und zwar eher früher als später im Leben.[17] Anstatt fälschlicherweise die gesättigten Fette aus tierischen Lebens-

Gute Fette, schlechte Fette

mitteln für Arteriosklerose verantwortlich zu machen, sollten wir mit dem Finger sofort auf die Transfette zeigen.*

Transfette verdrängen nicht nur die natürlichen Fette und Öle in der Ernährung, die essenzielle Fettsäuren liefern, sie hemmen auch die Aufnahme und Verwertung der essenziellen Fettsäuren, die noch aufgenommen werden. Die Transfette werden in Teilen der Zellmembran gespeichert, die eigentlich mit essenziellen Fettsäuren gefüllt sein sollten. Abgesehen davon, dass der Zusammenhalt der Zellmembran geschwächt wird, entstehen außerdem Probleme bei der Herstellung des Enzyms, das essenzielle Fettsäuren in die anderen benötigten Fettsäuren umwandelt.[18]

Des Weiteren verschlimmern Transfette das Problem, das ich als größten Lebensverkürzer betrachte – sie sorgen dafür, dass als Reaktion auf Glukose im Blut mehr Insulin als normal produziert wird, während die roten Blutkörperchen schlechter auf Insulin reagieren.[19]

Die Ärzteschaft weiß die riesige amerikanische Lebensmittelindustrie hinter sich und ignoriert die nicht zu übersehenden Gefahren der Transfette, seit die ersten Beweise für ihre Existenz in den Fünfzigerjahren vorlagen. Seitdem wurden zahlreiche weitere Studien veröffentlicht, besonders von der

---

* Schon 1956 behauptete der Wissenschaftler Dr. Ancel Keys, dass Transfette in teilgehärteten Pflanzenölen die Schuldigen seien. Die Industrie für Lebensmittelöle machte dieser Behauptung ein schnelles Ende und schob den tierischen Fetten die Schuld zu. Dr. Keys machte weiter und verfasste die berühmt-berüchtigte Siebenländerstudie von 1966, die den »Beweis« erbrachte, dass der Konsum von Lebensmitteln mit vielen gesättigten Fetten in der Bevölkerung direkt mit den hohen Raten von Herzkrankheiten zusammenhängt. Diese Studie, der man erhebliche Mängel unterstellt durch die Auswahl von sieben Nationen, die einen strittigen Punkt aus Daten über 20 Nationen beweisen sollten, ist zu einem Prüfstein der fettphobischen Öffentlichkeitspolitik geworden, die der amerikanischen Bevölkerung heute angedreht wird.

Altersbedingten Krankheiten vorbeugen

hervorragenden Fettforscherin Dr. Mary G. Enig. In letzter Zeit hat sogar die Presse selbst große Studien veröffentlicht, die auf die Gefahren der Transfette hinweisen und zugeben, dass die früheren Empfehlungen, Margarine statt Butter zu essen, falsch waren.[20] Bis zu den konventionellen Ärzten ist dies aber noch nicht vorgedrungen – und wenn doch, ignorieren sie es. Das Fehlen von Transfetten in der amerikanischen Ernährung ist ein wichtiger Grund, warum Herzkrankheiten vor 1910 praktisch nicht vorkamen. Das war genau das Jahr, in dem Margarine als billiger und »gesunder« Ersatz für Butter auf den Markt kam. Crisco, ein teilgehärtetes Pflanzenbackfett, wurde 1911 eingeführt. Bis 1950 war der jährliche Verbrauch von Butter von 18 Pfund pro Person auf gerade mal zehn Pfund gefallen, doch der Verzehr von Margarine von zwei auf acht Pfund pro Person gestiegen. Im Jahr 1909 aß der Durchschnittsamerikaner täglich weniger als zwei Gramm flüssiges Pflanzenöl. Im Jahr 1993 war diese Zahl auf über 30 Gramm hochgeschnellt. Verbindet man den Wechsel von tierischen Fetten zu flüssigen Pflanzenölen mit der Tatsache, dass in derselben Zeit die Zufuhr von raffinierten Kohlehydraten in die Höhe schnellte, bekommt man eine überzeugende Erklärung für das Ansteigen an Herztoden von 3000 im Jahr 1930 auf eine halbe Million nur 30 Jahre später.

Heute liegt das Risiko für einen Herzanfall, basierend auf den Daten der Krankenschwesternstudie, beinahe doppelt so hoch über dem Durchschnitt, wenn nur zwei Prozent aller Kalorien aus den Transfetten in Pommes frites, Margarine und ähnlichen Lebensmitteln stammen. Leider sind zwei Prozent aller Kalorien aus Transfetten heutzutage ein eher niedriger Wert. Fettexpertin Mary Enig glaubt, dass in den meisten Fällen sehr viel mehr Transfette gegessen werden. Auf Grund solider Beweise ist sie überzeugt, dass von der Gesamtzufuhr an Fett durch die Ernährung typischer Amerikaner heute un-

Gute Fette, schlechte Fette

gefähr elf Prozent Transfette sind. Diese Zahl nähert sich damit einem Wert von vier Prozent der täglichen Gesamtkalorien.[21]

Transfette sind allgegenwärtig und heimtückisch, doch ihre Menge in Fertigprodukten ist nicht groß genug, als dass sie auf den Etiketten aufgeführt werden müssten. Viele Fastfoods bestehen praktisch nur aus Transfetten. Eine große Portion Pommes frites im Schnellrestaurant könnte beispielsweise leicht sieben Gramm Transfette enthalten – doch das Restaurant behauptet stolz, sie seien cholesterinfrei! Zum Glück gibt es bei den Gesundheitsbehörden inzwischen ein starkes Engagement dafür, die Hersteller zu zwingen, auf den Etiketten die Transfette von den gesättigten Fetten getrennt aufzuführen.

Bauen Sie Ihr Immunsystem auf

Es könnte sein, dass die optimistische wichtige Botschaft dieses Buches – »Auf Ihre Ernährung kommt es an« – nicht ausreicht. Sie ist zwar ein zentraler Punkt bei der Vorbeugung vieler chronischer Krankheiten, doch es wird auch immer deutlicher, dass wir im Kampf gegen den Alterungsprozess Faktoren jenseits der Ernährung berücksichtigen müssen. Am wichtigsten ist dabei der Stress. Es kann gar keine Frage sein, dass ein Schlüssel zu einem erfolgreichen alterungsvorbeugenden Programm die Entwicklung größtmöglicher Immunverteidigungsstrategien ist. Die Ernährung spielt dabei natürlich eine zentrale Rolle, doch wir müssen auch den Vitalstoffen und sogar dem Lebensstil unsere Aufmerksamkeit schenken, um das Immunsystem so stark und stabil wie möglich zu machen.

Essen für die Abwehr von Krankheiten

Wenn ich einen Patienten auf eine kohlehydratarme, stark proteinhaltige Diät setze, verabrede ich für ein paar Monate später eine Nachuntersuchung. Bei dieser Untersuchung sagen meine Patienten für gewöhnlich »Herr Doktor, seit ich Ihre Diät mache, bin ich nicht mehr krank gewesen« oder »Herr Doktor, diese langwierige Infektion war nur wenige

Das Immunsystem aufbauen

Tage, nachdem ich mit Ihrer Diät angefangen habe, verschwunden.«

Das Immunsystem ist eine sehr komplizierte und verzweigte Verbindung vieler verschiedener Immunzellen und chemischer Botenstoffe, einschließlich Hormone, Eicosanoide und Enzyme. Damit das System gut funktioniert und alle dazugehörigen Teile produziert, braucht es ausreichend hochwertiges Protein und entscheidende Vitalstoffe.

Nimmt man jedoch alle Proteine und Nährstoffe zu sich, die das Immunsystem braucht, und außerdem noch sehr viele Kohlehydrate, so profitiert man immer noch nicht von einem verbesserten Immunsystem. Die große Menge an Kohlehydraten in der Nahrung führt zu einem hohen Glukosespiegel im Blut, was wiederum zu einer erhöhten Ausschüttung von Insulin führt. Ein hoher Insulinspiegel kann das Immunsystem schwer beeinträchtigen. Das System bleibt also in erhöhter Bereitschaft, je niedriger Blutzucker und Insulinspiegel sind.

Zucker an sich hat gleichfalls eine unterdrückende Wirkung auf das Immunsystem. Der Konsum von süßen Lebensmitteln aller Art greift in die Fähigkeit der weißen Blutkörperchen ein, eindringende Krankheitserreger zu zerstören. Die negativen Auswirkungen von nur einem Glas Limonade oder sogar Orangensaft können mehr als zwölf Stunden lang anhalten. Zusätzlich vermindert Zucker die Fähigkeit des Körpers, Antikörper zu bilden, jene chemischen Botenstoffe, die Eindringlinge erkennen und Alarm schlagen, um die weißen Blutkörperchen zum Angriff zu sammeln.[1]

Ein weiteres entscheidendes Element der Ernährung in Verbindung mit Immunabwehr ist die Zufuhr von essenziellen Fettsäuren. Wie bereits ausführlich erläutert, ist das Gleichgewicht von Omega-3- und Omega-6-Fettsäuren sehr wichtig für die Produktion der chemischen Botenstoffe – Hormone

Altersbedingten Krankheiten vorbeugen

und Eicosanoide –, die dem Immunsystem Informationen übermitteln. Schlägt die Waage allzu sehr zu Gunsten der Omega-6-Fettsäuren aus, funktionieren die Wege, auf denen die chemischen Botenstoffe entstehen, nicht richtig. Die Botschaften werden zerstückelt oder dringen überhaupt nicht durch, mit dem Ergebnis, dass das Immunsystem zusammenbricht und weit unter seiner Höchstleistung arbeitet.

Der Körper benötigt außerdem ein wenig Unterstützung gegen das Immunsystem selbst. Lassen Sie mich diesen scheinbaren Widerspruch erklären. Wenn die weißen Blutkörperchen (die Lymphozyten) einen eindringenden Krankheitserreger bekämpfen, wie sie es bei einem gesunden Menschen buchstäblich Millionen von Malen am Tag tun, entstehen große Mengen freier Radikale. Bei einer Erkrankung erzeugt das Immunsystem mit einer Geschwindigkeit freie Radikale, die noch weit höher liegt als normal. Um sich gegen den Schaden der überschüssigen freien Radikale zu schützen, ist eine Ernährung mit vielen natürlichen Antioxidantien sowie Zusätzen mit antioxidativen Vitalstoffen nötig.

Und ein letzter Faktor ist für die Stärkung des Immunsystems zu beachten. Vermutlich haben Sie schon bemerkt, dass Sie schneller krank werden, wenn Sie unter Stress leiden. Das ist leicht zu erklären. Stress produziert das Hormon Cortisol, welches das Immunsystem verlangsamt oder ganz lahm legt, indem es die Produktion von chemischen Botenstoffen blockiert.

Der Cortisolspiegel steigt mit dem Alter. In Verbindung mit dem ständig hohen Stress des Lebens am Beginn des 21. Jahrhunderts ist es sehr wahrscheinlich, dass Ihr Cortisolspiegel beständig sehr hoch ist und dadurch unterdrückende Wirkung auf das Immunsystem hat. Wie bereits erläutert, spielt auch die Senkung des Gesamtcortisolspiegels eine wichtige Rolle.

Das Immunsystem aufbauen

Immunsystem und Krebs

Bislang klingt es so, als habe das Immunsystem lediglich die Aufgabe, den Körper vor Krankheiten durch infektiöse Erreger zu schützen. Doch es hat noch eine weitere wichtige Funktion: Es schützt gegen Krebs. Die Immunzellen, besonders die NK-Zellen (natürliche Killerzellen) und T-Lymphozyten sowie die Antitumorchemikalien (Zytokine) wie Interferon, das von den Lymphozyten produziert wird, überwachen den Körper ständig auf der Suche nach eigenen beschädigten Zellen. Dabei handelt es sich um Zellen, deren genetisches Material beschädigt wurde, sodass sie potenziell oder akut gefährlich sind. Zellschäden dieser Art sind im Körper absolut nicht ungewöhnlich – das kommt häufig vor, im Allgemeinen als Folge durch freie Radikale. Die natürlichen antioxidativen Verteidigungsmechanismen halten den Schaden in Grenzen, doch ist dazu die ständige Überwachung eines starken, leistungsfähigen Immunsystems vonnöten, das diese Zellen aufstöbert und zerstört, bevor sie sich unkontrollierbar vermehren.

Vitalstoffe für das Immunsystem

Die hauptsächliche Verteidigung des Körpers gegen eindringende Krankheitserreger sind die Haut und die Epithelzellen – das Deckgewebe der Organe, einschließlich Atmungsorgane und Darmtrakt. Sind diese Bereiche schwach, können schädliche Infektionen leichter in den Körper eindringen. Schafft es ein infektiöser Erreger hinter die Verteidigungslinien der Epithelzellen, übernimmt das interne Verteidigungssystem – die verschiedenen Arten der weißen Blutkörperchen,

Altersbedingten Krankheiten vorbeugen

Antikörper und chemische Botenstoffe. Alle Aspekte des Immunsystems überwachen den Körper ständig nicht nur auf eindringende Krankheitserreger, sondern auch auf geschädigte und kanzeröse Zellen im Körper.

Um eine starke Verteidigung aufrechtzuerhalten, muss nicht nur dafür gesorgt werden, dass genügend Proteine aus der Nahrung aufgenommen werden, sondern auch die Zufuhr von unterstützenden Vitalstoffen muss hoch sein.

Vitamin A: Kämpfer gegen Infektionen

Einer der wichtigsten, das Immunsystem unterstützenden Vitalstoffe ist Vitamin A. Als man es Anfang des 20. Jahrhunderts entdeckte, nannte man es den Antiinfektionswirkstoff, weil es wichtig für die Feuchtigkeit und Flexibilität der Epithelzellen ist. Im Allgemeinen verstärkt Vitamin A die Fähigkeit des Immunsystems, Infektionen zu widerstehen. Es ist ganz besonders hilfreich beim Schutz gegen »Magen-Darm-Erreger«, indem es die Schleimhaut entlang des Darmtraktes stark und für Keime undurchdringlich erhält.

Bei Krankheit oder Infektionen können große Dosen Vitamin A sehr schnell viel bewirken. Die Einnahme von 50 000 IE bei Anflug einer Erkältung sowie ein wenig zusätzliches Vitamin C und Zink können die Krankheit lindern und abkürzen, vielleicht sogar aufhalten. Vitamin A ist des Weiteren sehr wirkungsvoll bei der Behandlung von Nebenhöhlenentzündungen. Und die hohe Dosis ist bei einmaliger Anwendung kein Problem. Um schädlich zu wirken, müsste diese Dosis eine Woche lang oder länger eingenommen werden.

Vitamin A ist ein gutes Mittel bei akuten Krankheiten oder Infektionen und zur Verbesserung der gesamten Immunabwehr. Forschungen zeigen, dass die Einnahme von 50 000 IE

Das Immunsystem aufbauen

Beta-Carotin täglich eine signifikante Verbesserung der Immunfunktionen bewirken kann.[2] Beta-Carotin-Zusätze verbessern ganz besonders die Aktivität der natürlichen Killerzellen, die Viren und Tumorzellen angreifen und eine wichtige Rolle bei der Vorbeugung gegen Krebs spielen.[3] Zusätze mit gemischten Carotinoiden kurbeln das Immunsystem an und bieten außerdem alle anderen Vorteile der Carotinoide.

Die Vitamine des B-Komplexes

Der gesamte Vitamin-B-Komplex ist lebenswichtig für die Produktion weißer Blutkörperchen. Dazu sind alle Vitamine des Komplexes nötig. Fehlt eines oder ist ein anderes im Übermaß vorhanden, wird das gesamte zerbrechliche Gleichgewicht und damit auch die Fähigkeit des Körpers gestört, Krankheiten abzuwehren. Man kann also nicht sagen, dass eines dieser Vitamine wichtiger ist als das andere, dennoch muss ich mich besonders für Vitamin B_6 einsetzen, auch Pyridoxin genannt. Dieser Vitalstoff ist unabdingbar für die Produktion ausreichender Mengen der infektionsbekämpfenden T-Zellen.[4] Ich empfehle dringend eine tägliche Dosis von 100 bis 250 mg, um das Immunsystem auf höchster Leistungsfähigkeit zu halten.

Vitamin C und die gewöhnliche Erkältung

Vitamin C wirkt hauptsächlich deshalb so gut gegen die Erkältung, weil es das Immunsystem allgemein stärkt, besonders aber die verschiedenen Arten der weißen Blutkörperchen. Diese Zellen arbeiten am besten, wenn sie mit so viel Vitamin C gesättigt sind, wie sie nur aufnehmen können. Krankheiten

Altersbedingten Krankheiten vorbeugen

erschöpfen den Vitamin-C-Vorrat, Zusätze bauen ihn wieder auf.[5]

Die Verhinderung von Erkrankungen der Atemwege ist besonders wichtig, denn sie können gerade bei älteren Erwachsenen leicht zu Bronchitis oder sogar Lungenentzündung führen. Nur 1000 mg pro Tag zusätzliches Vitamin C kann die Dauer einer Erkältung um ungefähr 20 Prozent verkürzen – in der Praxis heißt das, dass Sie ungefähr einen Tag früher wieder gesund sind.[6]

Dutzende von Studien belegen, dass Vitamin C vor Krebs schützt. Dahinter steckt der Gedanke, dass Vitamin C vornehmlich aus zwei Gründen gegen den Krebs wirkt. Erstens ist es ein sehr wirkungsvolles Antioxidans, das heißt, es neutralisiert freie Radikale, bevor sie Gelegenheit haben, Schäden anzurichten, die zu Krebs führen könnten. Zweitens brauchen die T-Lymphozyten, eine der Hauptverteidigungslinien gegen den Krebs, viel Vitamin C, um mit größtmöglicher Leistungsfähigkeit zu funktionieren. Kurz: Vitamin C wird weithin als wirkungsvollster antikarzinogener Vitalstoff betrachtet, den wir kennen.[7] Dies wird von epidemiologischen Studien an 88 verschiedenen Bevölkerungsgruppen weltweit erhärtet.[8]

Vitamin E wie exzellent

Ein besonders interessanter Aspekt der letzten Forschungen über Vitalstoffe ist die »Entdeckung«, dass Vitamin E die Immunabwehr stärkt. Eine aktuelle Studie hat die Wirkung von Vitamin E auf das Immunsystem von 88 gesunden älteren Erwachsenen unter die Lupe genommen. Die Hälfte von ihnen nahm Vitamin E als Zusatz, die andere Hälfte ein Placebo. Nach drei Monaten hatten die Versuchspersonen, die Vitamin E einnahmen, messbar mehr T-Zellen. Nach sechs Monaten war ihre Fähigkeit, Antikörper gegen Infektionen zu bilden, deutlich höher. Die besten Ergebnisse erreichte die Gruppe, die täglich gerade mal 200 IE einnahm.[9]

Wenn Vitamin C und E gut für die Immunabwehr sind, was geschieht dann, wenn man beide kombiniert? Man bekommt ein noch besseres Immunsystem. Eine neuere Studie zeigt, dass die kombinierte Gabe von 1000 mg Vitamin C und 800 IE Vitamin E über einen Zeitraum von nur 30 Tagen mehrere Parameter der Immunfunktionen bei allen älteren Erwachsenen, ganz besonders aber bei inaktiven älteren Männern, erhöht.[10]

Die Ergebnisse der Third National Health and Nutrition Examination Survey (NHANES III), eine Untersuchung über den Zusammenhang zwischen Gesundheit und Ernährung, zeigten, dass fast 30 Prozent der amerikanischen Erwachsenen zu wenig Vitamin E im Blut haben.[11] Diese Menschen setzen sich selbst nicht nur vermeidbaren infektiösen Krankheiten, sondern auch Herzerkrankungen und Krebs aus. Vitamin-E-Dosen von bis zu 3200 IE pro Tag sind absolut unbedenklich, doch so viel ist gar nicht nötig. Im Allgemeinen empfehle ich 400 bis 800 IE natürliches (nicht synthetisches) Vitamin E pro Tag.

Zink bringt das Immunsystem in Schwung

Der Körper braucht Zink, um mehr als 200 verschiedene Enzyme zu produzieren. Kein Zink, keine Enzyme – einschließlich der Enzyme, die unabdingbar für das Funktionieren des Immunsystems sind. Zink ist besonders erforderlich für die Produktion der weißen Blutkörperchen und die Aktivität der Neutrophilen, T-Zellen und natürlichen Killerzellen (NK-Zellen). Das sind die Lymphozyten, die Krebszellen abtöten und

Altersbedingten Krankheiten vorbeugen

Infektionen abwehren. Ein großer Teil des Zinks im Körper wird in diesen Zellen gebunden. Enzyme und andere Proteine aus Zink spielen eine zentrale Rolle beim Zellwachstum und der Differenzierung im Körper. Ebenso wichtig sind sie für die Regulierung des normalen Zelltodes – eine Art zellulärer Selbstmord, bei dem das Immunsystem beschädigte Zellen veranlasst, sich selbst zu zerstören. Dringen diese Informationen nicht durch, könnte sich die beschädigte Zelle stattdessen unkontrolliert teilen – mit anderen Worten, sie könnte kanzerös werden.

Heute wird Zink meistens ins Pastillenform genommen, um Erkältungen abzuwehren. Wenn Sie die Pastillen bei den ersten Symptomen einnehmen, können Sie die Erkältung von durchschnittlich einer Woche auf vier Tage herunterdrücken.[12] Zur Bekämpfung von Erkältungen empfehle ich im Allgemeinen zuckerfreie Pastillen mit Zinkgluconat und Glyzin. Lassen Sie die Pastillen im Munde zergehen, zerkauen Sie sie nicht. Erwachsene können bis zu zwei Tage lang alle paar Stunden eine Pastille lutschen, aber nicht mehr als 12 Pastillen pro Tag. Jede Pastille sollte mindestens 22 mg Zink enthalten, weniger wäre nicht wirkungsvoll.

Zink hilft sogar bei der Heilung von chirurgischen Wunden. Wenn Sie sich einer Operation unterziehen müssen, hilft die Einnahme von Zinkzusätzen mehrere Wochen vor und nach dem Eingriff, damit die Wunde schneller heilt und das Risiko einer Infektion sinkt. Bei Wunden, die nicht besonders gut heilen, könnte ein niedriger Zinkspiegel der Grund sein.

Zink verbessert außerdem die Tätigkeit des Thymus. Dies ist ein kleines Organ im Hals gerade über dem Brustbein. Der Thymus ist lebenswichtig für die Gesundheit, denn er produziert einige Hormone, die das Immunsystem steuern. Der Thymus ist im Kindesalter ziemlich groß, doch bereits im Teenageralter ist er ein wenig geschrumpft. Im Alter von 40 ist er

Das Immunsystem aufbauen

manchmal nicht einmal mehr auffindbar, in den Fünfzigern existiert er praktisch nicht mehr. Eine gewisse Schrumpfung ist sicherlich normal, doch das völlige Verschwinden ist wohl kaum wünschenswert. Der Thymus lässt sich jedoch erhalten, indem für genügend Zink gesorgt wird. Außerdem ist es möglich, dass die Einnahme von Zinkzusätzen den Thymus revitalisiert und wieder funktionieren lässt.

Zwar beträgt die täglich erforderliche Zinkdosis nur ungefähr 15 mg für Männer und 12 mg für Frauen, doch eine erschreckend große Anzahl von Erwachsenen, besonders älteren Erwachsenen, leiden unter einem Mangel.[13] Eine neuere Studie an älteren Erwachsenen in Italien kam zu dem Ergebnis, dass die Einnahme von 25 mg Zinksulfat täglich über drei Monate zu einer Verbesserung der allgemeinen Funktionen des Immunsystems führte, und zwar gemessen an der Menge der T-Zellen. Um einen Mangel zu vermeiden und von zusätzlichem Zink zu profitieren, empfehle ich eine tägliche Dosis von 25 mg.[14]

Eiserner Schutz

Eisen hat einen guten Ruf, doch stellt es das Immunsystem vor Probleme. Richtig ist, dass Eisenmangel eines der größten Ernährungsprobleme in Amerika ist. Er ist unter älteren Erwachsenen weit verbreitet, ganz besonders bei Menschen, die sich kohlehydratreich ernähren und viele Ballaststoffe, aber wenig oder gar kein Fleisch zu sich nehmen. Diese Menschen bekommen nicht genügend Eisen aus der Nahrung, und das Eisen, das sie bekommen, ist in den Ballaststoffen gebunden und passiert häufig den Körper, ohne aufgenommen zu werden. Das bedeutet, Sie sollten Ihr Blut von Ihrem Arzt auf Eisenmangel testen lassen und gegebenenfalls das Problem be-

Altersbedingten Krankheiten vorbeugen

handeln, indem Sie mehr rotes Fleisch in Ihren Speiseplan aufnehmen.

Doch es ist die Kehrseite von Eisen, die gefährlich werden kann. Zu viel Eisen im Körper kann zu erhöhter Oxidation führen – man »rostet« praktisch von innen. Eisen kann das Antioxidationsschutzsystem beschädigen und das Wachstum von Tumorzellen und schädlichen Bakterien fördern. Wenn Sie an einer Krankheit oder Infektion leiden, besonders im Magen-Darm-Trakt, sollten Sie sich von anorganischen Eisenzusätzen fern halten. Eine Neigung zu Anämie lässt sich am besten mit natürlichem Eisen aus rotem Fleisch, Hühnerfleisch und Fisch behandeln. Diese Form, Hämeisen genannt, kann sich nicht im Körper ablagern und oxidiert nicht so leicht.

Dennoch ist letztlich zu wenig Eisen viel riskanter als zu viel Eisen. Einer Studie über Todesraten an älteren Erwachsenen zufolge, hatten Männer und Frauen mit sehr hohen Eisenwerten ein um 38 bzw. 28 Prozent niedrigeres Sterberisiko.[15]

DHEA-Zusätze für die Immunabwehr

Über die vielen Tugenden von DHEA habe ich bereits ausführlich gesprochen. Das Mutterhormon DHEA verbessert die Produktion von Antikörpern und regt die Tätigkeit der verschiedenen Arten der weißen Blutkörperchen einschließlich der Monozyten, natürlichen Killerzellen und T-Lymphozyten an, die Viren und Krebszellen angreifen und töten. Kurz, DHEA kann die Funktion des Immunsystems auf das Niveau zurückbringen, das Sie in den Zwanzigern und Dreißigern genießen konnten, wenn die meisten Menschen bei bester Gesundheit sind.

Das Immunsystem aufbauen

Immunanregung auf Kräuterbasis

Am Atkins Center sind wir ganz und gar nicht für die wahllose Verwendung von Antibiotika, wie sie bei konventionellen Ärzten weithin üblich ist. Diese gefährliche Praxis ist der Hauptgrund für die neue Epidemie von antibiotikaresistenten Krankheitserregern. Für den individuellen Patienten verursachen Antibiotika häufig mehr Probleme, als sie lösen. Ich ziehe es vor, wann immer es möglich und klug ist, das Immunsystem der Patienten selbst dazu anzuregen, den infektiösen Organismus zu bekämpfen. Damit das Immunsystem so gut wie möglich arbeitet, verschreibe ich die oben erwähnten Vitalstoffe mit einer Anzahl von Kräuterzusätzen, die sich als immunstärkend erwiesen haben.

Als Erstes wäre da der Knoblauch. Er ist reich an Selen und Germanium, zwei Spurenelemente, die wichtig für die Produktion von Immunzellen sind. Knoblauch ist ein Breitbandmittel gegen Mikroben und zerstört recht effektiv Bakterien, einschließlich einiger Stämme, die antibiotikaresistent geworden sind. Er ist außerdem ein wirkungsvolles Antioxidans. Die Einnahme hilft so gut wie sicher gegen jegliche infektiöse Krankheit. Alles in allem stimuliert Knoblauch das Immunsystem und hat ganz besonders große Wirkung auf die Produktion der natürlichen Killerzellen.

Um von den immunverbessernden Eigenschaften des Knoblauchs zu profitieren, sind 2400 bis 3200 mg täglich empfehlenswert. Diese Menge würde die Verdauung durcheinander bringen, ganz zu schweigen von dem kräftigen Mundgeruch. Ich persönlich ziehe Knoblauch im Essen vor, doch die Einnahme des geruch- und geschmacklosen Extraktes in Kapseln oder flüssiger Form ist ebenfalls annehmbar.

Nach Knoblauch ist mein Favorit für das Immunsystem der

Altersbedingten Krankheiten vorbeugen

Ginseng. Er wird im Allgemeinen angewendet, um geistiges und körperliches Durchhaltevermögen zu steigern, und sein Wert für das Immunsystem wird dabei manchmal übersehen. Doch Studien mit Placebogruppen ergaben, dass die Einnahme von Ginseng die Dauer von Erkältungen verkürzen und vielleicht sogar ihre Entstehung verhindern kann.[16] Die Kommission E, die für die deutsche Regierung Kräuter auf ihren Wert hin überprüft, betrachtet Ginseng als unspezifisches Immunstimulans, doch es gibt einige Beweise, dass Ginseng auch die Produktion der natürlichen Killerzellen anregt.[17] Tierversuche mit einem Organismus, der Lungenentzündung hervorruft, bestätigen die Fähigkeit des Ginsengs, Bakterien zu bekämpfen.[18] Natürlich ist Ginseng auch ein wirkungsvolles Antioxidans, das Lipidperoxidation verhindert sowie Hydroxyl auslöscht, das gefährlichste aller freien Radikale.[19]

Ich schlage tägliche Ginsengzusätze häufig Patienten vor, die unter großem Stress stehen oder deren Immunsystem schwach ist. Suchen Sie einen standardisierten Zusatz mit 5 bis 10 Prozent Ginsenoiden. Im Allgemeinen empfehle ich 100 bis 200 mg ein- bis dreimal täglich. Bis Einsetzen der Wirkung könnten ein paar Wochen vergehen, vielleicht auch mehr. Wenn Sie merken, dass Ginseng Sie nervös oder reizbar macht oder Ihren Schlaf stört, versuchen Sie es mit einer Reduzierung der Dosis.

Besonders günstig zur Verbesserung der Immunabwehr ist Echinacea. Es wird aus den Wurzeln des Purpursonnenhutes gewonnen und war schon den Prärie-Indianern wohl bekannt, die es vor hunderten von Jahren den Europäern näher brachten. Echinacea kräftigt die natürliche Immunverteidigung. Es ist nicht nur für die Verhinderung von Krankheiten, insbesondere Erkältungen und Infektionen der oberen Atemwege, sehr nützlich, sondern es beschleunigt auch die Genesung.

Das Immunsystem aufbauen

Wenn Erkältungen Hochsaison haben, empfehle ich zur Vorbeugung pro Tag zwei bis drei Kapseln gefriergetrocknetes Echinaceapulver. Falls Sie doch krank werden, helfen Ihnen sechs bis acht Kapseln pro Tag, damit Sie sich bald besser fühlen.

Glutamin: Brennstoff für das Immunsystem

Glutamin ist die Aminosäure, die im Körper am häufigsten vorkommt. Sie ist am wertvollsten, wenn es um Erholung von Krankheit und Verletzungen geht und darum, das Immunsystem so leistungsfähig wie möglich zu halten.

Glutamin ist die Hauptenergiequelle für das Immunsystem. Sie brauchen immer viel davon, doch wenn Sie krank sind oder eine Infektion haben, arbeitet das Immunsystem auf Hochtouren und braucht zusätzlichen Brennstoff. Bekommt es nicht genug Glutamin, können infektiöse Erreger nicht gut bekämpft werden, und Sie sind schließlich länger krank. Das Gleiche gilt für die Genesung von einer Verletzung, etwa einem tiefen Schnitt oder einer Verbrennung, und von einer Operation. Sie brauchen viel Glutamin, damit die Wunde heilen kann und das Immunsystem nicht ausfällt.[20]

Zur Unterstützung des Immunsystems empfehle ich zwischen fünf und 20 g Glutamin pro Tag. Falls Sie an einer infektiösen Krankheit leiden oder sich gerade von einer Verletzung oder Operation erholen, können Sie die Dosis auf bis zu 40 g pro Tag erhöhen.

Altersbedingten Krankheiten vorbeugen

Unterstützung des Thymus

Wie bereits oben erwähnt, ist der Thymus das Organ der Immunabwehr, doch es wird immer kleiner, je älter wir werden. Thymusextrakte können dies kompensieren. Ich verwende ganz gern ein frei verkäufliches Produkt, das aus einer Kultur von Thymuszellen, genannt Thymusprotein, gewonnen wird. Ich verschreibe es Krebspatienten und Betroffenen mit kräftezehrenden chronischen Krankheiten.

Es ist außerdem sinnvoll, den Thymus dazu zu stimulieren, mehr von den Hormonen zu produzieren, für die die Drüse verantwortlich ist.

Eine Möglichkeit, den Thymus zu stimulieren, ist das Melatonin, ein Hormon, das von der Zirbeldrüse ausgestoßen wird. Einige neuere Untersuchungen weisen darauf hin, dass Melatonin helfen könnte, die Thymusdrüse zu beleben – ebenso Milz und Knochenmark, beide unabdingbar für die Produktion von Lymphozyten. Thymus-, Milz- und Knochenmarkzellen haben offenbar Rezeptoren für Melatonin. Wir wissen außerdem, dass Melatonin helfen kann, altersbedingtes Nachlassen in der Produktion von Antikörpern umzukehren. Bislang gibt es ein paar ermutigende Studien an Labornagetieren darüber, warum der Thymus Melatoninrezeptoren hat und wie sie wirken. Die Tiere, die Melatonin erhalten haben, bildeten mehr Antikörper und andere Chemikalien des Immunsystems.[21] Vermutlich stärkt Melatonin auch das menschliche Immunsystem. Da Melatonin noch weitere Pluspunkte als wirkungsvolles Antioxidans hat, empfehle ich die Einnahme genau aus diesem Grund – es könnte noch weitere vorteilhafte Wirkungen für das Immunsystem mit sich bringen.

Entgiften Sie Ihren Körper

Ein Erbe des 20. Jahrhunderts, das wir auch im 21. Jahrhundert kaum abschütteln können, sind die Giftstoffe in der Umwelt, denen wir ständig und überall ausgeliefert sind. Jeden Tag sind wir alle einer riesigen Anzahl potenziell giftiger Substanzen ausgesetzt: Autoabgase, Smog, Haushaltsreinigungsmittel, Tabakrauch, Farbdämpfe, gechlortes Wasser, Blei, Kadmium, Quecksilber und andere Schwermetalle, Pestizide, Zusätze in der Nahrung, frei verkäufliche oder verschriebene Medikamente und vieles mehr.

Die für die Abfallstoffe zuständigen Systeme des Körpers sind nicht für diese Art von giftigem Ansturm gedacht. Nehmen wir zum Beispiel das chemische Element Kadmium. Es wird bei vielen industriellen Herstellungsverfahren verwendet und findet sich auch im Zigarettenrauch, doch bis vor ein paar Jahrhunderten waren die Menschen diesem Element niemals ausgesetzt. Es gibt keine natürliche Möglichkeit, Kadmium aus dem Körper zu entfernen. Ist es erst einmal in den Körper eingedrungen, bleibt es dort und verursacht möglicherweise Lungenkrebs und andere Krankheiten.

Altersbedingten Krankheiten vorbeugen

Giftstoffe und der Alterungsprozess

Ein wichtiger Faktor des Alterns ist die Tatsache, dass wir Giftstoffen ausgesetzt sind, seien es die natürlichen ultravioletten Strahlen der Sonne oder die unnatürlichen aus Smog und anderen industriellen Abgasen. Sie lassen uns altern, weil die Schadstoffe freie Radikale freisetzen – und inzwischen ist ja deutlich geworden, dass der Schaden durch freie Radikale der eigentliche Grund für die meisten Krankheiten des Alters und auch für das Altern selbst ist.

Vergiften Sie sich selbst?

Eine weitere Quelle für Giftstoffe im Körper könnte das Verdauungssystem sein. Wenn sich Schadstoffe nicht gut abbauen lassen, leidet die gesamte Gesundheit darunter, und sämtliche gesundheitlichen Probleme werden noch verstärkt, wenn der Magen-Darm-Trakt giftige Abfallstoffe ansammelt. Noch bedeutsamer sind Giftstoffe, die der Magen-Darm-Trakt durch zu viele Hefekulturen aufbaut, auch bekannt als Candidamykose.

Normalerweise befinden sich im Darm Billionen von Bakterien, die für die Verdauung wichtig sind. Sie sind ein lebenswichtiger Teil des Prozesses, der Lebensmittel in Nährstoffe aufbricht, damit sie absorbiert werden können. Dennoch werden diese guten Bakterien häufig von hefeähnlichen Organismen mit dem Namen *Candida albicans* förmlich überrannt, die zu den normalen Bewohnern des Dickdarms gehören. Der Hauptgrund dafür ist der Einsatz von Antibiotika, die die guten Bakterien abtöten, welche sonst das Wachstum der Hefe in Schach halten. Hefe wächst außerdem übermäßig durch

Den Körper entgiften

Hormone wie Prednisone, Bodybuildingsteroide und die Antibabypille.

Eine schlechte Ernährung spielt eine ganz eigene Rolle dabei. Das größte Problem ist zu viel Zucker in der Nahrung, dicht gefolgt von Lebensmitteln, die viel natürlichen Zucker enthalten wie Obst, Honig, Fruchtsaft und Milch. Alkohol, Zusätze in den Lebensmitteln, Nahrungsmittelunverträglichkeiten (besonders gegen Lactose oder Gluten), zu wenig Magensäure und emotionaler Stress können allesamt ein übermäßiges Hefewachstum hervorrufen. Häufig übersehen wird auch die Rolle, die unbehandelte Bakterieninfektionen und Parasiten dabei spielen.

Es steht außer Frage, dass der häufigste Grund für zu viel Hefe der Missbrauch von Antibiotika oder Zucker ist – und genauso häufig eine Kombination dieser beiden Faktoren. Übermäßiges Wachstum von Hefepilzen ist oft auch der Schlüssel im weiteren Krankheitsbild des Chronischen Müdigkeitssyndroms, häufiger wiederkehrender Infektionen, Morbus Crohn, Dickdarmentzündung und Reizkolon. Außerdem ist es ein Hauptfaktor für Nahrungsmittelunverträglichkeiten.

Ungefähr einer von drei Patienten am Atkins Center leidet unter übermäßigem Hefewachstum. Die Diagnose ergibt sich sehr zuverlässig durch einen Bluttest, der erhöhte IgA- oder IgM-Antikörper gegen Candida misst. Die Diagnose kann auch aus einer Reihe von Symptomen abgeleitet werden, besonders Blähungen, häufiger Durchfall und Verstopfung, verminderter Widerstand gegen Infektionen, Chronisches Müdigkeitssyndrom, »geistige Erschöpfung«, immer wiederkehrende Infektionen der Blase und Mundsoor, ein weißlicher Belag im Mund- und Rachenraum. Auch Gelenkschmerzen, Müdigkeit und Depressionen sind gängige Symptome. Ein übermäßiges Wachstum von Hefepilzen wird außerdem mit Arthritis in Verbindung gebracht.[1]

Altersbedingten Krankheiten vorbeugen

Die Hefeorganismen produzieren 79 verschiedene Giftstoffe, einschließlich Formaldehyd und Acetaldehyd, der auch im Alkohol vorkommt. Acetaldehyd ist verantwortlich für die »geistige Erschöpfung«, die häufig mit Candidamykose assoziiert wird. Im Hinblick auf das Altern ist zu bedenken, dass ein übermäßiges Wachstum von Hefepilzen im Dickdarm massive Mengen von zellschädigenden freien Radikale produziert. Die Giftstoffe der schädlichen Darmbakterien sind möglicherweise auch ein Grund für die Alzheimer- und die Parkinsonkrankheit.[2] Durch Erhalt des Gleichgewichts der guten Bakterien im Darm kann der Aufbau metabolischer Gifte verhindert werden, die vielleicht hinter diesen und anderen mit dem Alter verbundenen Krankheiten stecken.

Hefe im Darm lebt von Zucker, daher besteht der erste Schritt zur Heilung ganz einfach darin, der Hefe ihre Nahrung zu entziehen. Am Atkins Center beginnen die Betroffenen mit einer kohlehydratarmen, zuckerfreien Diät, aus der alle einfachen Zucker sowie alle geräucherten, gesalzenen, fermentierten oder hefehaltigen Lebensmittel wie Käse, Essig, Alkohol und Brot ausgeschlossen werden. Natürlich müssen die Patienten auch auf Lebensmittel verzichten, gegen die sie eine Nahrungsmittelunverträglichkeit haben.

Zum Abtöten der Hefe und anderer Parasiten verwenden wir eine Lebensmitteltherapie mit Grapefruitkernextrakt, Oreganoöl, Caprylsäure, Undecylensäure oder Olivenblattextrakt. Dieser wirkungsvolle Ansatz ist weitaus unbedenklicher als Diflucan, ein Medikament, das üblicherweise gegen Candidamykose verschrieben wird. Eine Nebenwirkung der Behandlung muss ich allerdings erwähnen. In den ersten Tagen fühlen sich manche Patienten schlechter statt besser. Das liegt daran, dass die Hefe in großen Mengen abstirbt, sodass die Gedärme zeitweise mit Giftstoffen überschwemmt werden. Sollten die Symptome anhalten, ist ein Arzt zu konsultieren.

Den Körper entgiften

Die Symptome des Absterbens können durch wirkungsvolle natürliche Mittel in kleineren Dosen kontrolliert werden, doch in gewisser Weise helfen die Symptome, die nachfolgende Verbesserung stärker zu erleben. Für manche Betroffenen ist das Ergebnis fast wie ein Wunder – Gesundheit und Energie sind nach Jahren chronischer Müdigkeit, Verdauungsbeschwerden, häufiger Krankheit und schwacher mentaler Leistungen wiederhergestellt.

Die wichtigste Therapie während einer Antihefediät ist die Wiederherstellung eines gesunden Gleichgewichts von nützlichen Bakterien (Probiotika genannt) im Darmtrakt. Drei bestimmte Bakterienstämme werden zur Impfung des Verdauungstraktes eingesetzt: Acidophilus (Lactobacillus), Bifidus und Bulgaricus. Viele Patienten nehmen Kapseln mit 500 000 Sporen jeder Art, andere nehmen jedes Probiotikum mit dem Esslöffel (sie sind geschmacklos). Die Dosen wirken riesig, doch der gesunde Darm enthält um die neunmal mehr probiotische Organismen, als es Zellen im Körper gibt – mit anderen Worten, ein normaler gesunder Mensch hat Billionen von Bakterien im Dünn- und Dickdarm.

Die Behandlung von übermäßigem Hefewachstum ist eine langfristige Angelegenheit. Es könnte leicht zwei bis vier Monate dauern, um ein gesundes Gleichgewicht wiederherzustellen.

Ist dies erreicht, wechseln die Patienten am Atkins Center zu einem Programm, das den Darmtrakt repariert. Wir verwenden eine Vielzahl von Vitalstoffen, wie etwa Panthetein, Glutamin, N-Acetyl-Cystein, essenzielle Fettsäuren und Gamma-Oryzanol (Reiskleieöl), um die Unversehrtheit der Darmwände wiederherzustellen und die Fähigkeit aufzubauen, unerwünschten Bakterien zu widerstehen. Außerdem geben wir Ballaststoffe in Form von Psylliumhülsen, die das System unterstützen, Nahrungsmittel schnell und regelmäßig zu verar-

Altersbedingten Krankheiten vorbeugen

beiten. So wird die Hefe daran gehindert, Fuß zu fassen. Der Vorgang der Reparatur kann weitere zwei bis vier Monate dauern.

Probiotika und Ballaststoffe sind so wertvoll für die Verringerung der Giftstoffe im Körper, dass ich sie allen Menschen empfehle, und das nicht nur zur Behandlung von Candidamykose. Durch Aufrechterhaltung eines gesunden Gleichgewichts im Darm kann die Belastung für die Leber beträchtlich vermindert werden, sodass sie sich auf die unvermeidbaren Giftstoffe konzentrieren kann.

Als Teil meines Programms zur Vorbeugung von Altersbeschwerden empfehle ich pro Woche oder alle zwei Wochen die Einnahme von probiotischen Zusätzen von Acidophilus, Bifidus und Bulgaricus. Jeweils eine 500-mg-Kapsel auf leeren Magen dürfte ausreichen – solange die Kapseln tatsächlich enthalten, was auf dem Etikett ausgewiesen ist. Zusätzlich sollten mindestens sieben bis zehn Gramm Ballaststoffe in der täglichen Ernährung enthalten sein. Psylliumhülsen können zusätzliche Ballaststoffe liefern, falls das Gemüse in der Ernährung nicht ausreicht – eine tägliche Dosis von einem Esslöffel in mindestens einen Viertelliter reines Wasser eingerührt dürfte reichen.

Setzen Sie sich weniger Giftstoffen aus

In der heutigen Gesellschaft müssen wir akzeptieren, dass wir uns jederzeit zahlreichen Giftstoffen aussetzen. Wenn wir nicht weitab von jeglicher Zivilisation in einer Blockhütte leben wollen, können wir nur darauf hoffen, uns so wenig wie möglich Schadstoffen auszusetzen und unsere Verteidigungsmechanismen so gut wie möglich zu stärken.

Um bei den Schadstoffen anzusetzen, sollte zunächst das

Den Körper entgiften

Trinkwasser in Augenschein genommen werden. Das Leitungswasser ist vermutlich gechlort und mit Fluoriden versetzt und könnte bei seinem Weg durch die Rohre auch Kupfer und Blei aufnehmen. (Wie gefährlich Blei ist, werde ich weiter hinten in diesem Kapitel erläutern.) Chlor und Fluoride werden zugesetzt, um Bakterien abzutöten – das heißt, *alle* Bakterien werden getötet, auch die Nützlichen im Darmtrakt. Außerdem könnte das Wasser sogar mit gefährlichen Krankheitserregern verseucht sein, wie den E.coli oder Cryptosporidium, die von Chlor nicht abgetötet werden können. Diese Krankheitserreger können schwere Magenbeschwerden hervorrufen, und Kinder, ältere Menschen und Personen mit geschwächtem Immunsystem können sogar daran sterben. Ich empfehle daher dringend, an allen Wasserhähnen Filter zu installieren. Dabei ist ein Keramikfilter nicht zu teuer, leicht zu installieren und lange haltbar. Wenn kein gefiltertes Wasser zur Verfügung steht, sollten Sie wenn möglich zu Wasser aus der Flasche greifen. (Allerdings muss ich sagen, dass Wasser aus Flaschen auch gelegentlich verunreinigt ist.)

Die Luft, die wir atmen, kann ebenfalls eine Schadstoffquelle sein. Vielleicht scheint das Problem der Luftverschmutzung in Städten, in denen es nicht regelmäßig Smogalarm gibt, nicht so wichtig, doch spielt das nicht unbedingt eine Rolle. Am Atkins Center sehen wir häufig Patienten, die sich darüber beklagen, dass sie im Büro unter Kopfschmerzen, Schwindelgefühlen, Nervosität und »geistiger Erschöpfung« leiden und schreiben es dem Stress im Job zu. Meine erste Frage lautet dann: »Arbeiten Sie in einem Gebäude, in dem man die Fenster nicht öffnen kann?« Lautet die Antwort Ja, und das ist oft der Fall, haben wir häufig schon den Kern des Problems gefunden. Es ist nicht der Stress, sondern die Umwelt. Diese Art von Gebäuden sind ein Sammelbecken für alle Chemikalien, die es heute in Büros gibt. Giftige Dämpfe aus

Altersbedingten Krankheiten vorbeugen

dem Teppich, aus Farben, Kunststoffmöbeln, Kopiergeräten, Lösungsmitteln, Reinigungsmitteln und vielen anderen Substanzen können nicht aus dem Gebäude entweichen, besonders, wenn die Klimaanlage nicht besonders leistungsfähig ist. Schließlich atmen die Menschen die Stoffe zusammen mit all den Keimen ein, die von den Kollegen ausgeatmet werden. Kein Wunder, dass das »Sick Building Syndrom« unter den Mitarbeitern eines Büros manchmal zu einer wahren Epidemie an Chronischem Müdigkeitssyndrom, Kopfschmerzen, Schwindelgefühlen, Hautausschlag und anderen Symptomen führt.

Die Giftstoffe in der Luft können reduziert werden, indem man darauf besteht, dass die Luft anständig und nach den gesetzlichen Vorschriften ventiliert wird. Zu Hause, und möglichst auch im Büro, sollte man HEPA-Luftfilter verwenden, die Giftstoffe, Teilchen und Allergene ebenso wie Schimmelsporen leicht entfernen.

Helfen Sie der Leber

Die Leber ist hauptsächlich dafür verantwortlich, Giftstoffe aus dem Körper zu entfernen. Der Prozess ist sehr kompliziert, daher werde ich nicht in allen Einzelheiten darauf eingehen. Man sollte jedoch wissen, dass dabei ganz natürlich viele freie Radikale entstehen. Für gewöhnlich werden diese freien Radikale schnell von Glutathion ausgelöscht, also von dem antioxidativen Enzym, das im Körper am häufigsten vorkommt. Wenn die Leber damit beschäftigt ist, übermäßig viele Giftstoffe abzubauen, braucht sie zusätzliches Glutathion – das der Körper vielleicht nicht schnell genug oder in ausreichenden Mengen produzieren kann. Ist dies der Fall, können die freien Radikale in der Leber und anderswo mit ernsten langfristigen Folgen

Den Körper entgiften

die Oberhand gewinnen. Wie schon weiter oben erläutert, besteht die beste Möglichkeit, den Spiegel von Glutathion und anderen antioxidativen Enzymen hochzuhalten, in der Einnahme der Vitalstoffe wie etwa N-Acetyl-Cystein, Liponsäure, und Selen sowie Zusätze von Glutathion selbst. Zink ist besonders wichtig, um der Aktivierung von Karzinogenen (krebserzeugenden Substanzen) entgegenzuwirken, die bei der Entgiftung der Leber entstehen. Liponsäure und die Mariendistel liefern die Vitalstoffe, deren positive Wirkung für die Leberfunktion am besten dokumentiert sind.

Auch durch die Ernährung sollte die Leber unterstützt werden, damit sie optimal funktioniert und nicht überbeansprucht wird. Hier zahlt sich wieder eine kohlehydratarme, stark proteinhaltige Ernährung aus. Hochwertiges Protein, wie rotes Fleisch, Geflügel, Meeresfrüchte und Eier, verbessert die Entgiftung, indem es mehr Aminosäuren zur Verfügung stellt, besonders Cystein, die für die Produktion von Glutathion nötig sind. Die Leber braucht Protein sowie Cholesterin für die Herstellung von Gallenflüssigkeit, die für die Absorption fettlöslicher Nährstoffe unabdingbar ist.

Zucker in jeglicher Form hemmt die Produktion der Enzyme, die als Teil des Entgiftungsprozesses nötig sind und schwächt damit die Leberfunktion. Um die Herstellung der entgiftenden Enzyme zu unterstützen, sollte viel Gemüse aus der Familie der Kreuzblütler auf dem Speiseplan stehen. Diese zum Kohl gehörenden Gemüsesorten, wie Brokkoli, Grünkohl und Rosenkohl, enthalten sehr viel Sulforaphan, ein Stoff, der für die Fähigkeit der Leber, Giftstoffe in ungiftigen Abfall umzuwandeln, welcher wiederum aus dem Körper abtransportiert werden kann, lebensnotwendig ist. Des Weiteren sollten Sie jeden Tag viel reines Wasser trinken – mindestens zwei Liter. Das Wasser spült die Giftstoffe schnell aus dem System und nimmt ihnen die Gelegenheit, Schäden anzurichten.

Altersbedingten Krankheiten vorbeugen

Entfernen Sie das Blei

Quecksilber und Blei reichern sich am häufigsten im Körper an. Wer heute in Amerika über 50 ist, hat sehr wahrscheinlich schon sehr große Mengen dieser Schwermetalle aufgenommen. Es überrascht nicht, dass dies zu ernsthaften gesundheitlichen Problemen führen kann.

Zwar haben die heutigen strikten Regelungen die Höchstmenge Blei und Quecksilber begrenzt, der die Menschen ausgesetzt sein dürfen, doch dieser Wert ist mit Sicherheit immer noch zu hoch. Alte Bleirohre und Blei in Farben sind überall anzutreffen, ebenso wie verseuchter Boden, in den jahrzehntelang die Auspuffgase von Millionen von Autos eingesickert ist. Quecksilber ist noch immer ein großes Problem, weil mehr als die Hälfte der Amalgamfüllungen in Zähnen daraus besteht. Aus solchen Füllungen gelangt beständig eine kleine Menge Quecksilber in den Körper. Das führt zu vielen Arten chronischer Erkrankungen und verschlimmert lebensbedrohliche Leiden wie Krebs und Herzerkrankungen.

Mit der Zeit kann die Absorption von kleinen Mengen Blei bei Erwachsenen zu Anämie, neurologischen Schädigungen, hohem Blutdruck und Herz-Kreislauf-Erkrankungen führen. Kleine Kinder mit hohem Bleigehalt im Blut entwickeln sich geistig langsamer und bekommen Lernschwierigkeiten und Verhaltensprobleme.

Das Schwermetall Kadmium ist ein Nebenprodukt vieler industrieller Prozesse, unter anderem fällt es auch bei der Zinkschmelze an. Es kann aus verschmutzter Luft eingeatmet oder mit verseuchtem Essen oder Wasser aufgenommen werden. Ist die Kadmiumkonzentration zu hoch, besteht ein erhöhtes Risiko für Lungenkrebs und Nierenerkrankungen. Neuere Untersuchungen zeigen, dass hohe Kadmiumkonzentrationen

Den Körper entgiften

auch im Zusammenhang mit Knochenabbau und Frakturen bei älteren Menschen, besonders Frauen, zu sehen sind. Das Kadmium erhöht den Ausstoß von Calcium, was wiederum zu dünnen, brüchigen Knochen führt.[3]

Am besten lässt sich der Gehalt von Schwermetallen und auch von lebenswichtigen Metallen im Körper mittels Haaranalyse feststellen. Der Mineralgehalt des Haares spiegelt den Mineralgehalt des ganzen Körpers wider. Die Analyse gibt sehr gute Hinweise, ob im Körper übermäßig giftige Mineralien vorhanden sind und ob ein Mangel an wichtigen Mineralien wie Chrom, Zink, Mangan und so weiter vorliegt, sodass Zusätze erforderlich sind.

Der Körper verfügt über keine Mechanismen, Blei, Quecksilber, Kadmium und andere Schwermetalle aus dem Körper zu entfernen. Sind sie erst einmal ins System gelangt, bleiben sie dort – es sei denn, sie werden durch Chelationstherapie entfernt.

Chelationstherapie: Der Schlüssel zur Entgiftung

Chelationstherapie ist ein chemischer Prozess, der Metallionen im Blut aufspürt, einschließlich Blei, Eisen, Calcium, Quecksilber, Kupfer und Zink. Das Metallion wird an ein organisches Molekül gebunden und auf harmlose Art über den Urin aus dem Körper transportiert.

Ursprünglich wurde die Chelationstherapie Anfang der Dreißigerjahre als Behandlung gegen Bleivergiftung angewendet. Damals wurde die Therapie genau wie heute intravenös durchgeführt. Eine Flüssigkeit mit dem Namen Ethylenediaminetetraacetic acid (EDTA) wird tropfenweise mit einer dünnen Nadel über eine Armvene in den Blutkreislauf gegeben. Das EDTA bindet Blei und andere Metalle und entfernt

Altersbedingten Krankheiten vorbeugen

sie aus dem Körper. Quecksilber wird jedoch nicht besonders gut entfernt, daher wird auch DMPS oder das orale Mittel DMSA verwendet, falls es Probleme mit Quecksilber gibt.

Eine typische Chelationsbehandlung dauert ungefähr drei Stunden und ist absolut schmerzlos. Um die giftige Menge von Blei oder Kadmium zu verringern, sind etwa vier bis acht Sitzungen nötig. Außerdem müssen Zink- und Magnesiumzusätze genommen werden, um die wertvollen Mineralien wieder aufzufüllen, die ebenfalls vom EDTA ausgeschwemmt werden. Des Weiteren verschreibe ich Zusätze des gesamten Vitamin-B-Komplexes, wobei Vitamin B_6 in erhöhter Menge gegeben wird.

Die Chelationstherapie wirkt wunderbar bei vielen meiner Patienten mit erhöhten Schwermetallwerten. Wenn die Werte nach einem vollen Behandlungszyklus unterhalb einer bestimmten messbaren Grenze liegen, fühlen sie sich sehr viel besser.

Zwar ist die Chelationstherapie schon lange ein Hauptpfeiler der alternativen Medizin, wenn es um zu viel Blei im Blut geht, doch gewinnt diese Methode bei konventionellen Medizinern erst langsam an Akzeptanz. Eine neuere Studie an 32 Nierenpatienten zeigte zum Beispiel, dass Menschen, die längere Zeit niedrigen Konzentrationen von Blei in der Umwelt ausgesetzt sind, dies an ihrer Nierenfunktion ablesen können – alle zeigten leicht erhöhte Bleiwerte im Blut. In der Studie wurden die Patienten in zwei Gruppen aufgeteilt. Eine Gruppe bekam eine intravenös verabreichte Chelationstherapie, die andere nicht. Die Wissenschaftler berichteten, dass die Chelationstherapie das Fortschreiten der Niereninsuffizienz (Nierenversagen) verlangsamte und die Nierenfunktion sogar um durchschnittlich 8,5 Prozent verbesserte.[4]

Orale Chelationsprodukte, die von einigen Fürsprechern als ebenso gut wie die intravenöse Chelationstherapie bezeichnet

Den Körper entgiften

werden, sollte man mit Skepsis betrachten. Orale Chelationstherapie könnte tatsächlich aus anderen Gründen von gewissem Nutzen sein, doch ist sie einfach nicht so effektiv wie eine intravenöse Behandlung. Der Begriff »orale Chelation« ist nur bei Substanzen korrekt, die den Ausstoß von Schwermetallen über den Urin signifikant erhöhen.

Chelation: Bypassoperationen umgehen

Insgesamt ist die Chelationstherapie ein wertvoller Beitrag zum Vorbeugen altersbedingter Erkrankungen. Durch die Entfernung der angesammelten Schwermetalle aus dem Körper werden nicht nur die schädigenden Nebenwirkungen beseitigt, sondern auch die Menge der freien Radikale reduziert, die durch sie entstehen. Am Atkins Center erreichen wir die spektakulärsten Chelationsergebnisse jedoch bei Patienten mit Herzerkrankungen. Wir haben tausende von Patienten behandelt, deren konventionelle Ärzte sie warnten, nur eine sofortige Angioplastik oder Bypassoperation könne ihr Leben retten. Diese Patienten suchten bei uns verzweifelt nach einer Alternative zu diesen gefährlichen Verfahren, weil sie wussten, dass es vielen Bypasspatienten nach der Operation nicht besser, sondern schlechter geht. Sie finden die gesuchte Alternative in der Chelationstherapie – und sie sparen dabei noch eine Menge Geld. Chelation ist weitaus preiswerter und natürlich sehr viel unbedenklicher als eine Operation am offenen Herzen oder eine Angioplastik.

Wie genau hilft die Chelation nun bei Herzerkrankungen? Dies geschieht auf verschiedene Art und Weise. Anders als bei einer Bypassoperation oder Angioplastik, bei der nur ein paar wenige der tausende von Arterien im Körper behandelt werden, verbessert die Chelationstherapie den Blutfluss in allen

Altersbedingten Krankheiten vorbeugen

großen Blutgefäßen gleichzeitig. Dies geschieht zum Teil dadurch, dass das EDTA einen Teil des Calciums in den arterienverstopfenden Ablagerungen entfernt. Dadurch reduziert sich die Ablagerung oder kann sogar vollständig entfernt werden. Zwar reduziert oder entfernt die Chelation selbst keine Ablagerungen, doch durch die Entfernung von Calcium kann in der Ablagerung eine reversible chemische Reaktion entstehen (im Gegensatz zur Verkalkung, die chemisch irreversibel ist).

Außerdem senkt Chelation den Calciumgehalt des Blutes. Das wiederum stimuliert den Körper, Parathormon freizusetzen. Dieses Hormon regt den Körper an, Calcium von den Stellen zu entfernen, wo es nicht hingehört (beispielsweise in den Arterien) und dorthin zu bringen, wo es benötigt wird (beispielsweise in die Knochen). Auf diese Weise verursacht EDTA eine leichte Rekalzifizierung der osteoporotischen Knochen.[5]

Für Herzpatienten besteht einer der größten Vorteile von EDTA darin, wie es die Vergrößerung der kleinen Blutgefäße in der Nähe der verstopften Arterien stimuliert. Diese kleinen Blutgefäße erschaffen einen Kollateralkreislauf rund um die blockierte Stelle – der natürliche Bypass des Körpers. Durch die Entfernung von Blei, Kadmium und anderen Schwermetallen beseitigt die Chelation einen weiteren Grund für Herzschäden. EDTA ist außerdem ein wirkungsvolles Antioxidans, das helfen kann, die Oxidation von LDL-Cholesterin zu verhindern.[6] Auch die gerinnungshemmenden Eigenschaften von EDTA, die die »Klebrigkeit« der Blutplättchen reduziert und Blutklumpen verhindert, welche zu einem Herzanfall[7] führen können, sind für Herzpatienten von Interesse.

Den Körper entgiften

Entgiftung von Quecksilber

Quecksilber ist ein hochgiftiges Schwermetall, das der Gesundheit extrem gefährlich werden kann und ein signifikanter Grund für Krankheiten wie Multiple Sklerose, Krebs, Autoimmunerkrankungen, übermäßiges Hefewachstum, Chronisches Müdigkeitssyndrom und dutzende weitere Leiden. Wir alle sind im Laufe des Lebens beträchtlichen Mengen von Quecksilber ausgesetzt. Es wird in vielen industriellen Verfahren und in einer ganzen Reihe von gängigen Chemikalien verwendet. Früher wurde es sogar in Farben für die Innenraumgestaltung verarbeitet, um Schimmelbildung vorzubeugen – diese Nutzung wurde bereits vor Jahrzehnten verboten. Ein sehr großes Risiko einer langsamen Vergiftung durch Quecksilber besteht durch die silbernen Amalgamfüllungen in den Zähnen.

Entgiftung und Zahnheilkunde

Obwohl die konventionelle Ärzteschaft es unerschütterlich bestreitet, besteht dieses weithin als preiswerte Methode zur Füllung von Karieslöchern benutzte Material nur zu 35 Prozent aus Silber. Die Hälfte besteht aus Quecksilber, der Rest ist eine Mischung aus anderen Metallen, einschließlich Zinn, Zink und Kupfer.

Laut Weltgesundheitsorganisation kann schon eine Amalgamfüllung im Mund drei bis 17 Mikrogramm Quecksilber pro Tag freisetzen.[8] Jedes Mal beim Zähneputzen oder Kauen geben die Füllungen winzige Mengen Quecksilber in den Körper ab. Das gilt ganz besonders für alte Füllungen, die mit der Zeit korrodieren und noch mehr Quecksilber abgeben.

In Deutschland wurden Amalgamfüllungen 1992 verboten.

Altersbedingten Krankheiten vorbeugen

Hier in den Vereinigten Staaten ist man wesentlich weiter zurück, obwohl einige holistisch arbeitende Zahnärzte um dieses Thema wissen und sich weigern, silbernes Amalgam zu verwenden. Stattdessen benutzen sie Keramikfüllungen. Dieses Material ist sehr hart und haltbar und enthält keine Metalle. Außerdem sieht es natürlicher aus als Amalgam. Keramikfüllungen sind teurer als die üblichen Amalgamfüllungen und Versicherer zahlen häufig nicht für die zusätzlichen Kosten.

Ich empfehle dringend, Amalgamfüllungen durch Keramikfüllungen zu ersetzen und falls nötig jeden Pfennig selbst zu zahlen. Die langfristigen Kosten einer chronischen Krankheit würden weit höher liegen. Vielleicht müssen Sie für diesen Zweck etwas länger nach einem ganzheitlich arbeitenden Zahnarzt suchen.

Manchmal ist ein Zahn so stark verfault oder beschädigt, dass auch die Wurzel in Mitleidenschaft gezogen wurde. Zur Lösung dieses Problems wird normalerweise eine Wurzelbehandlung durchgeführt, um das infizierte Gebiet zu entfernen. Bei dieser verbreiteten Methode gibt es ein großes Problem – es kann eine restliche Bakterieninfektion an der Basis des Zahns zurückbleiben. Giftstoffe aus dieser Infektion dringen in den Körper ein und können die Entstehung chronischer degenerativer Krankheiten stimulieren, besonders Autoimmunerkrankungen. Viele der Multiple-Sklerose-Patienten am Atkins Center sagen, dass ihre Symptome kurz nach Wurzelbehandlungen begannen, bei denen es sowohl eine Infektion gab als auch Amalgamfüllungen eingesetzt wurden. Ich und viele andere alternative Ärzte, die MS behandeln, halten diese sonderbare Korrelation nicht für einen Zufall. Als Teil unserer Behandlung bei MS empfehlen wir, alle Zähne zu entfernen, die Wurzelfüllungen haben und sämtliche Silberamalgamfüllungen zu ersetzen.

Zahnärzte haben sich heutzutage genauso der Rettung der

Den Körper entgiften

Zähne verschrieben wie andere Ärzte der Rettung des Lebens. Ein gefüllter Wurzelkanal könnte jedoch die Gesundheit beeinträchtigen und das Leben verkürzen. Wenn möglich sollte diese Art der Zahnchirurgie vermieden werden. Dabei kann gute Zahnhygiene das Problem verhindern. Als letzter Ausweg sollte vielleicht lieber der Zahn gezogen werden. Wer unter einer degenerativen Krankheit wie dem Chronischen Müdigkeitssyndrom leidet, sollte Zähne mit Wurzelfüllungen entfernen und alle Amalgamfüllungen ersetzen lassen, um so eine Quelle für Infektionen und schädliche Quecksilberemissionen zu beseitigen und die Gesundheit wiederherzustellen.

Quecksilber und das Herz

Kardiologen, die sich wie ich der Umweltgifte bewusst sind, wissen schon lange, dass Personen mit hohen Quecksilberkonzentrationen ein größeres Risiko eines Herzversagens tragen. Das wird von vielen Studien bestätigt. Die neueste Studie untersuchte Patienten mit primärer dilatativer Kardiomyopathie oder Herzversagen ohne ersichtlichen Grund, und erkannte, dass sie extrem hohe Konzentrationen an Spurenelementen aufwiesen, besonders von Quecksilber und Antimon. Die Konzentrationen sind erstaunlich: Verglichen mit Patienten, bei denen die Gründe für ihr Herzleiden bekannt waren, hatten die anderen Betroffenen erstaunliche 22 000-mal höhere Quecksilberkonzentrationen im Blut.[9]

Herzpatienten werden am Atkins Center routinemäßig auf den Quecksilbergehalt im Blut getestet. Ebenso routinemäßig finden wir erhöhte Konzentrationen, die mittels Chelationstherapie gesenkt werden müssen.

Die einzige Möglichkeit, Quecksilberansammlungen aus dem Körper zu entfernen, ist eine orale Chelationstherapie.

247

Altersbedingten Krankheiten vorbeugen

Wir benutzen dazu das verschreibungspflichtige Medikament DMSA. Die meisten Patienten benötigen drei bis acht Tage lang eine 500-mg-Kapsel pro Tag. Der Behandlungszyklus ist zu Ende, wenn eine Urinprobe zeigt, dass in den sechs Stunden nach der letzten DMSA-Kapsel kein signifikanter Ausstoß von Quecksilber zu verzeichnen ist.

Treiben Sie Sport

Einen Rat gebe ich praktisch allen meinen Patienten, ganz gleich, wie alt sie sind: Treiben Sie Sport. Das bedeutet nicht unbedingt, dass alle meine Patienten zu Marathonläufern werden, es bedeutet nur, das sie besser aussehen, sich besser fühlen und gesünder bleiben. Geistig und körperlich sind sie stärker und widerstandsfähiger.

Sport für ein gesundes Herz

Auch ohne körperliche Bewegung kann dieses Buch von Nutzen sein, doch mit Sport ist es sehr viel hilfreicher. Falls Sie daran zweifeln, bedenken Sie nur einmal die Ergebnisse einer Studie, die dutzende von Studien über den Einfluss körperlicher Aktivität auf die Gesundheit des Herz-Kreislauf-Systems untersucht hat. Die Wissenschaftler kamen zu dem Schluss, dass regelmäßige körperliche Bewegung ohne Frage eine ganze Reihe gesundheitsfördernder Wirkungen für das Herz hat. Die Bewegung braucht nicht besonders anstrengend zu sein oder lange zu dauern. Schon einmal am Tag ein Spaziergang um den Block ist gesund.[1] Länger spazieren gehen wäre natürlich besser. Wie viel besser? Einer Studie an älteren Männern in Hawaii zufolge sinkt das Risiko einer koronaren Herzerkrankung pro gelaufener Meile pro Tag um 15 Prozent.[2]

Altersbedingten Krankheiten vorbeugen

Frühere Studien zeigten, dass von allen Faktoren, die wahrscheinlich einmal zu einer Herzkrankheit führen, mangelnde Bewegung ganz oben auf der Liste steht, weit vor den üblichen Faktoren wie hohe Cholesterinwerte.[3] Muss ich mehr sagen? Ja, denn Bewegung bewirkt noch weitaus mehr als nur Schutz für das Herz.

Die Früchte des Sports

Um dem Alter zu trotzen, muss der Blutzuckerspiegel ständig kontrolliert werden. Sport ist dabei ebenso wichtig wie die Ernährung. Am Atkins Center wissen wir, wie gut die Kombination aus Sport und Ernährung funktioniert – wir haben tausenden von Patienten mit eingeschränkter Glukosetoleranz geholfen, diesen Prozess umzukehren und ihr Leben zu verlängern. Unser Erfolg basiert auf zahlreichen Studien – es sind so viele, dass ich hier nicht näher darauf eingehen will –, die beweisen, dass Sport verminderte Glukosetoleranz und Insulinsensibilität verhindern, verlangsamen oder sogar umkehren kann, und dass sogar Diabetes rückgängig gemacht werden kann.

Zahlreiche weitere Studien beweisen im Umkehrschluss: Wenig Bewegung bedeutet, dass die Wahrscheinlichkeit für eine eingeschränkte Glukosetoleranz oder Diabetes steigt, auch für Personen ohne Übergewicht (wobei Übergewicht jedoch ein Risikofaktor ist). Eine neuere Studie unterstreicht diesen Punkt besonders deutlich. In der Untersuchung wurden mehr als 8600 Männer über 30 sechs Jahre lang überwacht. In dieser Zeit entwickelte sich bei 149 Versuchspersonen Diabetes. Zumindest mich überrascht es nicht besonders, dass diese Fälle fast ausschließlich unter den Männern vorkamen, die sich am wenigsten bewegten. Inaktive Männer hat-

250

Sport treiben

ten ein beinahe viermal so hohes Risiko für Diabetes wie körperlich aktive Männer.[4]

Ein aktiver Lebensstil ist außerdem direkt verbunden mit einem verringerten Krebsrisiko, wie man in Bezug auf Dickdarmkrebs bei Männern und Brustkrebs bei Frauen nachweisen konnte.[5]

Wer abnehmen muss, kann den Prozess durch Bewegung beschleunigen. Besonders Betroffenen mit einem hohen Stoffwechselwiderstand gegen Gewichtsabnahme empfehle ich Sport. Zwar verbrennt ein Kilometer spazieren gehen nur 100 Kalorien, doch ein Langzeitsportprogramm ist sehr häufig das Zünglein an der Waage bei Menschen, die sonst auch mit einer strikten Diät absolut nicht abnehmen. Wer sich nach einer Phase des Abnehmens in der so genannten Plateauphase befindet und einfach keine weiteren Pfunde verliert, kann durch Sport diese Blockierung schneller auflösen. Die beste Nebenwirkung ist jedoch, dass sich Fett in Muskel verwandelt, und das Bewusstsein, dass man körperlich noch viel mehr erreichen kann, hebt die Stimmung und verbessert damit auch das allgemeine Wohlbefinden.

Das große Ganze

Sport ist der Schlüssel zur Vorbeugung von Einschränkungen im Alter. Und er ist ein Schlüssel zur Langlebigkeit. Nehmen wir dazu ein paar Statistiken unter die Lupe.

Alles in allem hat ein 65 Jahre alter Mann ohne Behinderungen in den USA heute nur eine 26-prozentige Chance, ein Alter von 80 zu erreichen und dabei ohne Beschwerden zu bleiben. Für Frauen liegt die Wahrscheinlichkeit, beschwerdefrei ein Alter von 85 zu erreichen nur bei 18 Prozent. Was tut nun diese Minderheit, um ohne Probleme so alt zu werden

Altersbedingten Krankheiten vorbeugen

und auch beschwerdefrei zu bleiben? Sie treibt Sport. Wer regelmäßig Sport treibt, hat verglichen mit denen, die sich kaum bewegen, ein niedrigeres Risiko, später im Leben behindert zu sein. Und diejenigen, die sich besonders viel bewegen, bleiben gegenüber jenen, die eine vorwiegend sitzende Lebensweise pflegen, beinahe doppelt so wahrscheinlich beschwerdefrei.[6]

Diese nackten Zahlen zeigen besonders deutlich, dass Gebrechen kein unvermeidbarer Teil des Alterns sind. Durch mäßige körperliche Aktivität kann ihnen leicht getrotzt werden, und zwar ab sofort.

Körperliche Betätigung kann außerdem die Lebenserwartung steigern. Es gibt Untersuchungen, die mäßige körperliche Aktivität unter Nichtrauchern im Alter von 65 mit einer um 14,4 Jahre verlängerten Lebenserwartung bei Männern und 16,2 Jahre bei Frauen in Verbindung bringen.

Der Nutzen körperlicher Aktivität gilt auch für Raucher. Männliche Raucher, die mäßig Sport treiben, gewinnen 10,5 Jahre an zusätzlicher Lebenserwartung, Frauen 12,6 Jahre.[7] Welchen besseren Grund könnte es geben, mit dem Sportprogramm noch heute zu beginnen?

Nehmen Sie Ihre Möglichkeiten wahr

Trotz der so offensichtlichen Vorteile körperlicher Bewegung treiben ungefähr 30 Prozent aller Amerikaner überhaupt keinen Sport. Diese Stubenhocker haben sich, bewusst oder unbewusst, für ein kürzeres Leben entschieden, das am Ende noch von Jahren teurer, schmerzhafter Gebrechen verdorben wird. Wofür werden Sie sich entscheiden? Werden Sie sich entscheiden, Sport zu treiben und dem Alter zu trotzen, oder bewegungslos zu bleiben und Gebrechen und vorzeitigen Tod zu

Sport treiben

akzeptieren? Die Wahl ist ganz einfach, dennoch haben viele meiner Patienten Schwierigkeiten, sich zum Sport aufzuraffen. Ich habe wirklich schon jede erdenkliche Ausrede gehört, und wenn ich auch selbst schon einige davon gebraucht habe, so hat doch keine einzige eine Berechtigung.

Dauernd erzählen mir meine Patienten, dass sie einfach keine Zeit für Sport hätten. Unsinn! Wenn der Durchschnittsamerikaner Zeit findet, täglich sechs Stunden fernzusehen, kann er oder sie auch Zeit für eine halbe Stunde Sport aufbringen. Wer auf keine Minute Fernsehzeit verzichten kann, könnte auf einem Heimtrainer Fahrrad fahren oder während einer Sendung Stretchingübungen und Gymnastik machen.

Eine weitere beliebte Ausrede ist, man sei zu alt für Sport. Das ist ebenso unsinnig wie der angebliche Zeitmangel. Es ist niemals zu spät, ein Sportprogramm aufzunehmen. Für eine Studie machte eine Gruppe gebrechlicher Männer aus einem Pflegeheim, alle in den Neunzigern, Gewichtstraining! Nach nur acht Wochen zeigte sich bei ihnen eine bemerkenswerte Steigerung der Muskelkraft um 175 Prozent. Viel wichtiger war jedoch, dass ihre Gehgeschwindigkeit und ihr Koordinationsvermögen sich um fast 50 Prozent verbesserten, sodass die Wahrscheinlichkeit hinzufallen beträchtlich sank.[8] Seitdem haben mehrere Studien ähnliche Ergebnisse gezeigt, nämlich schnellere Gehgeschwindgkeit, mehr Kraft und eine Verbesserung der körperlichen Gebrechen.[9]

»Sport ist so langweilig«, sagen manche meiner Patienten. »Vielleicht«, antworte ich dann, »aber es ist sehr viel langweiliger, in einem Pflegeheim zu leben.« Suchen Sie sich einen Sport, der Ihnen Spaß macht und den Sie regelmäßig durchführen können. Golf, Tennis, spazieren gehen, Wandern, Rad fahren, Tanzen, Schwimmen – alles dreht die Uhr zurück. Und selbst konstruktive Aktivitäten wie Gartenarbeit, Haus-

Altersbedingten Krankheiten vorbeugen

arbeit, Heimwerken und Ähnliches kann so durchgeführt werden, dass sie eine wichtige Quelle körperlicher Bewegung darstellen.

Von allen Ausreden, die ich zu hören bekomme, überzeugt mich am wenigsten, dass man zu sehr außer Form sei, um Sport zu treiben. Genau das soll durch Bewegung ja behoben werden!

Zu Fuß zu besserer Gesundheit

Am häufigsten, ganz besonders zu Beginn eines Sportprogramms, empfehle ich Gehen. Ein kurzer Spaziergang jeden Tag oder jeden zweiten Tag, und schon nach kurzer Zeit machen sich signifikante Verbesserungen bemerkbar.

Es ist unwichtig, wie weit oder schnell man geht oder wie alt man ist. In einer Studie aus Japan hat sich beispielsweise gezeigt, dass Männer in mittleren Jahren, die fünf Tage die Woche nur jeweils zehn bis 20 Minuten pro Tag spazieren gingen, ihr Risiko für Bluthochdruck um zwölf Prozent senken konnten und noch dazu Gewicht verloren.[10]

Eine andere, noch sachdienlichere Studie folgte vier Jahre lang fast 3000 amerikanischen Männern zwischen 71 und 93. In dieser Zeit wurde bei 109 Männern eine koronare Herzkrankheit diagnostiziert. Interessant daran ist die Aufschlüsselung. Die Männer, die täglich anderthalb Meilen oder mehr spazieren gingen, hatten ein 2,5-prozentiges Risiko einer Herzerkrankung. Die Männer, die weniger als eine Viertelmeile pro Tag spazieren gegangen waren, hatte ein doppelt so hohes oder mit anderen Worten ein fünfprozentiges Risiko einer Herzerkrankung.[11] Mit anderen Worten: Mit nur einer halben Stunde entspanntem Spazierengehen pro Tag senkten diese älteren Männer das Risiko einer Herzkrankheit um die

Sport treiben

Hälfte, ganz zu schweigen von den anderen Vorteilen, die sie dadurch genießen konnten.

Für Frauen könnte der Nutzen des Spazierengehens noch deutlicher ausfallen. Nach einer Untersuchung mit Teilnehmerinnen der noch laufenden Krankenschwesternstudie könnte sogar ein Drittel der Herzanfälle bei Frauen jeden Alters durch drei Stunden flotten Gehens pro Woche (bei zirka zwanzig Minuten auf 1,5 Kilometer) verhindert werden. Eine Frau, die fünf Stunden oder mehr pro Woche läuft, halbiert ihr Risiko einer Herzkrankheit. Das trifft auf alle Frauen zu, auch auf jene, die erst spät in ihrem Leben zu laufen beginnen. Das gilt natürlich nicht nur für Frauen, sondern auch für Männer.[12]

Abgesehen von den gesundheitlichen Vorteilen, die jegliche Art von Sport mit sich bringt, scheint spazieren gehen auch die geistige Fitness zu verbessern. Eine jüngere Studie zeigte, dass Gehen insbesondere die so genannten ausführenden Kontrollfunktionen verbessert – die Fähigkeit zu planen, zu koordinieren und sich auf Informationen zu konzentrieren. Die Untersuchung verglich zwei Gruppen älterer Erwachsener, die bis dahin vorwiegend einen sitzenden Lebensstil gepflegt hatten. Eine Gruppe ging dreimal die Woche 45 Minuten lang spazieren, die andere Gruppe machte dreimal pro Woche eine Stunde lang Stretching und muskelkräftigende Übungen. Als man beiden Gruppen nach sechs Monaten eine ganze Anzahl psychologischer Tests vorlegte, schlugen sich die Spaziergänger sehr viel besser. Der Unterschied schien darin begründet zu sein, dass beim Spazierengehen das Gehirn vermehrt mit Blut versorgt wird.[13]

Spazieren gehen ist noch in vielerlei anderer Hinsicht nützlich. Es ist eine kräftigende Übung, ein wichtiger Aspekt für die Vorbeugung oder Verlangsamung von Osteoporose. Gehen ist für den Körper viel sanfter als Jogging oder Laufen

Altersbedingten Krankheiten vorbeugen

und führt kaum zu Verletzungen. Anders als anstrengendere Sportarten hat Gehen keine negativen Auswirkungen auf das Immunsystem. Nur eine halbe Stunde Jogging pro Tag kann die Anzahl der Immunzellen im Körper erheblich reduzieren, doch eine halbe Stunde gehen täglich hat zumindest keine negative Auswirkung auf das Immunsystem, sondern könnte es sogar noch stärken.[14]

Das Beste daran ist, dass außer einem Paar bequemer Schuhe oder Turnschuhe keine Ausrüstung nötig ist. Man braucht auch keine besondere Unterweisung – der Mensch geht ja sein ganzes Leben lang. Und es ist kostenlos – keine Mitgliedsgebühren fürs Sportstudio, keine modische Ausrüstung, keine Trainer.

Zur Vorbeugung altersbedingter Einschränkungen lautet das Ziel, mindestens dreimal pro Woche, besser noch jeden Tag, eine halbe Stunde lang flott marschieren. Die Zeit ist dabei wichtiger als die zurückgelegte Entfernung. Wenn Sie in den letzten Jahren nicht mehr als ein paar hundert Meter gegangen sind, beginnen Sie langsam damit, nur 10 Minuten lang so schnell wie es noch angenehm ist zu gehen. Arbeiten Sie sich ganz allmählich an eine halbe Stunde heran und gehen Sie so flott, wie es für Sie angenehm ist. Sie werden erstaunt sein, wie schnell Sie eine halbe Stunde schaffen und wie viel besser Sie sich körperlich und geistig fühlen werden. Vielleicht fühlen Sie sich sogar so gut, dass Sie bald länger oder häufiger gehen, wodurch Sie sich dann noch besser fühlen.

Beim Gehen sollten Sie auf Ihre Haltung achten. Wir alle neigen dazu, uns ein wenig nach vorne zu beugen, wenn wir älter werden. Dieser Haltung muss rechtzeitig entgegengewirkt werden. Je weiter man sich vorbeugt, umso wahrscheinlicher ist ein Sturz, bei dem auch Knochen zu Schaden kommen.

256

Sport treiben

Überprüfen Sie Ihre Haltung, indem Sie sich natürlich gerade gegen eine Wand lehnen und nachschauen, wie viel Sie davon berühren. Berührt der Hinterkopf nicht die Wand, muss die Haltung korrigiert werden. Versuchen Sie sich so hinzustellen, das der Kopf die Wand berührt. Das geht leichter, wenn der Bauch eingezogen wird, die Hüften vorgeschoben sind und die Brust herausgedrückt wird. Diese Haltung sollten Sie auch beim Gehen einnehmen.

Recken Sie beim Gehen das Kinn vor und halten Sie den Kopf gerade. Sobald der Kopf eine natürlichere Position über den Schultern hat, richtet sich auch der Rest des Körpers auf. Erinnern Sie sich ständig daran, den Kopf hochzuhalten, und bald haben Sie die Vorwärtsneigung überwunden.

Wenn weniger mehr ist

Wenn ein wenig Bewegung gut ist, mäßige Bewegung besser, ist hartes Training dann am besten? Genau das Gegenteil ist der Fall. Abgesehen von der wachsenden Verletzungsgefahr führt hartes Training dazu, dass der Körper übermäßig viele freie Radikale produziert, des Weiteren sind die Wirkungen für das Immunsystem abträglich und führen zu einer vermehrten Ausschüttung des schädlichen Stresshormons Cortisol. Deshalb empfehle ich weder Laufen noch Jogging. Schwimmen, Gehen, Yoga und andere, langsamere und sanftere Aktivitäten – sogar Hausarbeit – haben, wenn sie regelmäßig durchgeführt werden, ebenso positive Wirkung für den Körper, aber ohne die schädlichen Nebenwirkungen.

Wer unter Arthritis oder anderen Krankheiten leidet, die die Beweglichkeit einschränken, sollte so viel spazieren gehen wie möglich. Außerdem empfehle ich Wassergymnastik unter Aufsicht ausgebildeter Sportlehrer oder Krankengymnastin-

Altersbedingten Krankheiten vorbeugen

nen. In vielen öffentlichen Schwimmbädern werden diese Kurse preiswert angeboten.

Wer übrigens glaubt, zu Unsterblichkeit zu gelangen, wenn er 60 Kilometer pro Woche läuft und sich sehr fettarm ernährt, dem steht eine Überraschung ins Haus. Eine Studie zeigte, dass bei Hochleistungsläufern, deren Ernährung nur 17 Prozent der Kalorien aus dem Fett bezieht, die infektionsbekämpfenden weißen Blutkörperchen und Zytokine drastisch sanken, während der Cortisolspiegel und die Konzentration des infektionsfördernden Prostaglandins stiegen. Gingen die Läufer zu einer stark fetthaltigen Ernährung über, bei der 41 Prozent der Kalorien aus dem Fett kamen, normalisierten sich diese Werte wieder – und die Konzentration der natürlichen Killerzellen, die Viren und Tumorzellen angreifen, verdoppelte sich.[15] Wissenschaftliche Studien kümmern sich normalerweise nicht darum, wie sich die Versuchspersonen fühlen, doch in diesem Fall bin ich sicher, dass sie sich ganz allgemein sehr viel besser fühlen, wenn sie sich fettreich ernähren. Sie werden sehr viel seltener von kleineren Krankheiten wie Erkältungen und Infektionen heimgesucht werden, unter denen so viele Hochleistungsathleten leiden, wenn sie eine fettreduzierte Diät machen.

Die Wahrheit dehnen

So großartig spazieren gehen gegen den Alterungsprozess wirkt, so denke ich bei der Vorbeugung von Altersbeschwerden doch in erster Linie mal an eine andere Aktivität, die sowohl von unschätzbarem Wert als auch überhaupt nicht anstrengend ist – Stretching oder Dehnen.

Ich muss Sie sicher nicht daran erinnern, dass Steifheit und fortschreitende Unbeweglichkeit der Wirbelsäule und ande-

Sport treiben

rer Gelenke die wohl bekannten Begleiterscheinungen des Alterns sind. Die Lockerung dieser Gelenke durch das Dehnen der festen Muskeln kann dieses Problem ganz erheblich verbessern.

Es gibt mehr als hundert verschiedene Stretchingübungen für die verschiedenen Muskelgruppen. Dieses Buch kann nicht alle Einzelheiten darüber liefern – doch es gibt viele Bücher zu diesem Thema, und auch Fitnesstrainer im Studio können genauer darüber Auskunft geben. Stretching bietet einen unschätzbaren Schutz gegen Probleme mit der Skelettmuskulatur, die mit den fortschreitenden Jahren in Verbindung gebracht werden.

Aerobic und Krafttraining

Als Nächstes sollte ein Programm aus Aerobicübungen erarbeitet werden. Das Ziel ist, das Sauerstoffbedürfnis des Körpers ganz allmählich zu erhöhen, den Pulsschlag hochzutreiben und eine nicht unerhebliche Zeit lang beizubehalten. Für viele reicht eine halbe Stunde flottes Spazierengehen aus, andere brauchen mehr. Ist dies der Fall, sind Schwimmen, Jogging, Rad fahren, Aerobic alle in Ordnung, vorausgesetzt, diese Sportarten werden nicht so heftig betrieben, dass sie die Immunreserven schädigen oder zu Verletzungen führen.

Die dritte nützliche Bewegungsform ist Widerstandstraining, auch bekannt unter der Bezeichnung Krafttraining. Widerstandstraining wird in erster Linie zur Kräftigung der Muskeln durchgeführt. Es kann auch gemäßigt aerob wirken, sofern leichtere Gewichte verwendet werden. Wie schon oben erwähnt, haben Untersuchungen gezeigt, dass sogar gebrechliche ältere Menschen von Krafttraining profitieren können.

Altersbedingten Krankheiten vorbeugen

Um am Anfang Verletzungen zu vermeiden, sollten Sie die Grundlagen zusammen mit einem ausgebildeten Trainer erarbeiten.

Den Anfang finden

Vor jedem Bewegungsprogramm, das anstrengender ist als flottes Spazierengehen, sollten Personen über 45 zunächst einen Arzt aufsuchen und sich auf Herz-Kreislauf-Erkrankungen untersuchen lassen.

Um Verletzungen zu vermeiden, sollten Sie stets ein paar Dehnungs- und Lockerungsübungen machen, bevor Sie die aktiveren Teile der Übungsroutine aufnehmen. Wer gerade mit einem Programm beginnt, sollte langsam anfangen. Vergessen Sie das Sprichwort »Ohne Schweiß kein Preis«. Zunächst sollten Sie immer ein bisschen *weniger* tun, als Sie können, nicht ein bisschen mehr. Bauen Sie Ihr Training ganz allmählich so weit aus, bis Sie sich energiegeladen und erfrischt fühlen, nicht erschöpft und schlapp. Sie werden staunen, wie schnell Sie in den ersten paar Wochen eine bessere Verfassung erlangen. Danach geht es vielleicht etwas langsamer vorwärts. Setzen Sie sich realistische Ziele und vergessen Sie nie, dass Sie nicht für Olympia trainieren.

Während der Übungen sollte der Puls normal erhöht sein. Wenn Sie sich schwindlig fühlen, Schmerzen im Brustkorb bekommen oder kurzatmig sind, hören Sie sofort auf. Lassen Sie sich noch einmal von einem Arzt untersuchen, bevor Sie wieder so heftig trainieren. Vermeiden Sie Sport im Freien bei extrem kaltem oder heißem Wetter. Wenn das Wetter gegen Sie ist, können Sie im nächsten Einkaufszentrum spazieren gehen oder auf einem Laufband trainieren.

Sport treiben

Regelmäßige Bewegung kann zur Gewohnheit werden, wenn nicht sogar richtiggehend süchtig machen. Sie werden merken, dass sie ganz leicht zur Routine und zu einem angenehmen Teil des Lebens werden kann.

Kurbeln Sie Ihre Geisteskraft an

Wenn mich Patienten bezüglich eines alternden Verwandten sprechen wollen, frage ich zunächst, was sie über das Kurzzeitgedächtnis des Betreffenden zu sagen wissen. Hier sind wohl am häufigsten Symptome bei Menschen zu finden, die unter den Nebenwirkungen des Alterns, wie wir es kennen, zu leiden haben.

Medizinisch gesprochen handelt es sich dabei um altersbedingten Gedächtnisverlust. Dieser Ausdruck könnte zu der Annahme verleiten, ein gewisser Verlust der Fähigkeit, sich an die Ereignisse des vergangenen Tages oder an die Namen von Familienmitgliedern zu erinnern, sei ganz normal, wenn man älter wird. Doch das ist nicht der Fall.

Es gibt zu viele Nährstoffe, die offenbar dafür sorgen, dass der Erhalt oder sogar die Verbesserung nicht nur des Gedächtnisses, sondern aller Aspekte der Denkfähigkeit möglich sind, sodass Gedächtnisverlust nicht als unvermeidbar angesehen werden muss. Die Frage ist nur, welche dieser unbedenklichen und wirkungsvollen Nährstoffe die Besten für Sie sind.

Die Geisteskraft ankurbeln

Schutz des Gehirns

Alles, was zum Schutz des Körpers vor dem Altern getan wird, ist umso wichtiger für das Gehirn, denn das Gehirn ist noch anfälliger als der Rest des Körpers für die Auswirkungen der freien Radikale und verminderte Durchblutung. Warum ist das Gehirn aber so ungeschützt?

Das Gehirn besteht aus Billionen von Nervenzellen, oder Neuronen, alle sehr eng in ein Organ gepackt, das nur um die drei Pfund wiegt. Diese Zellen kommunizieren durch komplexe chemische Botenstoffe, den Neurotransmittern, miteinander und mit dem Rest des Körpers. Zwar macht das Gehirn nur ungefähr zwei Prozent der Körpermasse aus, doch benötigt es mehr als 25 Prozent der grundlegenden Brennstoffe, Glukose oder Ketone, um mit voller Leistungsfähigkeit zu funktionieren.

Die Glukose ist am besten erforscht (der Brennstoff, der bei ausgewogener Ernährung verwendet wird), daher will ich hier beschreiben, wie das Gehirn sie nutzt. Anders als viele andere Substanzen im Blut passiert die Glukose leicht die Blut-Hirn-Schranke. Und anders als die anderen Zellen im Körper brauchen die Gehirnzellen kein Insulin, damit die Glukose zu ihnen gelangt. Gehirnzellen reagieren jedoch sehr sensibel auf Glukose – zu wenig oder zu viel führt zu Schädigungen oder zum Tod. Die Kontrolle der Glukosekonzentration übernimmt ein kompliziertes System aus Hormonen und Rückkopplungsschleifen. Mit anderen Worten: Wenn der Blutzucker stabil bleibt, bleiben auch die Werte für das Gehirn stabil. Ebenso gilt der Umkehrschluss. Schießt der Blutzucker des Körpers in die Höhe oder sackt er ab oder bleibt er beständig zu hoch, fordert diese Instabilität ihren Tribut ebenso vom Gehirn wie vom Rest des Körpers.

Altersbedingten Krankheiten vorbeugen

Zu viel Glukose im Gehirn hat genau dieselbe Wirkung wie zu viel Glukose an anderen Stellen im Körper. Sie verursacht AGEs, Arteriosklerose, verminderte Sauerstoffversorgung und natürlich großen Schaden durch freie Radikale. Wir wissen, dass AGEs zu den Ablagerungen beitragen, die aus einem Protein mit Namen Beta-Amyloid bestehen und im Gehirn von Alzheimerpatienten zu finden sind.[1]

Was geschieht, wenn das Gehirn nicht genügend Glukose bekommt? Dann spricht die hormonelle Rückkopplungsschleife zunächst das Glukagon an, jenes Hormon, das ein Gegengewicht zum Insulin bildet, damit es den Glukosespiegel anhebt. Wenn das nicht funktioniert – das ist bei Menschen mit instabilem Blutzucker der Fall –, folgt als nächster Schritt das Stresshormon Cortisol. Der Körper kann Cortisol nur dann verwenden, wenn es ganz plötzlich nötig wird, den Blutzucker zu erhöhen, wie beispielsweise in einer Gefahrensituation. Zwingt instabiler Blutzucker den Körper häufig, auf Cortisol zurückzugreifen, sind die Langzeitauswirkungen für das Gehirn sehr schlecht. Um es ganz brutal auszudrücken: Cortisol tötet die Gehirnzellen ab. Genauer gesagt tötet es Gehirnzellen im Hippocampus, dem Teil des Gehirns, der dem restlichen Hirn mitteilt, wann hormonelle Kaskaden freizusetzen sind. Der Hippocampus ist außerdem an dem Prozess beteiligt, der Informationen vom Kurzzeitgedächtnis ins Langzeitgedächtnis befördert. Zu viel Cortisol und die daraus resultierenden Schäden für die Hippocampuszellen sind also recht problematisch.

Ein drittes Hormon, das den Blutzucker anhebt und dessen Wirkung sehr schnell festgestellt werden kann, ist das Adrenalin. Die adrenalinähnlichen Neurotransmitter rufen eine emotionale Reaktion wie Nervosität/Angst hervor, gekennzeichnet durch schnellen Herzschlag, trockenen Mund und verschwitzte Handflächen. Das erklärt, warum Panikattacken

Die Geisteskraft ankurbeln

und Anfälle von Herzrhythmusstörungen durch fallenden Blutzucker ausgelöst werden. Diese Art körperlicher und emotionaler Stress sorgt für weiteres Ansteigen der Cortisolwerte. Der Erhalt eines stabilen Blutzuckerwertes ist also ganz eindeutig überaus wichtig für den Schutz des Gehirns.

Das Gehirn verbraucht mehr als 20 Prozent des Sauerstoffs im Blut. Sind die Gefäße, die das Blut ins Hirn befördern, steif oder teilweise blockiert, wird der Sauerstoffzufluss ebenso wie der Transport aller anderen wichtigen Stoffe reduziert. Schlechte Hirndurchblutung verursacht den langsamen, stetigen Verlust der Gehirnfunktionen: schlechtes Gedächtnis, Verwirrung, mangelnde Konzentrationsfähigkeit, Müdigkeit, Depressionen, Nervosität. Auch das Risiko eines schweren Schlaganfalls wird erheblich erhöht.

Wenn der gesamte Blutzufluss zum Hirn gestört ist, kann der Mangel an Sauerstoff, Glukose und Antioxidantien dazu führen, dass die freien Radikale die Oberhand gewinnen. Schäden durch freie Radikale sind überall im Körper schlecht, im Gehirn können sie verheerend sein. Auf lange Sicht gesehen führt alles, was Schäden durch freie Radikale verursacht, zu einer Reduktion der Hirnfunktionen. Umgekehrt erhält alles, was Schäden durch freie Radikale reduziert, die Hirnfunktionen gesund.

Wie Sie Ihrem Gehirn helfen

Vielleicht haben Sie schon einmal die alte Volksweisheit gehört, dass man jeden Tag 100 000 Gehirnzellen verliert. Es stimmt, dass einige Neuronen mit dem Alter natürlich absterben, doch wer gesund altert, verliert in Wirklichkeit nur ziemlich wenige Neuronen – und das auch nur in bestimmten Bereichen des Gehirns. Auch die Behauptung, dass sich keine

Altersbedingten Krankheiten vorbeugen

neuen Neuronen entwickeln, ist falsch. Sogar ältere Menschen bekommen jeden Tag hunderte von Neuronen hinzu. Wenn ein Neuron jedoch abstirbt, übernehmen andere im selben Bereich seine Aufgaben und erschaffen neue Verbindungen zu anderen Gehirnzellen.

Dieser Prozess funktioniert natürlich sehr viel besser, wenn das Hirn ein wenig Unterstützung bekommt. Diese sollte sowohl aus Ernährung als auch aus Sport bestehen. Mit Ernährung meine ich dieselbe kohlehydratarme, stark fett- und antioxidanshaltige Diät, die auch dem Rest des Körpers hilft. Dies ist eine der wenigen Gelegenheiten, bei der ich den fetthaltigen Teil der Ernährung betone. Bestimmte Fette sind äußerst wichtig für das Gehirn. Ohne genügend essenzielle Fettsäuren – Fette, die aus der Ernährung kommen müssen – funktioniert das Gehirn einfach nicht richtig (siehe das Kapitel über essenzielle Fettsäuren ab Seite 197). Die fettarme Diät, die von konventionellen Ärzten als gut verkauft wird, ist eher dazu geeignet, die Gehirnfunktionen zu verlangsamen, als sie stark zu erhalten. Neue Studien unterstützen diese Auffassung. Eine zeigte beispielsweise, dass die typische westliche Ernährung mit vielen Fetten mit einem niedrigeren Risiko einer Demenz nach einem Schlaganfall verbunden ist. Die Studie untersuchte eine Gruppe älterer japanisch-amerikanischer Männer, die alle einen Schlaganfall erlitten hatten. Die Männer, die sich auf typisch westliche Weise ernährten, hatten nur ungefähr ein halb so hohes Risiko einer mit dem Schlaganfall verbundenen Demenz (eine Nachwirkung des Schlaganfalls, bei dem sich das Gehirn nicht wieder vollständig erholt) wie die Männer, die sich auf japanische Weise ernährten. Die Wissenschaftler glauben, dass die hohe Fettzufuhr der westlichen Ernährung als Stabilisator für die kleinen Arterien im Gehirn fungiert.[2]

Das Gehirn braucht ebenso wie der restliche Körper Trai-

Die Geisteskraft ankurbeln

ning. Mehrere Studien zeigen beispielsweise, dass für Menschen mit höherer Bildung die Wahrscheinlichkeit, im Alter an Alzheimer zu erkranken, weniger wahrscheinlich ist.[3] Der Grund könnte darin liegen, dass diese Menschen sowohl in ihrer Arbeit als auch in ihrer Freizeit stets geistig aktiv bleiben. Man braucht keinen Doktortitel, um zu lesen, Musik zu hören, Kreuzworträtsel zu lösen oder einem Hobby nachzugehen oder sich ein neues Interessensgebiet zu erschließen. Engagiert und aktiv in der Gemeinde und im gesellschaftlichen Leben zu bleiben hält auch den Geist gesund. Gesellige Treffen mit Familie und Freunden und die Teilnahme an Gruppenaktivitäten kann Stress mindern – und somit auch die hirnschädigenden Cortisolwerte senken.[4] Alles, was das Gehirn beschäftigt, hilft dabei, es gesund zu erhalten.

Vitalstoffe für das Gehirn

Alle paar Monate kommt ein neuer Patient ans Atkins Center und beklagt sich über seine Vergesslichkeit. Plötzlich kann er oder sie sich nicht mehr an unwichtige Dinge erinnern, die er früher sofort wusste, wie etwa den Namen der Frau seines Chefs. Nach nur einem einfachen Gedächtnistest und einer schnellen Untersuchung kann ich den meisten Patienten gute Nachrichten überbringen. Was sie da durchleben, sind normale, altersbedingte Veränderungen des Kurzzeitgedächtnisses. Wenn Sie über 45 sind, erleben Sie vermutlich manchmal dasselbe. Zum Glück leben wir in einer Zeit, in der die Forschung über Vitalstoffe für das Gehirn schnell fortschreitet. Die Vitalstoffe, die ich in diesem Kapitel erläutern werde, sind ausgezeichnet dazu geeignet, die gesamten geistigen Funktionen, einschließlich das Kurzzeitgedächtnis, zu erhalten und zu verbessern.

Altersbedingten Krankheiten vorbeugen

Ginkgo Biloba

Weiter oben habe ich bereits auf die ausgezeichneten antioxidativen Eigenschaften von Ginkgo Biloba hingewiesen. Hier geht es um den Einsatz von Ginkgo zur Erhaltung und Verbesserung der geistigen Leistungsfähigkeit, ein Bereich, in dem Ginkgo Biloba meiner Meinung nach der wichtigste Vitalstoff ist.

Aus mehr als 40 Studien wissen wir, dass die aktiven Inhaltsstoffe von Ginkgo Biloba sehr wirksam für einen verbesserten Blutfluss zum Gehirn sind. Besserer Blutfluss bedeutet ein besseres Gedächtnis und insgesamt bessere geistige Wachheit. Zahlreiche Studien zeigen, dass in Fällen von Hirninsuffizienz (schlechter Blutfluss zum Hirn) Ginkgo eine wertvolle und ganz und gar unbedenkliche Behandlungsform darstellt. Durch Wiederherstellung des normalen Blutflusses reduziert oder verhindert Ginkgo Gedächtnisverlust, Verwirrung, Orientierungslosigkeit und Unruhe. Natürlich bedeutet besserer Blutfluss auch weniger Anfälligkeit für einen Schlaganfall. Ginkgo reduziert das Risiko eines Schlaganfalls zusätzlich, weil es dafür sorgt, dass die Blutplättchen weniger klebrig sind und daher weniger wahrscheinlich verklumpen und den Blutstrom zum Gehirn blockieren.

Ginkgo kann dabei helfen, einen Teil des Gehirnschadens durch Alzheimer zu verlangsamen und aufzuhalten oder sogar zum Teil umzukehren.[5] Ginkgo gilt in Deutschland und einigen anderen Ländern als anerkannte Behandlungsmethode für Alzheimer. Mehrere neuere Studien in den USA zeigen, dass die Einnahme von Ginkgo eine Demenz vom Typ Alzheimer stabilisieren oder sogar bis zu ein Jahr lang verbessern kann. In den Studien zeigten die Patienten, die Ginkgo einnahmen, stabile oder verbesserte kognitive Funktionen, und zwar genauso gut wie andere Patienten, die teurere ver-

Die Geisteskraft ankurbeln

schreibungspflichtige Medikamente nahmen, aber ohne die Nebenwirkungen. Im Vergleich zu Patienten, denen ein Placebo verabreicht wurde, ging es ihnen bedeutend besser.[6]

Nehmen Sie stets einen Ginkgozusatz in Tablettenform mit bis zu 24 Prozent Ginkgoflavonoiden und 6 Prozent Terpenen. Erwachsenen über 40 empfehle ich mindestens 60 mg (pro Tablette) dreimal pro Tag, also insgesamt 180 mg. Erwachsene über 60, oder Personen mit Problemen des Kurzzeitgedächtnisses, sollten die Dosis auf zwei oder sogar drei 60-mg-Tabletten pro Mal erhöhen, bis zu dreimal täglich, also insgesamt auf 240 bis 360 mg. Selbst sehr viel höhere Dosen sind absolut unbedenklich. Ginkgo hat keine bekannten giftigen oder sonstigen Nebenwirkungen, und es sind keine Wechselwirkungen mit anderen Medikamenten oder Vitalstoffen bekannt.

Wenn Ginkgo Biloba eingenommen wird, um die allgemeine geistige Wachheit zu verbessern, macht sich die Wirkung fast sofort bemerkbar. Ginkgo ist jedoch kein Stimulans, hält nachts nicht wach und macht nicht nervös.

Zur Verbesserung des Kurzzeitgedächtnisses (aus diesem Grund verschreibe ich Ginkgo am häufigsten) sollte Ginkgo mindestens ein paar Wochen lang eingenommen werden, bevor sich eine Verbesserung bemerkbar macht. Dies geschieht ganz allmählich, doch fast alle meine Patienten erleben eine signifikante Verbesserung ihres Kurzzeitgedächtnisses innerhalb von drei Monaten.

Phosphatidyl-Serine (PS)

Wenn es eine unbedenkliche, preiswerte Nahrungsergänzung gäbe, die den geistigen Abbau um Jahrzehnte rückgängig machen könnte, würden Sie sie sicher nehmen. So einen Zusatz gibt es tatsächlich – er nennt sich Phosphatidyl-Serine (PS). Dieser Stoff liefert besonders viel versprechende Ergebnisse,

Altersbedingten Krankheiten vorbeugen

und ich finde ihn in jeder Hinsicht genauso wirkungsvoll wie Ginkgo. Außerdem ist er eine gute Ergänzung dazu.

Phosphatidyl-Serine ist ein natürliches Phospholipid, das in den Fettmembranen der Zellen vorkommt. (Phospholipide sind große Fettmoleküle, die als universelle Bausteine für alle Zellmembranen des Körpers dienen.) Die Membranen der Gehirnzellen sind besonders reich an PS, denn es spielt eine wichtige Rolle bei der Freisetzung von Neurotransmittern sowie bei der Vermehrung der Anzahl der Neurotransmitterrezeptoren auf jeder Zelle. Dadurch erhält das Hirn mehr Schaltkreise, mit denen es kommunizieren kann. Mit dem Alter produzieren die Gehirnzellen jedoch immer weniger PS, bis die kognitiven Fähigkeiten schließlich beeinträchtigt sind. Diese Verschlechterung geht umso schneller voran, wenn auch die Bausteine für die Herstellung von PS im Körper nicht ausreichend vorhanden sind. Dazu gehören Folsäure, Vitamin B_{12} und essenzielle Fettsäuren, besonders die Omega-3-Fettsäuren.

Als Zusatz eingenommen kann PS ein kleines Wunder bei der Verbesserung des Gedächtnisses vollbringen, die Konzentration verbessern und die Stimmung heben. Besonders hilfreich ist es bei der Verbesserung des Kurzzeitgedächtnisses von älteren Erwachsenen, wie eine Studie mit 149 Personen über 50 mit »normalen« altersbedingten Erinnerungsproblemen zeigte. Einige der Teilnehmer nahmen über einen Zeitraum von zwölf Wochen dreimal täglich 100 mg PS, die anderen bekamen ein Placebo. Am Ende des Experiments zeigte die Gruppe, die PS eingenommen hatte, eine 15-prozentige Verbesserung bei Lern- und Erinnerungsaufgaben. Am meisten verbesserten sich die Betroffenen, die zu Anfang der Studie die größten Probleme gehabt hatten. Interessanterweise hielt der Nutzen von PS bis zu vier Wochen nach Ende der Einnahme weiter an.[7]

Die Geisteskraft ankurbeln

PS kann außerdem helfen, Schäden an Gehirn und anderen Organen zu verhindern, die durch übermäßige Cortisolproduktion verursacht werden. In einer neueren, gut aufgebauten Studie an Menschen, die intensiv Sport trieben, sorgte PS dafür, dass der Cortisolspiegel nicht dramatisch anstieg.[8] Doch selbst wenn man nicht viel Sport treibt, kann alles, was das Gehirn vor einem Bombardement mit Cortisol schützt, helfen, die kognitiven Funktionen zu erhalten.

Phosphatidyl-Serine findet sich ganz natürlich in sehr kleinen Mengen in vielen Lebensmitteln. Selbst Lecithin, das andere Phospholipide wie etwa Phosphatidyl-Cholin enthält, hat nicht genügend PS, um die Konzentration im Körper nennenswert anzuheben. Um die kognitiven Fähigkeiten zu verbessern, sind daher Zusätze mit PS nötig. Bis vor kurzem barg diese Empfehlung ein gewisses Risiko, da PS-Zusätze aus Rinderhirnen gemacht wurden und daher die Gefahr einer Virusinfektion bestand. Heute jedoch werden PS-Zusätze aus Sojabohnen hergestellt und sind recht unbedenklich in der Anwendung. Ich empfehle eine Dosis zwischen 100 und 300 mg pro Tag, am besten vor dem Frühstück und Mittagessen eingenommen. Die Wirkung des PS-Zusatzes hält noch bis zu vier Wochen nach Ende der Einnahme an. Wer sich Gedanken um die Kosten von PS-Zusätzen macht (zum Zeitpunkt der Entstehung des Buches kosten 100 mg ungefähr einen Dollar), kann die Dosis also allmählich verringern, sobald der größtmögliche Nutzen erreicht scheint. Dann kann die Dosis vielleicht auf 60 bis 100 mg zurückgeschraubt werden, und zwar ohne Verringerung der positiven Wirkung.

Da PS ein Fett ist, reagiert es auf dem Weg zum Gehirn anfällig für Schädigungen durch freie Radikale. Wer sich jedoch an das gesamte altersvorbeugende Programm hält, das auch viele antioxidative Vitalstoffe enthält, sollte keine Probleme damit haben.

Altersbedingten Krankheiten vorbeugen

Cholin

Cholin, ein Mitglied der Vitamin-B-Familie, ist nötig, um das Phospholipid Phosphatidyl-Cholin (Lecithin) herzustellen. Außerdem wird es für die Produktion des Neurotransmitters Acetylcholin benötigt.

Cholin hat sich in letzter Zeit den Ruf eines Gedächtnisverbesserers erworben. Es gibt einen Cholinzusatz mit Namen DMAE (2-dimethylaminoethanol), der vielleicht am besten zur Einnahme geeignet ist. In Tierversuchen hat sich herausgestellt, dass DMAE das Gedächtnis und die Lernfähigkeit verbessert. Dies könnte an den erhöhten Phosphatidyl-Cholin-Werten im Gehirn der Tiere liegen. Zwar zeigen nur wenige Studien, dass dies auch im menschlichen Gehirn funktioniert, doch mehrere meiner Patienten beharren darauf, dass DMAE ihren Gehirnfunktionen geholfen hat. Die beste Nahrungsquelle für Phosphatidyl-Cholin darf jedoch nicht übersehen werden: Eigelb.

Docosahexanoic Acid (DHA)

Ein weiterer Baustein für die Zellmembranen im Gehirn ist die Docosahexanoic Acid, besser bekannt als DHA. Wir wissen, dass Säuglinge und kleine Kinder für ihr schnell wachsendes Gehirn viel DHA aus der Nahrung brauchen, wenn sie sich richtig entwickeln sollen. Heute mehren sich die Beweise, dass DHA lebenswichtig für die geistigen Funktionen in allen Stadien des Lebens, vom Säugling bis zum Greis, sind. DHA ist eigentlich eine Omega-3-Fettsäure, die wir aus der Nahrung beziehen. Wie EPA, eine weitere wichtige Omega-3-Fettsäure, findet sie sich vornehmlich in Meeresfischen wie Lachs oder Kabeljau. Wenn Hühner gutes Futter erhalten, kann auch ihr Eigelb eine Quelle für DHA sein. Biodynamisch erzeugte Eier

Die Geisteskraft ankurbeln

enthalten in der Regel messbar mehr DHA als Eier aus Legebatterien. Auch durch die Einnahme von EPA-Zusätzen wird DHA zugeführt. Die neueren DHA-Kapseln enthalten sehr wenig EPA.

Am Atkins Center haben wir gerade erst mit höheren DHA-Dosen begonnen, und wir bekommen bereits einige erfreuliche Rückmeldungen von Patienten, die Dosen zwischen 1000 und 3000 mg nehmen.

Actyl-L-Carnitin (ALC)

Die Aminosäure Carnitin gehört zu meinen Lieblingsvitalstoffen. Ich mache viel Gebrauch davon, um Herzerkrankungen, Stoffwechselwiderstand gegen Gewichtsverlust und Müdigkeit zu behandeln.

Acetyl-L-Carnitin (ALC) ist eine Art Supercarnitin. In vielerlei Hinsicht ähnelt es dem Carnitin, doch durch seine molekulare Struktur ist es leichter zu absorbieren. Außerdem hat es mehr Nutzen für das Gehirn. Es kann Erinnerungsvermögen und Aufmerksamkeit verbessern, die Alterung der Gehirnzellen verlangsamen und das gesamte Nervensystem mit Energie versorgen. Eine Reihe von Studien haben außerdem gezeigt, dass ALC den geistigen Abbau verlangsamen kann, der mit Alzheimer und anderen Formen der Demenz einhergeht.[9] ALC ist jedoch nicht nur für Ältere gut. Es verbessert die geistige Leistungsfähigkeit bei allen Menschen, auch schon Mitte Zwanzig.

Im Allgemeinen verbessert ALC die Fähigkeit der Zellen, Energie zu produzieren, indem es Fettmoleküle in die Mitochondrien transportiert, wo sie als Brennstoff dienen. In den Mitochondrien fungiert ALC des Weiteren als wirkungsvolles Antioxidans, das die freien Radikale auslöscht, sobald sie entstehen. Im Gehirn ist ALC ein unverzichtbarer Teil der

Altersbedingten Krankheiten vorbeugen

Herstellung des Neurotransmitters Acetylcholin. Den Wert von ALC für die Bekämpfung von zu viel Cortisol habe ich bereits in einem früheren Kapitel dargestellt.

Im Körper wandeln natürliche Prozesse Carnitin in die Acetyl-L-Form um, allerdings nur in kleinen Mengen. Carnitinzusätze allein schaffen es also nicht, so viel ALC wie möglich zu produzieren – ALC-Zusätze sind da viel wirkungsvoller. Wenn Sie über 40 und alles in allem gesund sind, kann die Einnahme von 500 bis 1000 mg ALC pro Tag die geistige Leistungsfähigkeit steigern. Zusätzlich heben die ALC-Zusätze auch noch die allgemeine Carnitinkonzentration an. Doch ein Wort zur Vorsicht: ALC belebt das Gehirn so gut, dass es zu Schlafstörungen kommen könnte. Daher sollten die ALC-Zusätze am Morgen eingenommen werden.

Pregnenolone

Die vielen Nutzen der Großmutter aller Hormone, des Pregnenolone, habe ich bereits erläutert. Hier beschränke ich mich darauf, wie Pregnenolone den altersbedingten Abbau des Gedächtnisses rückgängig machen und die geistige Leistungsfähigkeit verbessern kann.

Pregnenolone verstärkt die Fähigkeit des Körpers, Impulse von Neuron zu Neuron weiterzuleiten. Je schneller und effektiver der Impuls weiterläuft, umso schneller funktioniert das Gehirn. Tierversuche zeigen, dass sogar sehr kleine Dosen von Pregnenolone die Lern- und Gedächtnisfähigkeit der Tiere verbessert.[10] Sehr ähnliche Ergebnisse wurden neuerdings auch bei Menschen verzeichnet. Pregnenolone verbessert nach standardisierten Erinnerungstests zu urteilen das Gedächtnis bei älteren Erwachsenen.[11] Nach meiner Erfahrung fühlen sich Patienten, die Pregnenolone aus anderen Grün-

Die Geisteskraft ankurbeln

den einnehmen, klarer und konzentrierter. Jene Patienten, die Pregnenolone ausdrücklich für die Leistungsfähigkeit des Gehirns einnehmen, bemerken ganz eindeutige Verbesserungen.

Eine tägliche Dosis bis zu 100 mg Pregnenolone sollte ausreichen, um einen merklichen Aufschwung der geistigen Funktionen zu bewirken.

Die B-Vitamine

Der gesamte Vitamin-B-Komplex – von Thiamin bis Cobalamin (Vitamin B_{12}) – ist für die Gehirnfunktion unabdingbar. Unter anderem sind alle B-Vitamine für die Herstellung der Neurotransmitter nötig. Ein Mangel an einem B-Vitamin bringt sehr wahrscheinlich auch eine Unterversorgung an den anderen mit sich. Schon ein leichter Mangel dieser Vitamine kann zu kognitiven Problemen wie Gedächtnisverlust, Verwirrung, Nervosität, Depressionen und Schlafstörungen führen.

Ich glaube, dass der Mangel an B-Vitaminen ein häufig übersehener Grund für die so genannte senile Demenz ist. Die Vitamine der B-Gruppe werden im Allgemeinen nur schwer aus der Nahrung absorbiert. Wenn wir älter werden, fällt es dem Körper immer schwerer, sie aufzunehmen. Bedenkt man, dass viele ältere Menschen auch nicht genügend Kalorien zu sich nehmen und dass diese Kalorien häufig aus Lebensmitteln stammen, die wenige B-Vitamine enthalten, führt das mit Sicherheit zu Unterversorgung mit diesen Vitaminen.

Den Wert der B-Vitamine habe ich in anderen Arbeiten ausführlich erläutert.[*] Hier möchte ich nur auf zwei von ihnen

* Siehe *Dr. Atkins' Vita-Nutrient Solution*

Altersbedingten Krankheiten vorbeugen

genauer eingehen. Das Erste ist das B-Vitamin, an dem fast alle Menschen über 50 Mangel leiden: Cobalamin, auch bekannt als Vitamin B_{12}. Das Zweite ist Folsäure, die nicht nur das Herz, sondern auch das Gehirn schützt.

Die Vitamin-B_{12}-Konzentration sinkt beträchtlich, wenn wir älter werden. Das liegt daran, dass B_{12} aus der Nahrung absorbiert werden muss und der Magen dazu nicht nur die übliche Salzsäure und Pepsin benötigt, sondern auch eine ganz besondere Substanz, den Intrinsicfaktor. Je älter wir werden, umso weniger stellt der Körper jedoch von diesen Verdauungssäften her, den Intrinsicfaktor eingeschlossen. Wenn Sie über 60 sind, besteht eine 50:50-Chance, dass der Körper nicht mehr genügend Intrinsicfaktor herstellt, um das gesamte Vitamin B_{12} aus der Nahrung zu absorbieren. Die Folge ist die langsame, schleichende Entwicklung eines B_{12}-Mangels, der mit den Symptomen der »Senilität« einhergeht. Ein schwerer B_{12}-Mangel ist leicht an einem Bluttest zu erkennen, denn er verursacht eine ganz spezielle Form der Anämie. Leichter B_{12}-Mangel ist jedoch im Bluttest nicht erkennbar. Ältere Menschen, die nur wenig unter den Normalwerten liegen, können trotzdem Symptome dieser Mangelerkrankung zeigen.

Die Verbreitung von Vitamin-B_{12}-Mangel unter älteren Erwachsenen ist bestürzend hoch. Einer neueren Studie zufolge haben ungefähr 40 Prozent der Bevölkerung über 67 Werte, die unter der optimalen Konzentration liegen, und 12 Prozent leiden an einem regelrechten Mangel.[12]

B_{12}-Mangel entwickelt sich langsam und beginnt oft Jahre bevor man sich selbst als älter bezeichnen würde. Der dadurch hervorgerufene Schaden tritt ganz allmählich ein und kann nicht immer rückgängig gemacht werden. Ich versorge daher gern alle meine Patienten über 50 mit Vitamin-B_{12}-Zusätzen. Injektionen sind der höchste Standard für die Gabe von Vitamin B_{12}. Die richtige Dosis beträgt monatlich 1 ml mit 1 mg

Die Geisteskraft ankurbeln

des Vitamins. Orale Darreichungsformen für B_{12} unterliegen demselben Mangel an Intrinsicfaktor, der die Absorption aus der Nahrung verhindert. Orale Dosen über 1000 mg werden jedoch absorbiert; wenn Sie also die orale Form bevorzugen, muss die Dosis mindestens so hoch sein.

Folsäure

Ich habe bereits erläutert, wie wichtig Folsäure für die Gesundheit des Herzens ist. Der Nutzen kommt auch dem Gehirn zugute, und zwar aus demselben Grund. Folsäure senkt die Menge des arterienschädigenden Homocysteins im Blut, wodurch nicht nur Herzanfällen, sondern auch Schlaganfall und verminderter Hirndurchblutung durch verhärtete Arterien im Gehirn vorgebeugt wird. Hohe Homocysteinwerte stehen auch mit der Alzheimerkrankheit in Verbindung. Menschen mit Alzheimer haben häufig sowohl zu wenig Folsäure als auch Vitamin B_{12} im Blut und leiden unter leicht erhöhten Homocysteinwerten. In einer neueren Studie nahmen Wissenschaftler die Homocysteinwerte bei zwei Gruppen mit Personen über 55 unter die Lupe – eine Gruppe war an Alzheimer erkrankt, die andere nicht. Die Betroffenen, deren Homocysteinwerte das höchste Niveau erreichten, trugen ein 4,5-mal höheres Risiko einer Alzheimererkrankung als Personen mit niedrigsten Werten. Ähnliches galt für Betroffene mit niedrigsten Werten der Folsäure. Sie hatten ein 3,3-mal höheres Risiko für Alzheimer, während Personen mit niedrigsten Vitamin-B_{12}-Werten ein 4,3-mal höheres Risiko trugen.[13]

Obwohl die amerikanische Gesundheitsbehörde FDA verfügt hat, dass Produkte aus verarbeitetem Korn wie Brot, Gebäck und Frühstückszerealien mit Folsäure angereichert werden sollen, beträgt die offizielle empfohlene Tagesdosis nur 800 µg. Ich halte das für viel zu niedrig, um positive Wirkung

Altersbedingten Krankheiten vorbeugen

für die Gesundheit zu erzielen. Ich empfehle Menschen, die ansonsten gesund sind, mindestens 3 bis 8 mg pro Tag – und wer in seiner Familie viele Herzkrankheiten, Schlaganfälle oder frühe Senilität zu beklagen hat, sollte noch mehr nehmen.

Nicht immer dieselben alten Mittelchen

Eines der interessantesten neuen Nahrungsergänzungen gegen das Altern ist heute das S-Adenosylmethionin, besser bekannt als SAME. Am Atkins Center verwenden wir diese natürliche Version der Aminosäure Methionin als unbedenkliche, medikamentenfreie Behandlungsmethode gegen Depressionen und Arthritis, doch inzwischen gibt es vielleicht noch einen weiteren Grund, SAME zu verschreiben. Neuere Forschungen zeigen, dass Alzheimerpatienten sehr niedrige SAME-Werte im Gehirn haben. Das war für die Wissenschaftler eine Überraschung, denn frühere Studien hatten gezeigt, dass diese Patienten hohe SAME-Werte hatten – allerdings im Blut. Bislang gibt es aber noch keine Untersuchungen, aus denen hervorginge, ob die Gabe von zusätzlichem SAME die Alzheimerkrankheit beeinflussen kann.[14]

Ob SAME dabei helfen kann, die normale Gehirnalterung zu verlangsamen, ist allerdings noch nicht bestätigt.

»Smarte Drogen«

Auf meinem Schreibtisch landet fast täglich Werbematerial für irgendeine neue »smarte Droge«, die angeblich die Intelligenz fördert und den Alterungsprozess umkehrt. Viele davon sind mir durch Kontakte mit Kollegen in Europa bekannt, wo ein großer Teil der Forschung auf diesem Gebiet durch-

Die Geisteskraft ankurbeln

geführt wird. Einige dieser Medikamente haben tatsächlich einen gewissen Wert, doch ich verschreibe sie nicht oft. Das liegt hauptsächlich daran, dass die beschriebenen Vitalstoffe meinen Patienten so gut helfen. Der Nutzen von Medikamenten wird im Allgemeinen durch ihre Nebenwirkungen, Kosten und schwere Zugänglichkeit wieder zunichte gemacht.

»Smarte Drogen« wie Deprenyl, Hydergine, Vinpocetin, Piracetam und andere, sind Medikamente, die man nicht ohne Arzt anwenden sollte. Es handelt sich um verschreibungspflichtige Medikamente, keine Nahrungsergänzungen, und ihre Verwendung birgt auch Risiken. Man sollte sich an einen Arzt wenden, der mit diesen Stoffen vertraut ist. Dennoch glaube ich, dass derselbe Nutzen viel wirkungsvoller durch die Ernährung erzielt werden kann, und zwar mit weniger Problemen und Kosten und wesentlich risikoloser.

V

Altersbedingten Krankheiten vorbeugende Kost

In diesem Kapitel erfahren Sie, wie Sie die altersbedingten Krankheiten vorbeugende Kost nutzen können:

➪ Wie man den konventionellen Weisheiten trotzt und die »Ernährungspyramide« ignoriert.

➪ Wie man kohlehydratarme Nahrungsmittel mit hoher Nährstoffdichte aussucht, die den Blutzucker stabilisieren und reich an Antioxidantien sind.

➪ Wie man die richtigen Fette wählt und die gefährlichen meidet.

➪ Wie man die Diät auf die individuellen Bedürfnisse zuschneidet und herausfindet, welche Kohlehydratzufuhr die beste ist.

➪ Wie man entscheidet, welche Zusätze man braucht und in welchen Mengen.

Stellen Sie Ihre altersbedingten
Krankheiten vorbeugende Kost zusammen

Ich nehme an, dass einige von Ihnen erst an dieser Stelle anfangen, das Buch zu lesen. Für Sie hier eine kurze Zusammenfassung – und wer bis hierhin schon alles gelesen hat, findet hier noch einmal die wichtigsten Punkte:

➪ Der größte Hemmschuh für eine volle Lebensspanne ist Arteriosklerose – lebenswichtige Arterien werden durch Ablagerungen blockiert.

➪ Arteriosklerose ist ein Leiden unserer ungünstigen modernen Ernährungsweise, ein Leiden, das es erst seit weniger als hundert Jahren gibt (von seltenen Einzelfällen einmal abgesehen). Des Weiteren wissen Sie nun, dass Arteriosklerose wesentlicher Bestandteil einer Insulinstörung ist – zu viel Insulin –, die sich nur bei Menschen entwickelt, welche sich hauptsächlich von raffinierten Kohlehydraten ernähren, und hier zumeist von minderwertigen Kohlehydraten wie weißes Mehl, Zucker und Stärkesirup.

➪ Die Insulinstörung führt zu einem ungesunden Anstieg der Glukose im Blut, eine Eigenschaft von Diabetes und verwandten Störungen. Zu hohe Glukosewerte wiederum führen unausweichlich zu vorzeitiger Alterung, indem sie AGEs verursachen (»advanced glycosylation end products«), die entstehen, wenn zu viel Zucker im

Vorbeugende Kost

Körper mit essenziellen Körperproteinen zusammentrifft.

⇨ Insulin, das Hormon, das den Zucker im Körper auf natürliche Weise senkt, ist äußerst atherogen (kausal für Arteriosklerose)

⇨ Logischerweise vermeidet man das Glukose-Insulin-Dilemma am besten durch eine niedrig-glykämische Diät, die Glukose- und Insulinspiegel wahrscheinlich nicht steigen lässt.

⇨ Da alle Kohlehydrate bis zu einem gewissen Grad glykämisch sind, und weil kohlehydratarme Nahrungsmittel so gut wie nicht glykämisch sind, sagt schon die einfache Logik – und meine Patienten haben das immer wieder bewiesen –, dass eine kohlehydratarme Ernährung (auch niedrig-glykämische Diät) den wichtigsten Grund für Arteriosklerose korrigieren kann.

⇨ Wenn Sie übergewichtig sind, führt eine kohlehydratarme Ernährung automatisch zu Gewichtsabnahme, da der Körper seinen Brennstoff bei dieser Diät hauptsächlich aus eingelagertem Körperfett bezieht. Haben Sie Normal- oder Untergewicht, muss die kohlehydratarme Ernährung jedoch so verändert werden, dass zwar die übermäßige Produktion von Insulin verhindert wird, Sie aber dennoch Ihr Gewicht halten können.

All dies zusammen betrachtet, bekommen Sie eine ziemlich gute Vorstellung von dem ersten wichtigen Punkt der altersbedingten Krankheiten vorbeugenden Diät: *Ganz gleich, wie viel Sie wiegen, Sie müssen die Menge der raffinierten Kohlehydrate in der Ernährung senken.* Und wenn Sie abnehmen müssen, ist die kohlehydratarme Ernährung die beste, leichteste, unbedenklichste und luxuriöseste Art, das Ziel zu erreichen.

Ganz klar ausgedrückt: Die altersbedingten Krankheiten

Vorbeugende Kost zusammenstellen

vorbeugende Kost ist wie meine Diät zum Abnehmen eine kohlehydratarme Diät. Sie ist *keine* kalorienarme Diät – mit einer von mir entwickelten Diät werden Sie niemals hungrig sein oder sich sogar aushungern.

Nun zum nächsten Schritt gegen den Alterungsprozess. Sie haben außerdem Folgendes erfahren:

▷ Viele Wissenschaftler, die sich mit Theorien des Alterns befassen, sind einer Meinung, dass die Aktivität von freien Radikale der Hauptgrund für die Symptome des Alters sind. Antioxidantien aus der Nahrung spielen eine wohl begründete und oft bewiesene Rolle bei der Vorbeugung.

▷ Antioxidantien aus der Nahrung könnten sich als wertvoller herausstellen als Antioxidantien aus Nahrungszusätzen. Gemüse und Obst enthalten signifikante Mengen an antioxidativen Flavonoiden und anderen nützlichen Phytochemikalien, und sehr viele sind bislang noch nicht identifiziert worden. Nahrungszusätze sind häufig für einen Extraschub nötig, doch grüner Tee und viel frisches Gemüse sowie Früchte mit niedrigem Zuckergehalt liefern die beste Bandbreite an Flavonoiden.

▷ Selbst bei Lebensmitteln derselben Kategorie besteht ein erheblicher Unterschied im Nährwert und Glukosegehalt. Bei Früchten sind beispielsweise Bananen kaum mehr als unerwünschte Kohlehydrate, doch Blaubeeren enthalten relativ wenig Zucker und sehr viele Antioxidantien. Die *Qualität* des Essens ist daher von überaus großer Bedeutung.

All dies zusammengenommen, ergibt sich der zweite wesentliche Punkt der altersbedingten Krankheiten vorbeugenden Diät: *Sie brauchen eine Diät mit vielen Antioxidantien, die haupt-*

Vorbeugende Kost

sächlich aus frischem Gemüse und zuckerarmen Früchten kommen und bei Bedarf auch aus Nahrungszusätzen.

Nehmen wir nun den dritten und vielleicht wichtigsten Teil der Diät in Augenschein:

⇨ Wir alle sind Individuen mit unterschiedlicher genetischer Ausstattung, unterschiedlicher Geschichte, unterschiedlichen Gesundheitsproblemen, unterschiedlichen Geschmäckern beim Essen und unterschiedlichen Stoffwechselreaktionen. *Daher kann ein und dieselbe Diät nicht für alle gleich gut sein.*

Schon die Ernährung allein bewirkt einen großen Unterschied in der Alterung, doch dürfen wir drei weitere wichtige Komponenten nicht vergessen, die die Symptome des Alterns abwehren: Hormone, Vitalstoffe für das Gehirn und Bewegung.

Intelligent genutzt, wenn nötig unter ärztlicher Aufsicht, können alle drei Bestandteile helfen, den Alterungsprozess zu verlangsamen und für bessere geistige und körperliche Gesundheit sorgen.

Die Diät planen

Bewaffnet mit diesen Tatsachen stellt sich die Frage, welche altersvorbeugende Diät die beste ist? Das ist eine gute Frage. Es gibt keine »altersbedingten Erkrankungen vorbeugende Diät nach Atkins«, die für alle Menschen gleich gut ist. Aber für Sie kann ich das tun, was ich auch für alle Patienten tue, die mich aufsuchen: *Ich kann Ihnen die grundlegenden Prinzipien vermitteln und helfen, ein Ernährungsprogramm zusammenzustellen, das für Sie am besten ist.*

Vorbeugende Kost zusammenstellen

Ihr persönliches Programm basiert auf den Prinzipien, die ich zum Teil aus dem jahrelangen Studium der vielen Untersuchungen auf diesem Gebiet gelernt habe, sowie durch Gespräche und Teilnahme an hunderten von Medizinkonferenzen auf der ganzen Welt. Doch diese Prinzipien basieren zudem auf meiner Erfahrung mit der Behandlung von mehr als 60 000 Patienten in über 40 Jahren.

Schaden wieder gutmachen

Mein erstes Prinzip ist ganz einfach. Der Schaden durch die ernährungsbedingten Fehlgriffe der westlichen Zivilisation im 20. Jahrhundert muss wieder gutgemacht werden.

Verbessern Sie Ihre Gesundheit und verlängern Sie Ihr Leben, indem Sie Kohlehydrate so weit aus Ihrem Speiseplan streichen, wie es für Sie am besten ist.

Kohlehydrate verstehen

Um das richtige Maß an Kohlehydraten zu finden, ist das Verständnis des eigenen Stoffwechsels wichtig. Wenn Sie Übergewicht haben, müssen Sie unter die »Kritische Kohlehydratschwelle« (KKS) kommen – jene Kohlehydratschwelle, die kritisch für die Gewichtsabnahme ist. Diese Schwelle dürfen Sie nicht überschreiten, bis Sie Ihr Idealgewicht gefunden haben. Danach müssen Sie die »Kritische Kohlehydratschwelle« für den Erhalt (KKSE) Ihres Gewichtes finden. Haben Sie diese Schwelle erst einmal entdeckt, müssen Sie sich Ihr Leben lang daran halten. Ganz sicher verdamme ich Sie nicht zu einer lebenslangen Diät mit Hunger – ich helfe Ihnen, Ihr Leben so zu verändern, dass Sie gesünder werden,

Vorbeugende Kost

mehr Energie haben und länger leben. Wer meine Diät ein Leben lang macht, verdammt sich lediglich zu einem Gefühl der Zufriedenheit.

Haben Sie Normalgewicht, sollten Sie sich Gedanken um die Art der Kohlehydrate machen. Die meisten Kohlehydrate sollten sowohl komplex als auch unraffiniert sein. Was heißt das? Komplexe Kohlehydrate sind im Wesentlichen stärkehaltige Lebensmittel, darunter auch Vollkorn, Gemüse wie Kartoffeln und Süßkartoffeln, und Hülsenfrüchte wie Linsen, Erbsen und Bohnen.

Die Bezeichnung unraffiniert bezieht sich auf das Vollkorn. Es bedeutet, dass das volle Korn nicht so lange bearbeitet wurde, bis es keinerlei Nährwert mehr besitzt. Lebensmittel mit unraffiniertem Vollkorn sind schwer zu bekommen. Das braune Brot aus dem Supermarkt, das als »gesundes« Vollkornbrot durchgeht, meine ich sicherlich nicht damit. Sieht man sich die Etiketten genauer an, stellt man fest, dass diese Nahrungsmittel hauptsächlich aus raffiniertem, weißem Mehl gemacht werden.

Einfache Kohlehydrate sind Zucker – Glukose, Saccharose, Fruktose, Laktose, Maltose und so weiter. Zucker findet sich in vielen normalen Lebensmitteln: Milch (Laktose), Obst (Fruktose), Bier (Maltose), Haushaltszucker, Süßigkeiten und Gebäck wie Kuchen und Keksen (Saccharose) sowie alkoholfreien Getränken (Stärkesirup). Diese Lebensmittel haben einen hohen glykämischen Index (ein Maß dafür, wie schnell und wie stark Zucker ins Blut aufgenommen wird), der den Insulinspiegel stark nach oben treiben kann. Einfache Kohlehydrate sollten so weit wie möglich aus dem Speiseplan gestrichen werden und nicht mehr als 15 Prozent der täglichen Kohlehydratzufuhr ausmachen. Wenn die täglichen Kohlehydrate nicht mehr als 20 Prozent der täglichen Ernährung ausmachen, heißt dies, dass einfache Kohlehydrate nicht mehr als 3 Prozent der tägli-

Vorbeugende Kost zusammenstellen

chen Gesamtkohlehydrate betragen sollten. Wenn Sie unbedingt etwas Süßes essen müssen, nehmen Sie möglichst eine zuckerarme frische Frucht. (Im nächsten Kapitel erläutere ich ausführlicher, wie man einfache Kohlehydrate vermeiden kann und führe dort auch eine Liste der besten Früchte auf.)

Täglich sollte es nur eine Portion mit raffinierten Kohlehydraten (Zucker, Mehle, Stärkesirup) geben. Das heißt, Pasta, Reis, Brot und Gebäck, ganz zu schweigen von Süßigkeiten und gezuckerten Getränken, müssen radikal reduziert werden. Für die meisten Menschen ist das eine große Veränderung. Aber ich muss Ihnen sagen, dass die Lebensmittel, ohne die zu leben Sie sich nicht vorstellen können, für gewöhnlich genau diejenigen sind, die das Leben verkürzen. Millionen von Menschen, die meinen Diätplan befolgen, haben diese Produkte nur zu gern im Tausch für bessere Gesundheit und weniger Gewicht aufgegeben.

Kohlehydrate gegen instabilen Blutzucker

Bei der Verdauung von Lebensmitteln werden sowohl einfache als auch komplexe Kohlehydrate in Glukose umgewandelt, die Hauptenergiequelle des Körpers. Der Unterschied zwischen beiden besteht darin, wie schnell dieser Prozess vor sich geht. Komplexe Kohlehydrate, besonders wenn sie viele Ballaststoffe enthalten, brauchen eine Weile, bis sie verdaut und umgewandelt sind. Die Glukose wird nach dem Verzehr langsam und gleichmäßig ins Blut abgegeben. Während der Blutzucker langsam steigt, setzt die Bauchspeicheldrüse allmählich Insulin frei, damit die Glukose zu den Zellen transportiert werden kann. Deshalb spricht man davon, dass diese Nahrungsmittel einen niedrigen glykämischen Index haben – die Glukose tritt nur langsam in den Blutkreislauf ein.

Vorbeugende Kost

Zucker sind jedoch sehr viel einfacher zu verdauen. Sie haben einen sehr hohen glykämischen Index – sie treten beinahe sofort nachdem sie geschluckt wurden in den Blutkreislauf ein. Um mit diesem plötzlichen Ansturm fertig zu werden, muss die Bauchspeicheldrüse auf einmal sehr viel Insulin freisetzen. Dieses viele Insulin saugt die zusätzliche Glukose im Blut so nachhaltig auf, dass der Glukosespiegel drastisch fällt.

Wenn der Körper normal auf Glukose reagieren kann und Sie sich sehr variantenreich mit vielen verschiedenen Lebensmitteln ernähren, sind die Auswirkungen von einfachen Kohlehydraten auf den Blutzucker ziemlich milde. Der Körper wird mit dem nicht benötigten Zucker gut fertig, und der Blutzucker und der Insulinspiegel kehren problemlos auf ihre Normalwerte zurück – zunächst einmal. Wenn wir älter werden und weiter auf diese Weise essen, kann der Körper jedoch immer schlechter mit zu viel Glukose umgehen.

Wenn Sie zu den Menschen gehören, deren Körper Glukose nicht mehr normal verarbeitet, befindet sich Ihr Glukosespiegel in einem ständigen Auf und Ab. Sie haben alle Symptome eines instabilen Blutzuckers, einschließlich unterschiedliche Energielevel, Stimmungsschwankungen und kognitive Probleme wie Verwirrtheit oder geistige Erschöpfung. Wenn die Symptome auftreten, sobald Sie Hunger haben und durch Essen gelindert werden, dann leiden Sie unter instabilem Blutzucker.

Lassen Sie jedoch nicht zu, dass ein konventioneller Arzt einen einfachen Bluttest auf hohen Blutzucker durchführt und Ihnen erzählt, Sie seien in Ordnung. Ob Sie unter instabilem Blutzucker leiden, lässt sich nur durch einen richtigen, fünf Stunden dauernden Glukosetoleranztest (GTT) feststellen, der von einem erfahrenen Arzt durchgeführt wird.

Vorbeugende Kost zusammenstellen

Die Diät gegen instabilen Blutzucker

Instabiler Blutzucker ist streng genommen eine ernährungsbedingte Störung. Um sie in den Griff zu kriegen, sollte man die folgenden Fakten niemals aus dem Auge verlieren:

⇨ Der Blutzucker wird durch Kohlehydrate destabilisiert.

⇨ Der Blutzucker wird im Allgemeinen durch Proteine nicht beeinflusst.

⇨ Der Blutzucker wird durch Fette und Öle aus der Nahrung stabilisiert.

Wenn Sie unter instabilem Blutzucker leiden, ist eine Ernährung mit wenig Kohlehydraten und angemessen vielen Fetten unabdingbar, um ihn zu normalisieren. Dies sowie die Tatsache, dass Wissenschaftler immer wieder beweisen, wie Fette aus der Ernährung zur Gesundheit beitragen, bestärkt mich darin, meinen Patienten mit instabilem Blutzucker eine Ernährung zu empfehlen, die 50 Prozent ihrer Kalorien aus Fett bezieht.

Fakten über Fett

Ein großer Teil der altersbedingten Krankheiten vorbeugenden Kost besteht darin, die ungesunden Fette zu meiden, die im letzten Jahrhundert so groß in Mode gekommen sind. Ich rede nicht von den gesättigten Fetten wie Butter und tierische Fette, die unsere konventionellen Ärzte für ungesund halten. Ich meine die tödlichen Transfette, die sich heute in allen möglichen Lebensmitteln finden, einschließlich Margarine, die von konventionellen Ärzten an Stelle von Butter empfohlen wird.

Vorbeugende Kost

Es sind die Transfette, nicht die gesättigten Fette, die eine Verbindung zwischen Ernährung und erhöhten Cholesterinwerten und Herzerkrankungen bilden. Transfette senken das HDL-Cholesterin, erhöhen das LDL-Cholesterin, heben die Lipoprotein(a)-Werte an und lassen den Gesamtcholesterinspiegel um 20 bis 30 Prozent steigen. Außerdem reduzieren Transfette die Reaktionsfähigkeit des Körpers auf Insulin und blockieren die Aufnahme essenzieller Fettsäuren, die für gute Gesundheit notwendig sind.

Entscheiden Sie sich für unbedenkliche Lebensmittel

Die meisten verarbeiteten Lebensmittel, die wir heute zu uns nehmen, sind eher für gute Haltbarkeit als für gute Gesundheit gemacht. Die meisten Nährstoffe, die in der frischen Version dieser Produkte vorkommen, wurden ausgemerzt und durch Konservierungsstoffe, Lebensmittelfarben und alle möglichen Zusatzstoffe ersetzt. Diese Nahrungsmittel sollten Sie meiden. Nehmen Sie wenn möglich unverarbeitete Lebensmittel. Und hüten Sie sich vor »fettarmen« Produkten – die Fette darin wurden durch Kohlehydrate ersetzt.

Sorgen Sie dafür, dass die meisten tierischen Lebensmittel auf Ihrem Speiseplan keine Hormone oder Antibiotika enthalten. Wählen Sie nach Möglichkeit hormon- und antibiotikafreies Fleisch aus biologischer Aufzucht sowie Geflügel und Eier aus Freilandhaltung. (Mir ist klar, dass man sich diese, besonders in Restaurants, nicht immer aussuchen kann.) Heute ist hormonbehandeltes Rindfleisch ein wesentlicher internationaler Handelsfaktor. Europäische Länder haben den Import dieses Fleisches zu Recht unterbunden.

Vorbeugende Kost zusammenstellen

Wie Sie das Beste aus dem Essen herausholen

Unsere Ernährung ist am besten, wenn wir Lebensmittel mit hoher Nährstoffdichte essen: Produkte, die nur minimal verarbeitet sind, viele Vitamine, Mineralien und Phytochemikalien enthalten und wenig Pestizide, Hormone und Antibiotika. Nehmen Sie die frischesten Lebensmittel, die Sie finden können, am besten von örtlichen Herstellern und Biobauern. Manchmal ist es bemerkenswert, wie viel besser Nahrungsmittel von örtlichen Herstellern in Bezug auf die Nährstoffdichte sind.

Abwechslung ist die Würze der Gesundheit

Trotz meiner Kritik an der Lebensmittelindustrie bietet sie uns jedoch einen Vorteil, den keine Gesellschaft in der Geschichte bisher genießen konnte. Wir können heute das ganze Jahr über aus einer unglaublichen Bandbreite von frischen Lebensmitteln wählen. Wir kommen problemlos an eine nie gekannte Auswahl verschiedener gesunder Produkte. Es gibt zwei Gründe, warum dies hilfreich sein kann. Erstens gibt uns jedes Lebensmittel eine andere Zusammenstellung von Vitalstoffen und vergrößert damit die Bandbreite aller Nährstoffe aus der Nahrung. Wir wissen, dass die Phytochemikalien in pflanzlichen Nahrungsmitteln sehr wertvoll sind, doch wir haben sie noch nicht alle identifiziert. Durch die Zufuhr von verschiedenen Produkten kommen wir in den Genuss sämtlicher Phytochemikalien. Zweitens hat sich gezeigt, dass der wiederholte Genuss derselben Nahrungsmittel zu einer hohen Intoleranz oder sogar Abhängigkeit von diesem Nahrungsmittel führen kann. Heute haben wir die Wahl, jeden Tag etwas anderes zu essen.

Vorbeugende Kost

Lebensmittelallergien abwehren

Mit versteckten Lebensmittelunverträglichkeiten oder Allergien haben wir am Atkins Center sehr häufig zu tun. Sie müssen unbedingt aufgedeckt und die entsprechenden Produkte aus der Ernährung gestrichen werden.

Nahrungsmittelunverträglichkeiten entwickeln sich oft nur, weil man zu viel von manchen Produkten isst. Gelegentlich setzen sich diese Unverträglichkeiten so fest, dass eine mehrmonatige Abstinenz nötig wird. Im Falle von echten Allergien ist manchmal ein lebenslanger Verzicht notwendig.

Sie können Ihre eigenen Unverträglichkeiten ganz leicht entdecken, wenn Sie genau darauf achten, wie Sie auf die verschiedenen Produkte reagieren. Ein gutes Beispiel ist die Schläfrigkeit, die viele meiner Patienten ein oder zwei Stunden nach dem Genuss von weizen- oder glutenhaltigen Getreideprodukten wie Brot oder Pasta verspüren.

Um mehr über Nahrungsmittelunverträglichkeiten oder Allergien zu erfahren, ist ein Gespräch mit dem Arzt nötig, nach Möglichkeit mit einem Kollegen, der sich mit alternativen Behandlungsmethoden auskennt. Am besten lassen sich diese Probleme mit einer Blutprobe und einem zytotoxischen Test oder dem ALCAT-Allergietest feststellen. Danach muss der Speiseplan entsprechend umgestellt werden.

Einschätzung des eigenen Speiseplans

Der letzte Schritt ist die Analyse der eigenen Ernährungsgeschichte anhand dieses Buches. Wenn Sie einen großen Teil Ihres Lebens sehr viel Junkfood gegessen oder Nahrungsmittel gemieden haben, die offensichtlich zu einer guten Ge-

Vorbeugende Kost zusammenstellen

sundheit beitragen, ist jetzt der richtige Zeitpunkt gekommen, etwas zu ändern. Versuchen Sie, alles wieder gutzumachen, indem Sie sich angewöhnen, so zu essen, dass die früheren Versäumnisse ausgeglichen werden. Dies werde ich in den nächsten Kapiteln genauer erläutern.

Das Basisprogramm

Am Atkins Center arbeiten wir schon lange mit zwei grundlegenden Anweisungsmodellen für die Ernährung. Diese Anweisungen sind sehr flexibel, sodass wir sie auf jeden einzelnen Patienten speziell zuschneiden können, doch im Wesentlichen gilt, dass eine Diät unabhängig von der verzehrten Menge Gewichtsverlust bewirkt, die andere nicht.

Da viele von Ihnen bereits mit meiner Diät zum Abnehmen, wie sie in *Die neue Atkins Diät* beschrieben wird, vertraut sind, gehe ich in diesem Kapitel auf meine andere Diät ein, die für Menschen ohne deutliche Blutzucker- oder Gewichtsprobleme geeignet ist. Wird die Botschaft dieses Buches jedoch beachtet, wird sie in Zukunft für die meisten von uns geeignet sein, besonders aber für jene, die das Glück haben, schon in frühen Jahren mit ihren Grundsätzen vertraut zu werden. Das liegt daran, dass die Diät Probleme mit Blutzucker, hohem Blutdruck und Fettleibigkeit verhindert. Außerdem basiert diese Art der Ernährung auf den Produkten, die wir vor einem Jahrhundert aßen, bevor man überhaupt von Herzattacken gehört hat.

Doch warum, so fragen Sie vielleicht, sollte man eine Diät machen, wenn man nicht abnehmen muss? Weil auch Sie, selbst wenn Sie Normalgewicht haben, eine großes Risiko für spätere Blutzuckerprobleme tragen, falls Sie nicht bereits an der Grenze sind. Der Grund dafür ist eine Ernährung, die viel

Das Basisprogramm

zu viele raffinierte Kohlehydrate und viel zu wenig gesunde Fette, Öle und Protein enthält.

Aus den vorhergehenden Kapiteln dieses Buches wissen Sie, dass nichts Körper und Geist schneller altern lässt als zu viel Glukose im Blut. Wenn Sie die gesunde, natürliche, insulin-regulierende Diät machen, die ich Ihnen näher bringe, werden Sie auf lange Sicht den Blutzucker stabil halten und den Insulinspiegel unter Kontrolle bekommen und somit vorzeitiges Altern und ernste gesundheitliche Probleme hinauszögern oder sogar verhindern.

Ihr Ziel: Ein stabiler Blutzucker

Meine altersbedingten Krankheiten vorbeugende Diät ist die erfolgreiche Verbindung zweier wichtiger Grundsätze. Erstens ist es eine Diät, die Stoffwechselanfälligkeiten nach den Bedürfnissen jedes Einzelnen korrigiert, und zweitens muss sie reich an Vitalstoffen sein, die Veränderungen des Alters am besten abwehren.

Das erste Ziel erreicht man am einfachsten durch eine Stabilisierung des Blutzuckers. So profitieren Sie gesundheitlich von einem Zuckerspiegel, der im optimalen Bereich liegt. Streichen Sie einfach Kohlehydrate und zuckerhaltige Lebensmittel und ersetzen Sie sie durch komplexe Kohlehydrate oder kohlehydratfreie Lebensmittel.

Das zweite Ziel meiner Diät lässt sich am leichtesten mit einer Ernährung erreichen, die wenige freie Radikale produziert und viele Antioxidantien zu ihrer Bekämpfung enthält. Um die Zufuhr von radikalproduzierenden Lebensmitteln zu reduzieren, werden Zucker und Transfette vom Speisezettel gestrichen. Um die Antioxidantien zu erhöhen, ist die Diät reich an frischem Gemüse und zuckerarmen Früchten.

Vorbeugende Kost

Die altersbedingten Krankheiten vorbeugende Ernährungsweise kann man leicht einhalten. Sie ist köstlich, und Sie müssen niemals Kalorien zählen oder die Portionen im Auge behalten. Sie können so viel Steak und Hummer genießen, wie Sie wollen, und praktisch unbegrenzt frisches Gemüse essen. Zuckerhaltige Lebensmittel wie Kuchen und Kekse sind jetzt zwar für immer passé, aber an ihre Stelle treten eine Reihe frischer Früchte sowie verschiedene Nachspeisen aus natürlichen kalorienarmen Substanzen, die viel süßer sind als Zucker. Meine Patienten sagen alle, dass sie ihre Lust auf Zucker schon bald verlieren, wenn sie diese Diät erst mal ein paar Wochen durchgehalten haben.

Bei dieser Diät ist die Zufuhr von raffinierten komplexen Kohlehydraten durch den Verzehr von weißem Reis, Brot und Pasta sehr begrenzt. An ihre Stelle treten nährstoffreiche und sehr geschmackvolle Vollkorngetreide wie brauner Reis und echtes Vollkornbrot. Wenn Sie erst einmal damit begonnen haben, Vollkornprodukte zu essen, werden Sie schon bald keine Lust mehr auf teigige, geschmacklose Lebensmittel aus raffiniertem Korn haben.

Bestandteile der altersbedingten Erkrankungen vorbeugenden Kost

Die Ernährung besteht aus drei Komponenten: Proteine und Fette, komplexe Kohlehydrate und einfache Kohlehydrate. Im Folgenden sind die meist verwendeten Lebensmittel in diese Kategorien eingeordnet und ihr Anteil an der Diät festgelegt:

Proteine und Fette: Fleisch, Geflügel, Eier, Fisch, Meeresfrüchte, Käse, Nüsse, Samen, Oliven, Avocados, Fette und Öle. Zwischen 50 und 75 Prozent.

Das Basisprogramm

Komplexe Kohlehydrate: Gemüse, Getreide, Produkte aus Vollkornmehl (Pasta usw.) und Hülsenfrüchte (Bohnen). Zwischen 25 und 50 Prozent (eher weniger als mehr).

Einfache Kohlehydrate: Früchte, Obstkuchen, Süßigkeiten (Zucker, Honig, Ahornsirup usw.), Milch, Jogurt. Weniger als 10 Prozent. Ganze Früchte mit wenig Zucker (Beeren, Melonen, Pfirsiche, Pflaumen, Aprikosen, Kiwis usw.) sollten hierbei den Hauptteil ausmachen.

Proteine und Fette

Tierische Lebensmittel wie Fleisch, Geflügel, Fisch und Muscheln sind unbegrenzt erlaubt, um die wünschenswerten Mengen an Protein und Fett aus der Nahrung aufzunehmen. Fisch aus der Dose wie Sardinen, Lachs und Tunfisch sind erlaubt, doch bei verarbeiteten Lebensmitteln wie Brühwürstchen und Aufschnitt sollten Sie vorsichtig sein. Viele dieser Produkte enthalten versteckte Kohlehydrate sowie Milchfeststoffe oder Stärkesirup als Füll- und Geschmacksstoffe. Außerdem sind sie voll von unerwünschten chemischen Zusätzen wie MSG und Nitraten. Genauso schlecht sind Fleisch mit Hormonen und Antibiotika. Daher sollten Sie wenn möglich »biologisches« Fleisch verwenden. Das trifft auch für Fleisch aus Argentinien und Neuseeland zu.

Eier sind ohne Einschränkung erlaubt. Essen Sie das ganze Ei, nicht nur das Eiweiß. Wie ich immer wieder ausgeführt habe, sind Eier die perfekte Proteinquelle und enthalten zahlreiche gesundheitlich wertvolle Nährstoffe.

Käse ist ohne Einschränkung erlaubt, da die Herstellung die Menge an Laktose (Milchzucker) in diesen Milchprodukten drastisch reduziert. (Eine Ausnahme gilt für Personen, die we-

Vorbeugende Kost

gen übermäßigen Hefewachstums Diät halten müssen.) Achten Sie darauf, dass Sie echten Käse essen, keine Käsezubereitungen wie Exquisa oder Ähnliches, die Stärkeöl statt Butterfett enthalten.

Milch und Jogurt sind reich an Laktose, ein Einfachzucker, der in der Alterserkrankungen vorbeugenden Kost so wenig wie möglich vorkommen sollte. Abgesehen davon kann ein nicht unerheblicher Teil der Bevölkerung Laktose nicht richtig verdauen oder ist allergisch gegen Milch. Nehmen Sie nicht mehr als eine Tasse Milch täglich zu sich. Laktosereduzierte Milch hat übrigens genauso viele Kohlehydrate wie Vollmilch. Wenn Sie gern Jogurt essen und ihn problemlos verdauen, sollten Sie nicht mehr als eine Tasse täglich essen – und dann auch nur Naturjogurt mit lebenden Kulturen. Ein Becher mit 250 g fettarmem Fruchtjogurt enthält bereits sieben Teelöffel Zucker.

Sahne ist erlaubt – ich empfehle sie sogar. Sahne enthält wenig Laktose, ist aber eine ausgezeichnete Quelle für Nahrungsfett. Nehmen Sie niemals »Kaffeeweißer« oder Ähnliches. Diese künstlichen Substanzen bestehen nur aus gesüßten Chemikalien.

Alle Nüsse und Samen sind erlaubt. Ich persönlich empfehle Macadamianüsse. Diese leckeren, knackigen Nüsse enthalten viele einfach gesättigte Fette und wenig Kohlehydrate. Sie sind die perfekte Zwischenmahlzeit. Andere gute Nüsse sind Pecanüsse, Haselnüsse und Walnüsse. Nussbutter ist erlaubt – aber nur, wenn sie keine zusätzlichen Süßstoffe oder teilgehärtete Pflanzenöle enthält. Das heißt, die handelsübliche Erdnussbutter scheidet aus. Fragen Sie im Naturkostladen nach Nussbutter ohne Zusätze.

Fette und Öle sind unabdingbar für die Ernährung. Man sollte sie weder meiden noch fürchten – mit einer Ausnahme. Diese Ausnahme sind die Transfette. Steht auf dem Etikett

Das Basisprogramm

eines Produktes »teilgehärtete Pflanzenfette«, sollten Sie die
Finger davon lassen. Ein Arzt hat Ihnen vielleicht gesagt, Sie
sollten keine Butter mehr essen und stattdessen lieber gesunde Margarine nehmen. Genau das Gegenteil ist der Fall.
Zwar bestehen neuere Margarinesorten aus weniger Transfetten, doch sind sie immer noch die größte Quelle für diese absolut gesundheitsschädlichen Fette. Der Verzehr dieses Zeugs
läuft unweigerlich auf Kaskaden von arterienschädigenden
freien Radikale hinaus. Bei Butter ist das anders. Sie macht das
Essen nicht nur geschmackvoller, sie ist auch ein eher unbedenkliches Fett. Alle Fette, Butter eingeschlossen, helfen, den
Blutzucker zu stabilisieren.

Für Salate und zum Kochen sind einfach ungesättigte Pflanzenöle wie Oliven-, Mandel-, Avocado- und Macadamiaöl
ideal. Kaltgepresste mehrfach ungesättigte Pflanzenöle wie
Walnuss-, Soja-, Sesam-, Sonnenblumen- und Safloröl sind genauso gut. Diese Öle sind ausgezeichnete Quellen für essenzielle Omega-3- und Omega-6-Fettsäuren. Auf Mais- und
Rapsöl sollten Sie verzichten – sie enthalten zu viele Omega-6-
Fettsäuren.

Komplexe Kohlehydrate

Jetzt kommen wir zu dem Teil, der die Alterserkrankungen
vorbeugende Kost von der Schlankheitsdiät unterscheidet.
Hier sind Kohlehydrate erlaubt; sie müssen aber auch zur Gesundheit beitragen. Als Erstes müssen einfache Kohlehydrate
(Zucker) durch hochwertige komplexe Kohlehydrate (Stärken) ersetzt werden. Einfachzucker lassen den Blutzucker ra-
pide steigen und fallen. Komplexe Kohlehydrate halten den
Blutzucker eher beständig auf einem Niveau, ganz besonders
in Kombination mit Protein und Fett.

Vorbeugende Kost

Wenn es um komplexe Kohlehydrate geht, möchte ich besonders die Eigenschaft »hochwertig« betonen. Lebensmittel wie weißer Reis, Pasta und Brot sind technisch gesehen auch komplexe Kohlehydrate, aber ihre Qualität ist sehr gering. Das verwendete Korn ist so lange bearbeitet worden, bis sein Nährwert praktisch vernichtet wurde. Die Phytonährstoffe und Ballaststoffe werden entzogen und zurück bleibt nichts als raffinierte, konzentrierte Kohlehydrate – Kohlehydrate, die der Körper fast sofort in Glukose umwandelt.

Die Alterserkrankungen vorbeugende Diät legt Wert auf hochwertige komplexe Kohlehydrate aus Vollkorngetreide, Nüssen, Samen und Gemüse. Diese Lebensmittel schmecken gut, machen satt und sind voller Ballaststoffe, Vitamine, Mineralien und Phytonährstoffe, die freie Radikale bekämpfen und andere positive Wirkung haben.

Die Alterserkrankungen vorbeugende Kost ist eine relativ freie Ernährungsweise, wenn sie »grün« ist (solange Gewichtsprobleme oder Blutzuckerstörungen vorliegen, wäre eine Diät mit relativ wenigen Kohlehydraten besser). Das bedeutet, Sie können großzügige Portionen Salat, Brokkoli, Grünkohl, Rosenkohl, grüne Bohnen und so weiter essen. Die Menge darf sich auf vier bis sechs Tassen pro Tag belaufen.

Anderes Gemüse wie Karotten, Rüben, Erbsen und Kürbis haben mehr Kohlehydrate, enthalten jedoch auch viele antioxidative Carotine und andere Nährstoffe. Um die Phytochemikalien ohne allzu viele Kohlehydrate nutzen zu können, finden Sie in den Tabellen im nächsten Kapitel genauere Informationen. Wählen Sie Gemüse mit hohen Werten für Phytochemikalien ohne viele Kohlehydrate.

Stärkehaltiges Gemüse, Bohnen und Hülsenfrüchte, Mais, und sogar Kartoffeln können wichtige Quellen für Pflanzenproteine, essenzielle Fettsäuren, Ballaststoffe, Vitalstoffe und Phytochemikalien sein. Andererseits enthalten sie relativ viel

Das Basisprogramm

Stärke (die vom Körper in Glukose umgewandelt wird), und könnten den Blutzucker anheben, besonders wenn er ohnehin zu hohen Werten neigt. Da diese Lebensmittel auch viele Ballaststoffe haben, geht der Anstieg des Blutzuckers jedoch langsamer vonstatten und ist weit weniger dramatisch als beim Verzehr der gleichen Menge raffinierter Kohlehydrate wie etwa Pasta.

Wenn Sie Normalgewicht haben, gilt im Allgemeinen, dass Sie pro Tag ein bis zwei Portionen stärkehaltiger Kohlehydrate in Form von Kartoffeln, Bohnen und Ähnlichem essen sollten. Sollten Sie dabei jedoch abnehmen, essen Sie einfach ein oder zwei Portionen mehr. Personen mit Untergewicht sollten sich an Gemüse satt essen. Dazu könnten auch drei bis vier Portionen dieser komplexen Kohlehydrate pro Tag gehören.

Wenn Sie Ihre Essgewohnheiten auf Dauer verändern, werden Sie feststellen, welche Menge an komplexen Kohlehydraten Sie sättigt und dabei Gewicht und Blutzucker auf einem angemessenen Niveau hält. Sie können sich sogar eine gelegentliche Sünde erlauben, so lange Sie bei hochwertigen Kohlehydraten bleiben. Essen Sie zum Beispiel eine kleine Portion Pasta, dann nehmen Sie Vollkorn- oder Buchweizennudeln. Wenn Sie gern Reis essen wollen, ist brauner Reis sicherlich besser als weißer. Eine kleine gebackene Kartoffel mit Haut und ein wenig Creme fraîche ist sogar besser als eine Kartoffel ohne alles – und ganz sicher besser als eine Portion Pommes frites.

Einfache Kohlehydrate

Ich kenne eine einfache Methode, um festzulegen, wie viele einfache Kohlehydrate in Ihrer Diät enthalten sein dürfen, wenn Sie Übergewicht haben. Folgen Sie einfach diesen leich-

Vorbeugende Kost

ten Schritten: Nehmen Sie ein Stück Papier. Nehmen Sie einen Stift. Zeichnen Sie einen Kreis. Lesen Sie die Antwort. Sie lautet null.

Wenn Sie Normalgewicht haben, wollen Sie vielleicht trotzdem einfache Kohlehydrate und stark raffinierte komplexe Kohlehydrate wie Pasta, Brot und zuckerhaltige Produkte auf ein Mindestmaß beschränken. Diese Lebensmittel stehen nicht nur sehr weit oben auf dem glykämischen Index, sie sind auch stark verarbeitet und haben nur einen sehr geringen Nährwert – sie sind die leersten aller leeren Kalorien.

Und wie sieht es mit frischem Obst aus? Früchte haben ihren Platz, aber sie bieten nicht die unbegrenzten Vorteile, die viele Diätärzte ihnen andichten. Vergessen Sie nicht, dass die meisten Kalorien in Früchten aus den Einfachzuckern Fruktose und Glukose kommen – genau die Zucker, die in weißem Haushaltszucker enthalten sind. Die andere Seite der Medaille ist, dass Früchte eine wertvolle Quelle für Ballaststoffe, Vitamine, Mineralien und Phytonährstoffe sind. Wenn Sie Normalgewicht haben, sind frische ganze Früchte in Maßen in Ordnung. Sie müssen lernen, welche Früchte im Verhältnis zu ihrem Zuckergehalt am meisten Phytochemikalien und Vitalstoffe enthalten. Tabelle 21.2 im nächsten Kapitel sollte Ihnen dabei helfen. Sie werden sehen, dass Beeren aller Art sowie Melonen, Pfirsiche, Pflaumen, Aprikosen und Kiwi in dieser Hinsicht am besten sind.

Obstsäfte sind ganz sicher *keine* gute Alternative zu frischen Früchten und sollten gemieden werden. Der Versaftungsvorgang entzieht die Ballaststoffe und konzentriert den Zucker. Für Orangensaft beispielsweise wird zwar schwer geworben als ausgezeichnete Quelle für Vitamin C, Folsäure, Kalium und andere Vitalstoffe, doch er enthält auch extrem viel Zucker. Eine Portion von 250 Gramm enthält mehr als 25 Gramm Zucker – mehr als ein durchschnittlicher Schokoriegel. Apfel-,

Das Basisprogramm

Trauben-, Ananas- und Pflaumensaft haben sogar noch mehr Zucker. Bei den Gemüsesäften ist Karottensaft sehr zuckerreich und sollte gar nicht getrunken werden. Nur als Bestandteil von gemischten Gemüsesäften wäre er akzeptabel. Andererseits ist Tomatensaft sehr wertvoll. Ein Glas Tomatensaft (auch aus der Flasche) enthält eine nicht unerhebliche Menge Lycopin.

Dosenfrüchte haben so gut wie keinen Nährwert und bersten vor zusätzlichem Zucker. Das Gleiche gilt für getrocknete Früchte wie Rosinen, Dörrobst und getrocknete Ananas. Bei der Verarbeitung wird häufig Zucker oder Süßstoff hinzugefügt, selbst wenn das Produkt als »gesund«, »biologisch« oder »natürlich« vermarktet wird.

Wie auch bei anderen Einfachzuckern heißt die knappe Antwort hier einfach nein. Die ausführliche Antwort – falls Sie süchtig nach Süßigkeiten sind – heißt ebenfalls nein. Sind Sie nicht süchtig, reicht es, wenn Sie nur gelegentlich Einfachzucker zu sich nehmen. Vermeiden Sie alle kalorienhaltigen Süßstoffe, einschließlich Haushaltszucker, Honig, Ahornsirup, Stärkesirup, Fruktose, Maltose (im Bier, auch im alkoholfreien), und Laktose (Milchzucker). Im Grunde sind alle Stoffe mit der Endung -ose ein Zucker und damit zu meiden.

Wenn Sie unbedingt etwas Süßes brauchen, nehmen Sie ein reichhaltiges Dessert mit kalorienfreiem Süßstoff. Die besten Alternativen sind hier Stevia und Sucralose. Stevia ist ein natürliches Pflanzenprodukt aus Südamerika, das schon seit Jahren weltweit problemlos genutzt wird. Stevia, auch Süßkraut genannt, ist in seiner natürlichen Form ungefähr zehn- bis 15-mal süßer als Haushaltszucker. Steviaextrakte sind manchmal 100- bis 300-mal süßer als Haushaltszucker, daher reicht eine winzige Menge sehr lange aus. Sucralose wurde soeben in den USA zugelassen. Es ist ein Derivat vom Haushaltszucker, aber 600-mal süßer. Außerdem wird es vom Körper nur in begrenz-

Vorbeugende Kost

ten Mengen aufgenommen. Das heißt, der ungünstige Insulinmechanismus bleibt dabei außen vor.

Trinken Sie!

Die Zufuhr von genügend Flüssigkeit ist ein wichtiger Aspekt der Alterserkrankungen vorbeugenden Diät. Trinken Sie freizügig, aber zwingen Sie sich nicht dazu. Das Ziel sollten mindestens acht Gläser à 250 ml (2 Liter) pro Tag sein, wenn möglich Quell- oder Mineralwasser aus der Flasche oder gut gefiltert aus der Leitung. Auch einfaches natriumfreies Selters und ungesüßtes Selters mit Geschmack sind gut. Ihre eigene Limonade können Sie aus frischem Zitronensaft, reinem Wasser und einem kalorienfreien Süßstoff wie Stevia herstellen.

Kräutertees aus reinem Wasser sind eine leckere Alternative. Nehmen Sie Kräutertee ohne Koffein, Süßstoffe, Früchte oder Gerstenmalz. Eine gute Wahl sind Pfefferminz, Kamille und Himbeerblätter.

Koffeinfreier Kaffee und Tee sind erlaubt (dabei ist Entkoffeinierung auf Wasserbasis empfehlenswert). Koffein stimuliert die Insulinproduktion und sorgt dafür, dass der Insulinspiegel zunächst steigt und dann schlagartig absackt. Wenn Sie anfällig für instabilen Blutzucker sind, könnte Koffeingenuss zu Müdigkeit, Reizbarkeit und Heißhunger auf Kohlehydrate führen. Versuchen Sie, ein paar Wochen lang Koffein wegzulassen und beobachten Sie, wie Sie sich dabei fühlen. Wenn Sie merken, dass Ihr Energieniveau gleichmäßiger ist, wirkt Koffein ganz eindeutig auf Ihren Blutzucker und sollte gemieden werden.

Wie schon erläutert ist grüner Tee eine ausgezeichnete Quelle für antioxidative Flavonoide. Ich empfehle pro Tag mindestens zwei Tassen. Grüner Tee enthält erheblich weni-

Das Basisprogramm

ger Koffein als Kaffee oder auch schwarzer Tee. Es gibt sogar entkoffeinierten grünen Tee, aber das ist eigentlich unnötig, da nur wenige Menschen auf das Koffein im grünen Tee reagieren.

Mehrere Studien zeigen, dass ein Drink pro Tag, besonders ein Glas Rotwein, gut für das Herz ist. Wenn Sie bereits Ihren täglichen Cocktail oder ein Glas Wein zum Essen trinken und Ihr Gewicht normal ist, und wenn Sie keine Probleme mit der Stabilität des Blutzuckers haben, können Sie gut so weitermachen. Das sind allerdings sehr viele »Wenns«, und fast die Hälfte meiner Patienten sollte meiner Meinung nach überhaupt keinen Alkohol trinken. Wenn doch, sollten Sie sich an trockenen Weißwein oder Spirituosen halten, gemischt mit zuckerfreien Getränken wie Selters oder Diätsoda. Bier und Dessertweine sollten gemieden werden.

Wie viel soll ich essen?

Beim Lesen dieses Kapitels haben Sie sich vielleicht gefragt, was ich mit einer Portion meine. Schließlich legen alle anderen Diätbücher bis aufs letzte Gramm genau fest, welche Mengen von welchen Lebensmitteln gegessen werden sollen. Wer meine anderen Bücher kennt, weiß bereits, dass ich die Sache ganz anders angehe. Kalorien und Portionen zählen hat nur sehr wenig mit der Diät zu tun, die Ihnen hilft, ein hohes Alter zu erreichen. Das heißt, solange Sie Ihr Idealgewicht behalten.

Meine allgemeine Regel lautet, dass jeder so viel essen sollte, wie ihm oder ihr angenehm ist. Diese Menge – ganz gleich wie groß – sättigt den Hunger mit einer Reihe köstlicher Lebensmittel. Sie werden merken, dass Ihr Appetit sehr schnell zufrieden gestellt ist, ohne dass Sie über Kalorien nachden-

Vorbeugende Kost

ken, geschweige denn sie zählen müssen, wenn Sie einfache Kohlehydrate aus Ihrer Ernährung ausklammern und sie durch Protein, Fett und komplexe Kohlehydrate ersetzen. Wie oft Sie essen ist genauso wichtig wie das, was Sie essen. Versuchen Sie, den Tag mit einem großen proteinhaltigen Frühstück zu beginnen – zum Beispiel mit einem Käseomelette. Mindestens drei volle Mahlzeiten am Tag sind wichtig für einen gleichmäßigen Blutzuckerspiegel. Viele meiner Patienten merken, dass ihnen vier bis sechs kleinere Mahlzeiten besser passen, einschließlich ein Proteinsnack vor dem Schlafengehen. Vergessen Sie nicht, dass die Qualität der Produkte mehr zählt als die Quantität.

Leben mit der den Alterserkrankungen vorbeugenden Kost

Beginnen wir dieses Kapitel mit einem Quiz. Wie viel Zucker nimmt der durchschnittliche Amerikaner täglich zu sich? Die Antwort wird Sie sicher überraschen: 20 Teelöffel. Das sind fast 120 Gramm oder beinahe eine halbe Tasse. Seit 1983 ist der Zuckerkonsum um 28 Prozent gestiegen. In Form von Haushaltszucker, stark fruktosehaltigem Stärkesirup oder anderen kalorienhaltigen Süßstoffen macht Zucker inzwischen 16 Prozent der Kalorien eines Durchschnittsamerikaners aus. Bei Teenagern sind es sogar 20 Prozent.[1]

Und noch eine Quizfrage: Wie viele erwachsene Amerikaner haben Übergewicht? Um die 97 Millionen Menschen, das sind 55 Prozent der Bevölkerung.[2]

Ihre ideale Kohlehydratmenge

In den vorhergehenden Kapiteln haben Sie gelernt, wie wichtig es ist, nicht zu viele Kohlehydrate zu essen. Doch wo liegt die Grenze? Denken Sie einfach an meine Hauptregel: Eine Diät kann nicht für alle Menschen gleich aussehen. Sie müssen herausfinden, welche Menge an Kohlehydraten am besten zu Ihrem individuellen Stoffwechsel passt, sodass Sie Ihr normales Gewicht halten.

In diesem Kapitel gehe ich zunächst von der eher unwahr-

Vorbeugende Kost

scheinlichen Annahme aus, dass Sie Normalgewicht oder sogar Untergewicht haben bzw. das Normalgewicht durch eine Diät erreicht haben. So kann ich aufzeigen, wie Sie die Kohlehydrate, die Sie gesünder machen, von jenen unterscheiden können, die für die Epidemien Diabetes, Herzkrankheit und verkürzte Lebensspanne verantwortlich sind.

Wer ein Problem mit dem Gewicht hat, braucht diese Informationen noch dringender, selbst wenn das Gewicht durch eine Diät unter Kontrolle gehalten wird, denn um das Idealgewicht zu erreichen und auch zu halten, müssen Sie den Nährwert gesunder Kohlehydrate aus einer relativ niedrigen Menge der Gesamtkohlehydrate ziehen.

Das Wichtigste im Umgang mit Kohlehydraten ist eine genaue Einschätzung, wie hoch die tägliche Zufuhr von Kohlehydraten sein sollte. In dem Buch *Die neue Atkins Diät*, das ich allen Übergewichtigen dringend ans Herz lege, habe ich erläutert, dass es zwei Stufen der täglichen Kohlehydratzufuhr gibt, die für jeden Menschen individuell zu bestimmen sind. Die eine gilt nur für Übergewichtige: Ich habe sie kritische Kohlehydratschwelle für Gewichtsverlust (KKSG) genannt. Diese Schwelle nennt die tägliche Kohlehydratmenge, unterhalb welcher Sie automatisch Gewicht verlieren. Die andere Schwelle trifft für alle Menschen zu. Ich habe sie kritische Kohlehydratschwelle für den Gewichtserhalt (KKSE) genannt. Dies ist die Menge an Kohlehydraten, oberhalb welcher Sie zunehmen.

Für alle, die einfach nicht zunehmen, muss ich diesen Ausdruck zu ideale Kohlehydratschwelle für den Gewichtserhalt verändern, denn ihr Ziel ist der Schutz der Gesundheit, nicht die Gewichtskontrolle.

Wenn Sie dazu neigen, Gewicht zuzulegen, könnte Ihre persönliche KKSE irgendwo zwischen 25 bis 90 Gramm Kohlehydrate pro Tag liegen. Woher wissen Sie, wie viele Kohlehydrate

Leben mit der vorbeugenden Kost

Sie täglich essen sollen, wenn diese Menge so breit gefasst ist? Jeder Mensch ist anders, doch wenn Sie bereits mit meiner kohlehydratarmen Diät abgenommen haben, haben Sie schon eine recht gute Vorstellung davon, welche Mengen für Sie im Hinblick auf Ihre Bemühungen abzunehmen richtig sind. Im Allgemeinen gilt, dass Sie die Zufuhr von Kohlehydraten für den Anfang auf 60 Gramm beschränken sollten, um zu sehen, wie es Ihnen dabei geht. Haben Sie echte Schwierigkeiten mit dem Abnehmen und müssen Sie die Kohlehydratzufuhr streng einschränken, liegt Ihr KKSE noch niedriger, vermutlich zwischen 25 und 40 Gramm pro Tag. Wer relativ leicht abnimmt, kommt mit 40 bis 60 Gramm Kohlehydraten pro Tag aus, wer leicht abnimmt, kann 60 bis 90 Gramm täglich essen.

Doch auch wenn Sie noch nie Probleme mit dem Gewicht hatten, kommen Sie in Sachen Kohlehydrate nicht so einfach davon. Um dem Alterungsprozess zu trotzen, müssen Sie trotzdem so wenige Kohlehydrate wie möglich bei größtmöglichem Wohlgefühl zu sich nehmen. Die Menge könnte zwischen 90 bis 150 Gramm Kohlehydrate pro Tag liegen. Denken Sie daran, dass hier das Ziel nicht Abnehmen lautet, sondern das Verhindern von gesundheitlichen Problemen, die mit dem Alter zu tun haben. Ein wichtiger Teil dieser Probleme wird auch bei Menschen mit Normalgewicht durch übermäßigen Konsum von Kohlehydraten verursacht.

Diese Kohlehydratmengen sind natürlich nur Richtlinien. Wenn Ihr Gewicht bei einer Kohlehydratmenge von 60 Gramm pro Tag allmählich steigt, müssen Sie auf die Menge zurückschrauben, bei der Ihr Gewicht konstant bleibt. Wenn Sie umgekehrt bei 60 Gramm pro Tag abnehmen, ist dies eine Gelegenheit, ein oder zwei Portionen der gesunden Kohlehydrate jeden Tag mehr zu essen.

Ich plädiere hauptsächlich deshalb für eine niedrige Koh-

Vorbeugende Kost

lehydratzufuhr, selbst wenn keine Gewichtsprobleme vorliegen, weil ein stabiler Blutzucker sehr wichtig bei der Vorbeugung gegen den Alterungsprozess ist. Daher ist die Einschränkung von Kohlehydraten, besonders der raffinierten, sehr wichtig.

Kohlehydrate im Gleichgewicht

Die altersbedingten Krankheiten vorbeugende Diät steht auf zwei wichtigen Pfeilern: Lebensmittel mit wenigen Kohlehydraten und vielen Antioxidantien. Diese beiden Aspekte müssen unbedingt ausgeglichen sein. Zum Glück enthalten viele der besten kohlehydratarmen Produkte auch viele Antioxidantien wie etwa Carotinoide, die die Arterien schützen und Krebs bekämpfen.

In den letzten Jahren wurden ein paar sehr interessante Forschungen durchgeführt, die uns genau darüber informieren, welche Gemüse- und Obstsorten am besten sind. In diesen Studien hat man einzelne Lebensmittel sorgfältig mit einer ausgefeilten Testmethode analysiert, mit welcher der Gehalt an Antioxidantien genau gemessen werden kann.[3]

Diese wegweisenden Untersuchungen begannen am Jean Mayer USDA Human Nutrition Center on Aging an der Tufts University, einer Einrichtung für die Erforschung des Zusammenhangs zwischen Ernährung und Alter, und ich finde diese Arbeit sehr ermutigend.

Am Atkins Center haben wir diese überaus wichtigen Forschungen einen Schritt weitergetrieben. Wir haben sowohl die antioxidativen Eigenschaften handelsüblicher Früchte und Gemüsesorten als auch ihren Kohlehydratgehalt in Augenschein genommen und konnten dadurch das Verhältnis von antioxidativer Kapazität zu Kohlehydrate in Gramm bestim-

Leben mit der vorbeugenden Kost

men. Diese Zahl nenne ich den Atkins-Quotient. Je höher der Atkins-Quotient, umso mehr antioxidativen Schutz bekommen Sie pro Gramm Kohlehydrate. Allgemein gilt, dass Nahrungsmittel mit dem Atkins-Quotienten 2 oder höher zu bevorzugen sind. Mit diesen Zahlen haben Sie nun eine wissenschaftlich genau Entscheidungshilfe an der Hand, um die Lebensmittel auszuwählen, die für Sie am besten sind.

Beginnen wir mit dem Gemüse. Tabelle 1 sortiert beliebte Gemüsesorten in absteigender Reihenfolge nach ihrem antioxidativen Schutz und nennt ihre antioxidative Bewertungszahl. (Diese Zahl basiert auf einer komplizierten Formel, die die antioxidative Kapazität des Gemüses mit einer Standardzahl, dem Trolox-Äquivalent vergleicht.) Die Tabelle führt außerdem den Kohlehydratgehalt einer durchschnittlichen Portion sowie den Atkins-Quotienten auf.

Wie Sie sehen, bekommen Sie den höchsten antioxidativen Schutz pro durchschnittlicher Portion durch Knoblauch und Grünkohl, den geringsten Schutz bieten Sellerie und Gurken. Wenn Sie den Atkins-Quotienten jedoch genauer betrachten, können Sie leicht erkennen, dass manche Nahrungsmittel zwar viele Antioxidantien, aber auch viele Kohlehydrate enthalten und daher einen niedrigen Quotienten haben. Mais beispielsweise steht mit 7,2 auf der Skala der Antioxidantien, enthält aber auch 20,6 Gramm Kohlehydrate pro halbe Tasse. Damit fällt der Quotient aus antioxidativem Schutz und Kohlehydraten auf niedrige 0,3. Alles in allem gilt, je stärkehaltiger das Gemüse, umso niedriger der Quotient aus antioxidativem Schutz und Kohlehydraten. Süßkartoffeln zum Beispiel werden häufig wegen ihres hohen Beta-Carotin-Gehalts als besonders gesund bezeichnet. Tatsächlich zeigt die Tabelle jedoch, dass Süßkartoffeln im Vergleich zu anderen Gemüsesorten nicht besonders viele Antioxidantien enthalten. Sie haben jedoch sehr viele Kohlehydrate – eine durchschnittliche

Vorbeugende Kost

Antioxidative Gesamtkapazität
handelsüblicher Gemüsesorten

Gemüse	Antioxidative Zahl (pro Portion)*	Kohlehydrate (in Gramm)	Aktins-Quotient
Grünkohl	24,1	3,7	6,5
Knoblauch (1 Zehe)	23,2	1,0	23,2
Spinat	17,0	3,4	5,0
Rosenkohl	15,8	6,8	2,3
Brokkoli	12,9	4,0	3,2
Rüben	11,7	5,7	2,1
Rote Paprika (roh)	8,1	3,2	2,5
Mais	7,2	20,6	0,3
Zwiebel	5,6	0,9	6,2
Aubergine	5,1	3,2	1,6
Blumenkohl	5,1	2,9	1,8
Kohl	4,8	4,0	1,2
Kartoffel (1 ganze)	4,6	51,0	0,09
Süßkartoffel	4,3	27,7	0,15
Blattsalat (1 Blatt)	4,1	0,5	8,2
Grüne Bohnen	3,9	4,9	0,8
Karotten	3,4	8,2	0,4
gelber Kürbis	2,8	3,9	0,7
Eisbergsalat (1 Blatt)	2,3	0,4	5,8
Sellerie (roh)	1,1	0,75	1,5
Gurke (roh)	1,1	1,5	0,7

* Eine Portion ist eine halbe Tasse des gekochten Gemüses, falls nicht anders angegeben

** Quellen: Cao, G., E. Sofic und R.L. Prior, »Antioxidant Capacity of Tea and Common Vegetables«, *Journal of Agricultural and Food Chemistry* 44 (1996): S. 3426-31; Pennington, Jean A.T., ed. *Bowes & Church's Food Values of Portions Commonly Used.* 16. Ausgabe ed. Philadelphia: Lippincott, 1994.

Leben mit der vorbeugenden Kost

gebackene Süßkartoffel enthält fast 28 Gramm. Der Atkins-Quotient für eine Süßkartoffel beträgt nur 0,15. Wenn Sie nur 40 Gramm Kohlehydrate pro Tag essen wollen, sind andere Produkte mit einem höheren Atkins-Quotienten wie etwa Blattgemüse, Brokkoli, rote Paprika usw. daher viel besser.

Für die aufgelisteten Gemüsesorten haben wir wissenschaftlich ihre antioxidative Kapazität bestimmt – die Forschung in diesem Bereich befindet sich noch in den Anfängen, und so wurden noch nicht alle Gemüsesorten analysiert. Gemüse, das nicht in der Liste steht, ist nicht ausgeschlossen – achten Sie nur darauf, so oft wie möglich auf die stärkehaltigen Sorten zu verzichten. Wenn Sie viel verschiedenes Gemüse essen, langweilt Sie Ihr Speiseplan auch nicht, und Sie verhindern, dass Sie eine Unverträglichkeit entwickeln, die entstehen kann, wenn man tagaus, tagein dasselbe isst.

Nehmen Sie sich Zeit für Tee

Die antioxidative Kapazität von 250 ml frisch gebrühtem grünen Tee liegt irgendwo zwischen vier- bis fünfmal so hoch wie bei einer Portion Grünkohl. Die antioxidative Kapazität von schwarzem Tee (wie er meist in Teebeuteln verkauft wird) ist fast genauso hoch. Wie schon beschrieben, sind die Phenole im Tee wirkungsvolle Antioxidantien, die unter anderem auch Krebs verhindern können. Daher empfehle ich dringend pro Tag mindestens eine Tasse frisch gebrühten Tee als Teil der Alterserkrankungen vorbeugenden Diät. Brühen Sie den Tee aus reinem Wasser und süßen Sie ihn wenn nötig nur mit kalorienfreien Süßstoffen wie Saccharin, Stevia oder Sucralose. Nehmen Sie weder Milch noch Sahne in den Tee. Die Proteine in der Milch binden die Phenole und verhindern, dass sie absorbiert werden.

Vorbeugende Kost

Lieblingsfrüchte

Für eine ganze Reihe von Früchten wurden dieselben analytischen Methoden wie für Gemüse angewendet. Die Ergebnisse geben genau Auskunft darüber, welche Früchte den höchsten Atkins-Quotienten haben. Sie finden sie in Tabelle 2.

Ebenso wie für Gemüse gilt auch hier, dass Früchte mit den wenigsten Kohlehydraten den besten antioxidativen Schutz bieten. Blaubeeren mit einem Wert von 24 haben die höchste antioxidative Kapazität und enthalten nur 10 Gramm Kohlehydrate in einer halben Tasse. Daher bekommen sie den Atkins-Quotient 2,3. Eine Banane enthält im Vergleich dazu 13 Gramm Kohlehydrate und hat eine antioxidative Kapazität von nur 2,1 pro halber Tasse, und somit einen Atkins-Quotient von 0,2. Es ist offensichtlich, dass Blaubeeren also die bessere Wahl sind.

Nun denken Sie vielleicht, wenn Früchte eine gute Quelle für Antioxidantien sind, dann sei Fruchtsaft, weil noch konzentrierter, noch besser. Das gilt jedoch nur zum Teil. Im Fall des kommerziell hergestellten Grapefruitsaftes, der aus den dunkelhäutigen Purpurgrapefruits gemacht wird, ist die Konzentration an Antioxidantien tatsächlich höher. Das liegt hauptsächlich daran, dass Purpurgrapefruits (Concord) mehr Flavonoide enthalten. Tomatensaft hat ebenfalls mehr Antioxidantien als frische Tomaten. Orangen- und Apfelsaft jedoch haben sehr viel weniger antioxidative Kapazität als die frischen Früchte. Alles in allem sollten Sie frische Früchte den Säften vorziehen.

Relativ gesehen hat Gemüse pro Gramm Kohlehydrate eine beträchtlich höhere antioxidative Kapazität als Früchte und ist daher auch vom Ernährungsaspekt her wertvoller. Wenn Sie jedoch Ihr Gewicht unter Kontrolle haben, ist es nicht unange-

Leben mit der vorbeugenden Kost

messen, die tägliche Kohlehydratration auch aus ein oder zwei Tassen Obst zu beziehen. Allerdings müssen noch alle wertvollen Phytochemikalien und sogar die Antioxidantien in Lebensmitteln identifiziert werden, daher ist es sinnvoll, eine große Bandbreite von Obst und Gemüse zu essen, um so viel wie möglich für den eigenen Schutz zu tun.

Falls Sie Lust auf etwas Süßes zwischendurch oder als Nachtisch verspüren, sind Früchte auf jeden Fall besser als ein Schokoriegel oder Kekse. Der niedrigere glykämische Index einiger Früchte bedeutet, dass der Blutzucker stabiler bleibt. Trotzdem bleibt Zucker Zucker und sollte durch die Wahl kohlehydratarmer Früchte nach Möglichkeit auf ein Minimum beschränkt werden.

Wie schon angedeutet, sind Beeren aller Art immer die beste Wahl. Ein Teller Blaubeeren oder Erdbeeren mit Schlagsahne oder Ricotta, gesüßt mit Stevia oder Sucralose, gehört zu meinen Lieblingsdesserts. Ein Wort zur Vorsicht: Gefrorene Beeren haben fast so viele Antioxidantien wie frische Früchte, doch möglicherweise enthalten sie zusätzlichen Zucker. Achten Sie daher auf das Etikett und nehmen Sie Früchte ohne Zuckerzugabe.

Eine halbe Tasse Blaubeeren hat ungefähr 10 Gramm Kohlehydrate. Andere zuckerarme Früchte sind Aprikosen, Pfirsiche, Pflaumen, Erdbeeren, Honig- und Beutelmelone. Avocados und Tomaten sind streng genommen Früchte. Avocados sind eine ausgezeichnete Quelle für einfach ungesättigte Fettsäuren.

Vorbeugende Kost

Antioxidative Gesamtkapazität
handelsüblicher Früchte

Gemüse	Antioxidative Zahl (pro Portion)[*]	Kohlehydrate (in Gramm)	Aktins-Quotient
Blaubeeren	24,0	10,3	2,3
Brombeeren	20,0	9,2	2,2
Erdbeeren	12,4	5,3	2,3
Pflaumen	8,4	8,6	1,0
Orangen	6,8	8,2	0,8
Kiwi	5,5	11,3	0,5
Pink Grapefruit	4,5	9,5	0,5
Trauben, rot	3,9	7,9	0,5
Trauben, weiß	2,9	7,9	0,4
Bananen	2,1	13,4	0,2
Äpfel	1,9	10,5	0,2
Tomaten	1,6	2,9	0,5
Birnen	1,2	12,5	0,1
Honigmelonen	0,9	7,8	0,1

[*] Eine Portion ist eine halbe Tasse roher Früchte

[**] Quellen: Wang, H., G. Cao und R.L. Prior, »Total Antioxidant Capacity of Fruits«, *Journal of Agricultural and Food Chemistry* 44 (1996): S. 701–05; Prior, R.L. et al. »Antioxidant Capacity as Influenced by Total Phenolic and Anthocyanin Content, Maturity and *Variety* of Vaccinium Species«, *Journal of Agricultural and Food Chemistry* 46 (1998): S. 2686–93; Pennington, Jean A.T. ed. *Bowes & Church's Food Values of Portions Commonly Used*, 16. Ausgabe, Philadelphia: Lippincott, 1994

Leben mit der vorbeugenden Kost

Carotinoide zählen

Ich habe bereits erwähnt, wie außerordentlich wichtig Carotinoide wie Beta-Carotin und Lycopin für die Gesundheit sind. Im Folgenden komme ich genauer auf den Carotinoidgehalt von Obst und Gemüse zu sprechen. In Tabelle 3 sind die 19 besten carotinoidhaltigen Lebensmittel aufgelistet sowie der Quotient aus Carotinoiden und Kohlehydraten.

Die besten Quellen für Carotinoide ist dunkelgrünes Blattgemüse und orangefarbene Lebensmittel wie Karotten. Aus der Tabelle können Sie entnehmen, dass der hohe Kohlehydratgehalt von Karotten durch ihren sehr hohen Carotinoidgehalt wettgemacht wird – der Quotient aus Carotinoiden/Kohlehydraten beträgt 11,3. Urkohl ist jedoch noch besser – hier beträgt der Quotient 32,4. Bei nur ungefähr der Hälfte der Kohlehydratmenge wie bei Karotten bietet Urkohl fast dreimal so hohen antioxidativen Schutz. Welches Gemüse Sie nun wählen? Die Antwort ist hier ganz offensichtlich.

Der Nährwert von stark carotinoidhaltigen Lebensmitteln wird durch Kochen sogar noch erhöht, da die starken Zellen aufgebrochen und die Carotinoide dadurch freigegeben werden. Dies gilt besonders für das Beta-Carotin. Um die anderen Nährstoffe jedoch zu bewahren, sollten Sie das Gemüse in so wenig Wasser wie möglich dünsten oder leicht in Olivenöl oder Butter anbraten.

Eines der Carotinoide, das Lycopin, hat sich als hilfreich gegen Krebs, besonders gegen Prostatakrebs erwiesen. Die beste Nahrungsquelle für Lycopin sind Tomaten. Weiterverarbeitung setzt das Lycopin in Tomaten frei, daher enthalten Tomatensaft oder -mark beträchtlich mehr Lycopin als rohe Tomaten. Lycopin wird vom Körper am besten aufgenommen, wenn die Tomaten mit ein wenig Fett, etwa Olivenöl

Vorbeugende Kost

Carotinoide
in Früchten und Gemüse*

Produkt	Carotinoidgehalt (in μg pro Gramm)*	Kohlehydrate (in Gramm)	C/K-Quotient
Grünkohl	220,0	3,7	59,5
Weiße Rübe	130,2	1,6	81,4
Urkohl	126,2	3,9	32,4
Spinat	122,9	3,4	36,1
Süßkartoffel	94,8	27,7	3,4
Karotten	92,5	8,2	11,3
Gemüsekürbis	57,0	10,7	5,2
Rote Paprika (roh)	46,4	3,2	14,5
Stielmangold	40,0	3,6	11,1
Romanesco	39,1	0,7	55,8
Tomaten (roh)	36,6	2,9	12,6
Brokkoli	32,7	4,0	8,2
Aprikosen (roh)	25,5	7,9	3,2
Zucchini	25,4	3,5	7,3
Rosenkohl	20,5	6,8	3,0
Beutelmelone (roh)	16,6	6,7	2,5
Grüne Bohnen	13,4	4,9	2,7
Endivie (roh)	9,6	0,8	12,0
Mais	9,5	20,6	0,5

**Anmerkung: Die Carotinoidzahlen sind der Gesamt-Carotinoidgehalt, einschließlich Alpha-Carotin, Beta-Carotin, Lutein, Zeaxanthin, Lycopin. Die Portionen sind eine halbe Tasse des gekochten Produktes, falls nicht anders angegeben

***Quellen für Tabelle 21.3–21.5: USDA-NCC Carotenoid Database for U.S. Foods, 1998; Pennington, Jean A.T. ed. *Bowes & Church's Food Values of Portions Commonly Used*, 16. Ausgabe, Philadelphia: Lippincott, 1994

Leben mit der vorbeugenden Kost

oder Käse, genossen werden. In Tabelle 4 finden Sie die besten Lycopinquellen sowie den Quotienten aus Lycopin und Kohlehydraten. Von Ketchup sollten Sie die Finger lassen – er besteht zu ungefähr einem Drittel aus Zucker. Wie die Tabelle zeigt, haben Tomatenzubereitungen viele Kohlehydrate. Daher möchten Sie vielleicht lieber Lycopinzusätze nehmen.

Lutein und Zeaxanthin, Carotinoide in Gemüse und Eiern, sind unabdingbar für den Schutz der Sehkraft vor altersbedingter Maculadegeneration. Da die beiden Nährstoffe schwer getrennt voneinander zu analysieren sind und Sie beide brauchen, sind in Tabelle 5 die besten Lebensmittel mit Lutein/Zeaxanthin sowie der Quotient aus Lutein/Zeaxanthin und Kohlehydraten angegeben.

Lycopingehalt von Lebensmitteln

Produkt	Portions- menge	Lycopin	Kohle- hydrate	L/K- Quotient
pürierte Tomaten	1 Tasse	35,6	25,1	1,4
Tomatensaft	1 Tasse	25,0	10,3	2,4
Wassermelone	1 mittlere Scheibe	14,7	11,5	1,3
Tomatenmark	2 Esslöffel	13,8	6,2	2,2
Tomatensuppe, konzentriert	1 Tasse	9,7	22,4	0,4
Pink Grapefruit	eine halbe Frucht	4,9	9,5	0,5
Tomate, roh	1 mittlere Frucht	3,7	5,7	0,6
Tomatenketchup	1 Esslöffel	2,7	4,1	0.7

Vorbeugende Kost

Lutein- und Zeaxanthingehalt von Lebensmitteln

Produkt	Lutein/Zeaxanthin (in µg pro Gramm)	Kohlehydrate (in Gramm)	LZ/K-Quotient
Grünkohl	158,0	3,7	42,7
Weiße Rübe	84,4	1,6	52,7
Urkohl	80,9	3,9	20,7
Spinat	70,4	3,4	20,7
Romanesco	26,3	0,7	37,6
Brokkoli	22,3	4,0	5,6
Zucchini	21,2	3,5	6,1
Mais	18,0	20,6	0,9
Erbsen	13,5	12,5	1,1
Rosenkohl	12,9	6,8	1,9
Grüne Bohnen	7,0	4,9	1,4
Okraschoten	3,9	5,8	0,7
Orangen (roh)	1,8	8,2	0,2
Tomaten (roh)	1,3	2,9	7,1
Pfirsiche (roh)	0,6	4,9	0,1

Der Wert von Früchten und Gemüse

Ein Fundament der alternativen Medizin lautet, dass die Ernährung eine entscheidende Rolle für die Gesundheit spielt. Als Arzt, der nicht nur der konventionellen Medizin anhängt, weiß ich aus eigener Erfahrung mit tausenden von Patienten und durch die leidenschaftliche Lektüre zahlreicher Studien aus Europa und sogar aus den USA, dass Menschen, die sich von viel frischem Obst und Gemüse ernähren, insgesamt signifikant gesünder sind als Menschen, die andere Kohlehydrate zu sich nehmen. Bis heute hat jedoch noch keine Studie Personen, die Früchte und Gemüse bevorzugen, mit Personen

Leben mit der vorbeugenden Kost

verglichen, deren Gesamtkonsum von Kohlehydraten extrem niedrig ist.

Im Jahr 1996 beispielsweise nahm eine Meta-Analyse mehr als 200 Studien über die Beziehung zwischen Gemüse- und Obstkonsum und Krebsrisiko in Augenschein. Die Schlussfolgerung ist beeindruckend: Es gibt starke Hinweise auf eine schützende Wirkung dieser Lebensmittel vor Krebs.[4] Die Schlussfolgerung hätte auch lauten können: Kohlehydrate, die nicht aus Obst und Gemüse stammen, machen Krebs eher wahrscheinlich.

Eine interessante neuere Studie verglich Herzrisikofaktoren für Männer aus der Tschechischen Republik, wo die Todesrate durch koronare Herzerkrankungen hoch ist, mit Männern aus Deutschland, wo die Rate im Mittelfeld liegt, und Israel, wo die Rate niedrig ist. Die meisten traditionellen Indikatoren wie Cholesterin waren in allen drei Gruppen ungefähr gleich verteilt. Die tschechischen Männer wiesen jedoch verglichen mit den Männern aus Israel sehr niedrige Carotinoidwerte auf. Der durchschnittliche tschechische Mann hatte einen Beta-Carotin-Wert von 60 µg, während der Israeli im Schnitt 102 µg hatte. Die Zahlen für Lycopin lautete 84 gegenüber 223 µg. Woher dieser Unterschied? Die tschechischen Männer aßen nur sehr wenig frisches Obst und Gemüse.[5]

Andere Wissenschaftler haben in letzter Zeit erforscht, wie viel frisches Obst und Gemüse die Antioxidantien im Blut erhöhen. Für eine Studie aßen 36 gesunde Personen zwei Wochen lang eine kontrollierte Diät, zu der täglich zehn oder mehr Portionen frisches Obst und Gemüse gehörten. Bluttests zeigten, dass diese Diät den Gesamtwert der Antioxidantien im Blut signifikant erhöhte.[6] Eine Studie an älteren Frauen zeigte, dass ihre Antioxidanskonzentration erhöht war, wenn sie Erdbeeren, Spinat, Rotwein oder Vitamin C zu sich

Vorbeugende Kost

nahmen – vier Stunden später waren ihre Antioxidanswerte durch diese Nahrungsmittel um 7 bis 25 Prozent nach oben gegangen.[7]

Die ganze Geschichte

Eine unbegründete Anschuldigung, die häufig gegen die Atkins-Diät erhoben wird, lautet, dass diese Diät Kohlehydrate wie Brot, Pasta, Reis und Bohnen verbiete, ganz zu schweigen von Obst und Gemüse. Während der Einleitungsphase meiner Schlankheitsdiät sind derartige Kohlehydrate tatsächlich verboten. Ist jedoch erst einmal das zu erhaltende Gewicht erreicht und die Menge der individuell günstigen Kohlehydrate ermittelt, können diese Produkte mehr oder weniger häufig wieder in den Speiseplan aufgenommen werden. Dennoch möchte ich noch einmal betonen, dass Sie schneller altern, je mehr Kohlehydrate Sie essen.

Wer nicht unter einer Glutenunverträglichkeit leidet, sollte die meisten Kohlehydrate aus Vollkornprodukten beziehen. Brot aus echtem Vollkornweizen (nicht dieses braun gefärbte Zeug, das in den meisten verpackten Broten als Vollkornweizen verkauft wird) bietet viel mehr Geschmack als die mit Zusatzstoffen angereicherten Brote aus Weißmehl. Vollkornbrot enthält etwas weniger Kohlehydrate, macht schneller satt und schmeckt besser. Da im ganzen Korn noch die Kleie enthalten ist (die äußere Schale des Korns), steht das Brot auf dem glykämischen Index weiter unten und hat mehr Nährwert, die entscheidenden B-Vitamine eingeschlossen.

Leben mit der vorbeugenden Kost

Nahrungsmittelunverträglichkeiten

Am Atkins Center sehen wir häufig, dass zahlreichen chronischen Gesundheitsproblemen Nahrungsmittelunverträglichkeiten zu Grunde liegen. Viele unserer Patienten reagieren auf Gluten in Weizen und anderen Getreiden wie Roggen, Gerste und Hafer. Die deutliche Besserung des Befindens dieser Patienten schreibe ich zu einem guten Teil der Eliminierung von glutenhaltigem Getreide aus ihrer Ernährung zu.

Um herauszufinden, ob Gluten für Sie ein Problem ist, verzichten Sie ganz einfach auf Nahrungsmittel der oben erwähnten Getreidearten. Das ist sicher nicht schwer, wenn Sie die Alterserkrankungen vorbeugende Diät machen. Wenn Ihre Kohlehydratschwelle es Ihnen gestattet, mehr Kohlehydrate in den Speiseplan aufzunehmen, nehmen Sie ersatzweise Bohnen, braunen Reis, Hirse oder andere glutenfreie Getreidesorten.

Zwar hat unraffiniertes Vollkorn im Allgemeinen weniger Kohlehydrate als ihre raffinierten Gegenspieler, doch der Unterschied ist nur gering. Außerdem finden Sie kaum hochwertige Vollkornprodukte im Supermarkt. Auch gut sortierte Naturkostläden führen viele Produkte, die nicht aus Vollkorn hergestellt sind. Lesen Sie daher sehr sorgfältig die Etiketten.

Es ist günstiger, wenn Menschen, die mehr Kohlehydrate essen dürfen, Kartoffeln, Yamswurzel, Linsen und Ähnliches in ihren Speiseplan aufnehmen. Der menschliche Verdauungstrakt ist auf die Verdauung von Getreide einfach nicht so gut vorbereitet. Die Proteine in den Körnern, besonders das Gluten, sind schwer verdaulich, auch wenn man keine offensichtlichen Glutenunverträglichkeiten hat. Zu viel Getreide, besonders der stark raffinierten Art, sehe ich täglich als Grund

Vorbeugende Kost

für viele Lebensmittelallergien, Reizdarm, chronische Verdauungsstörungen und übermäßiges Hefewachstum.

Bohnen und Hülsenfrüchte wie Kidneybohnen, Kichererbsen und Linsen haben ziemlich viele Kohlehydrate, aber ihr hoher Gehalt an Pflanzenproteinen, Ballaststoffen und nützlichen Vitalstoffen macht sie zu wertvolleren Bestandteilen der Alterskrankheiten vorbeugenden Diät.

Zusätzliche Vitalstoffe

Die Schlussfolgerung dieses Kapitels lautet, dass Kohlehydrate in der Ernährung am besten aus einer Vielzahl frischer Gemüsesorten plus kleineren Mengen frischer Früchte stammen und diese Produkte immer im Hinblick auf den Aktins-Quotienten ausgewählt werden sollten. Die große Bandbreite an Antioxidantien in diesen Lebensmitteln ist sehr viel wertvoller für den Schutz vor freien Radikale als alle Ernährungszusätze wie etwa Vitamin C. Vitalstoffzusätze sind dennoch ein wichtiger Bestandteil der Alterskrankheiten vorbeugenden Diät.

Ihr Alterserkrankungen vorbeugender Vitalstoffplan

In diesem Kapitel gebe ich Ihnen einige grundlegende Richtlinien für die Vitalstoffzusätze, die Ihnen helfen, dem Alter zu trotzen. Zu meiner großen Freude kommt es in diesem Bereich praktisch jeden Tag zu neuen Entwicklungen und Durchbrüchen. Schon die Tatsache, dass ernsthafte Studien über Vitalstoffe inzwischen allgemein üblich sind, ist für mich und viele meiner Kollegen auf dem Feld der alternativen Medizin sehr ermutigend. Die unanfechtbaren Ergebnisse dieser Studien lassen sich nicht mehr ignorieren. Die Statistik zeigt, dass Nebenwirkungen von Medikamenten ganz unmittelbar mehr als 100 000 Tote pro Jahr fordern und mit vielen weiteren Todesfällen in Zusammenhang gebracht werden. In diesem Buch habe ich versucht, die neuesten Ergebnisse darzustellen und Ihnen meine jüngsten Erfahrungen mit den vielen neuen, inzwischen erhältlichen Vitalstoffen nahe zu bringen.

Ich habe die Bedeutung verschiedener Vitalstoffe für den Erhalt und die Verbesserung der Gesundheit erläutert. Mein Ziel ist, Ihnen zu helfen, dass Sie ein möglichst langes Leben mit möglichst wenig Einschränkungen genießen können. Doch ebenso, wie nicht eine Diät für alle Menschen gut ist, sind auch die Bedürfnisse bezüglich der Vitalstoffe von Mensch zu Mensch verschieden und verändern sich im Laufe des Lebens. Nachdem ich Ihnen eine grundlegende Vitamin-

Vorbeugende Kost

und Mineralienformel an die Hand gegeben habe, die für fast alle Erwachsenen passt, mache ich einige Vorschläge für spezielle gesundheitliche Fragen. Damit will ich Ihnen die Basis für ein flexibles Programm an Ersatzpräparaten geben, das den meisten Menschen helfen kann.

Es besteht kein Grund, jedes einzelne Ersatzpräparat zu kaufen und einzeln einzunehmen. Für meine Patienten am Atkins Center habe ich eine Formel entwickelt, die es auch in Naturkostläden zu kaufen gibt. Viele angesehene Hersteller produzieren inzwischen gut zusammengestellte Mittel, die viele oder die meisten der grundlegenden Vitalstoffe in ausreichenden Mengen enthalten. Außerdem gibt es mittlerweile viele angesehene Präparate für die Behandlung spezieller Probleme wie Osteoporose oder hohen Blutdruck. Nehmen Sie ein Zusatzpräparat, das Ihnen ein Maximum an Dosierung bietet, und dazu außerdem alle individuell erforderlichen Vitalstoffe, die Ihren persönlichen körperlichen und medizinischen Bedürfnissen entsprechen.

Hier ist nicht genug Raum für die ausführliche Besprechung aller aufgelisteten Vitalstoffe. Viele davon habe ich in meinem Buch *Dr. Atkins' Vita-Nutrient Solution* bereits erläutert.

Grundlegende Vitalstoffe

Die Zusammenstellung in Tabelle 6 ist eine Basisformel von Vitaminen und Mineralien für Erwachsene. Wenn Sie ein kombiniertes Vitamin/Mineral-Zusatzpräparat kaufen, bedenken Sie, dass überalterte und nutzlose Grenzwerte der Behörden die Menge von Folsäure auf 800 µg begrenzen. Um die für optimale Gesundheit nötigen 3 bis 4 g Folsäure zu bekommen, müssen Sie zusätzlich frei verkäufliche Folsäuregaben nehmen

Vorbeugender Vitalstoffplan

Grundlegende Vitamin/Mineralien-Formel

Vitalstoff	*Tägliche Dosis*
Natürliches Beta-Carotin	3000–6000 IE
Vitamin A	1500–3000 IE
Vitamin B_1	30–60 mg
Vitamin B_2	24–48 mg
Nicotinsäure	15–30 mg
Nicotinsäureamid	30–60 mg
Pantothensäure	75–150 mg
Pantethein	75–150 mg
Vitamin B_6	30–60 mg
Folsäure	2000–4000 µg
Biotin	225–450 µg
Vitamin B_{12}	180–240 µg
Vitamin C	500–1000 mg
Vitamin D_2	90–180 IE
Vitamin E	150–300 IE
Kupfer	600–1200 µg
Magnesium	50–100 mg
Calcium	200–400 mg
Cholin	300–600 mg
Inositol	240–480 mg
PABA	300–600 mg
Mangan	12–24 mg
Zink	24–48 mg
Zitrus-Bioflavonoide	450–600 mg
Chrom	150–300 µg
Selen	120–240 µg
N-Azetyl-Cystein	60–120 mg
Molybdän	30–60 µg
Vanadylsulfat	45–90 µg
Octacosanol	450–900 µg
Reduziertes Glutathion	15–30 mg

Vorbeugende Kost

oder Ihren Arzt bitten, Ihnen eine größere Dosis zu verschreiben. Damit die Basisformeln weniger umfangreich sind, geben viele Hersteller weniger als die erforderliche Mindestmenge Calcium dazu. Falls Ihr Präparat wenig Calcium enthält und Sie auch mit der Nahrung eher wenig Calcium bekommen, sollten Sie zusätzlich eine 500-mg-Tablette als Teil Ihres Grundprogrammes nehmen. Am besten wählen Sie Präparate mit Calciumnitrat oder Calciumlaktat. Bei Vitamin-E-Präparaten sollten Sie das natürliche Vitamin bevorzugen.

Zusätzlich zu Ihrer täglichen Dosis an Vitaminen und Mineralien empfehle ich Zusätze an essentiellen Fettsäuren. Die optimale Dosis ist jeweils 400 mg Borretschöl (GLA), Fischöl (EPA und DHA) und Leinsamenöl (LNA), und zwar zwei- bis dreimal täglich (insgesamt 800 bis 1,200 mg pro Fettsäure täglich). Viele Hersteller bieten ein kombiniertes Mittel mit allen drei Fettsäuren an.

Die Lösung liegt in den Vitalstoffen

Die folgenden Absätze gehen von der Annahme aus, dass Sie bereits das oben erwähnte Basisprogramm aus Multivitaminen und Mineralien einnehmen. Die Vitalstoffe in diesem Basisprogramm helfen, die Gesundheit zu erhalten und viele vermeidbare Krankheiten des Alters zu verhindern. Um höhere Dosen zu erreichen, ziehen Sie die Menge der Vitalstoffe Ihres täglichen Programms von den im Folgenden genannten höheren Mengen ab. Die Differenz ergibt die Menge, die Sie zu Ihrer täglichen Einnahmedosis hinzufügen müssen.

In diesem Buch muss ich mich auf die wichtigsten Einsatzzwecke der Vitalstoffe für die Vermeidung und Behandlung von Gesundheitsproblemen beschränken.

Vorbeugender Vitalstoffplan

Gesundheit von Herz und Gefäßen

Antioxidantien aus Ernährung und Nahrungsergänzungen sind äußerst wichtig für die Vorbeugung von Herzerkrankungen und zum Schutz der Herzkranzgefäße. Auch die Konzentration von Folsäure muss hoch bleiben, um das arterienschädigende Homocystein aus dem Körper zu entfernen. Zusätzlich zum Basisprogramm aus Vitaminen und Mineralien sind die Vitalstoffe aus Tabelle 7 für die Unterstützung der Herzgesundheit sehr wertvoll. Viele habe ich im Detail erläutert.

Vitalstoffe für Herz und Gefäße

Vitalstoff	*Tägliche Dosis*
Magnesium	400–800 mg
Coenzym Q_{10}	60–120 mg
L-Carnitin	1000–2000 mg
Taurin	500–1000 mg
Vitamin E	400–800 IE
Vitamin C	1000–3000 mg
Essenzielle Ölformel	3600–7200 mg
Gemischte Tocotrienole	100–200 mg
Chrom	200–400 µg
Natürliches Beta-Carotin	25 000 IE
Ginkgo Biloba	240–480 mg
B-Komplex	50 mg
Folsäure	3–6 mg

Vorbeugende Kost

Hoher Cholesterinspiegel

Wie schon in allen Einzelheiten erläutert, ist ein hoher Gesamtcholesterinspiegel allein kein besonders guter Indikator für das Risiko einer Herzkrankheit oder eines Schlaganfalls. Ein viel besserer Marker ist das Verhältnis von HDL-Cholesterin zu den Triglyzeridwerten. Meiner Erfahrung nach ist es nur sehr selten nötig, durch lipidsenkende Medikamente das LDL-Cholesterin zu reduzieren, das HDL anzuheben und das Verhältnis von HDL zu Triglyzeriden zu verbessern. Die Vitalstoffe in Tabelle 8 dürften in Verbindung mit einer kohlehydratarmen Diät den Gesamtcholesterinwert sehr schnell senken. Um sicherzugehen, dass dieses Programm Ihnen auch hilft, müssen Sie von Ihrem Arzt regelmäßig Ihre Lipidwerte untersuchen lassen.

Vitalstoffe gegen hohe Gesamtcholesterinwerte

Vitalstoff	*Tägliche Dosis*
Pantethein	600–1200 mg
Inositol hexanicotinat	500–1500 mg
Chrom	300–600 µg
Essenzielle Ölformel	7200 mg
Vitamin C	1000–5000 mg
Zusatz mit gemischten Ballaststoffen	10 g
Lecithingranulat	2–3 Esslöffel
Gugulipid	100–200 mg
Borretschöl (GLA)	1200–3600 mg
Knoblauch	2400–4000 mg
Gamma-Oryzanol	300–600 mg
Gemischte Tocotrienole	200–400 mg
Natürliches Beta-Carotin	25 000–50 000 IE

Vorbeugender Vitalstoffplan

Um das Verhältnis von Triglyzeriden zu HDL zu verbessern, nehmen Sie die Formel gegen hohes Cholesterin und geben noch Folgendes dazu: 1500–3000 mg Carnitin, 1200–2400 mg EPA/DHA aus Fischöl, 400–800 µg Chrom und 15–30 mg Vanadylsulfat.

Hoher Blutdruck

Viele Jahrzehnte lang nannte man erhöhten Blutdruck »primäre Hypertension«, was eigentlich bedeutete, dass man den Grund nicht genau kannte. Das hat sich mit einer Flut von Forschungen geändert, angeführt von Dr. Gerald Reaven von der Stanford University, die gezeigt haben, dass Bluthochdruck durch zu viel Insulin verursacht wird.

Dr. Reaven schätzte, dass 60 Prozent aller Bluthochdruck-Patienten auf Kohlehydrate aus der Nahrung mit einer übertriebenen Insulingabe reagierten. Am Atkins Center zeigt sich

Vitalstoffe gegen Bluthochdruck

Vitalstoff	*Tägliche Dosis*
Taurin	1500–3000 mg
Magnesium	500–1000 mg
Weißdorn	240–480 mg
Kaliumaspartat	400–800 mg
Vitamin B_6	100–200 mg
Essenzielle Ölformel	3600–7200 mg
Knoblauch	2400–3.200 mg
Coenzym Q_{10}	100–200 mg
Carnitin	500–1000 mg
Chrom	300–600 µg

Vorbeugende Kost

in über 90 Prozent der Fälle eine dramatische Senkung des Bluthochdrucks im Gefolge der kohlehydratarmen Anti-Insulin-Diät. Die Atkins-Diät funktioniert gut in Verbindung mit den Vitalstoffen aus Tabelle 9.

Ungleichgewicht des Blutzuckers

Inzwischen kennen Sie sicher meine Überzeugung, dass ein Ungleichgewicht im Blutzucker die wichtigste ernährungsbedingte Krankheit der westlichen Welt ist – und auch in vielen sich entwickelnden Ländern der Welt zu einem Problem wird. Die Häufigkeit von Diabetes explodiert weltweit, und für die nächsten Jahrzehnte werden Milliarden neuer Fälle erwartet. Diabetes ist eine regelrechte Krankheit und ein großer Risikofaktor für koronare Herzkrankheiten, Schlaganfall, Nierenerkrankungen und andere schwere Leiden. (Ausführliche Informationen über das gesamte Thema Blutzucker, Insulin und die Stadien, die zu Diabetes führen, finden Sie im Kapitel »Diabetisch bedingte Herzkrankheiten: Wie Sie sie vermeiden und zwölf Jahre länger leben«, S. 62) Im Folgenden finden Sie zwei Programme. Tabelle 10 nennt die Vitalstoffe, die den Blutzucker im Gleichgewicht halten und die frühen prädiabetischen Stadien sowie den frühen Typ-II-Diabetes bessern oder verhindern. Tabelle 11 ist für Prädiabetiker gedacht, die erhöhten Blutzucker auf Normalwerte bringen müssen und für Typ-II-Diabetiker, die schon Medikamente gegen Diabetes einnehmen.

Vorbeugender Vitalstoffplan

Vitalstoffe für Prädiabetiker

Vitalstoff	*Tägliche Dosis*
Chrom	200–600 µg
Zink	50–100 mg
Magnesium	300–600 mg
Liponsäure	150–300 mg
Coenzym Q_{10}	45–90 mg
Biotin	2–4 mg
Essenzielle Ölformel	7200 mg
Selen	100–200 µg
Vitamin B_6	75–150 mg

Vitalstoffe für Diabetiker

Vitalstoff	*Tägliche Dosis*
Chrom	500–1000 µg
Alphaliponsäure	300–600 mg
Vanadylsulfat	30–60 mg
Coenzym Q_{10}	90–180 mg
Biotin	7,5–15 mg
Inositol	800–1600 mg
Zink	90–180 mg
Nicotinsäureamid	30–600 mg
Magnesium	450–900 mg
Gymnema sylvestre	200–400 mg
Fenugreek	125–250 mg

Vorbeugende Kost

Übergewicht und Fettleibigkeit

Mehr als die Hälfte aller amerikanischen Erwachsenen und mehr als ein Viertel aller amerikanischen Kinder haben Übergewicht. Auf lange Sicht bedeutet diese Zahl riesige Kosten auf Grund schlechter Gesundheit, mangelnder Produktivität und fehlenden Vergnügens am Leben sowie einen frühen Tod.

Schwere Gewichtszunahme ist tatsächlich, wie oben ausführlich erläutert, die Manifestation einer Insulinresistenz. Um dieser Tendenz vorzubeugen, empfehle ich dringend die in dem Buch *Die neue Atkins Diät* vorgestellte Strategie. Diese Diät hat tausenden von Patienten und Millionen von Lesern geholfen. Diät allein führt zu Gewichtsabnahme. Kombiniert man jedoch meine kohlehydratarme, stark proteinhaltige Diät mit den Vitalstoffen aus Tabelle 12, öffnen sich blockierte Stoffwechselwege und der Gewichtsverlust wird erleichtert.

Vitalstoffe für Gewichtsabnahme

Vitalstoff	*Tägliche Dosis*
Chrom	400–800 µg
Carnitin	1000–2000 mg
Coenzym Q_{10}	75–150 mg
Glutamin	2–4 g
Phenylalanin	750–1500 mg
Cholin	750–1500 mg
Inositol	1000–2000 mg
Methionin	400–800 mg
Liponsäure	100–300 mg

Vorbeugender Vitalstoffplan

Nährstoffe für das Gehirn

Die Aufrechterhaltung der kognitiven Fähigkeiten ist ein so bedeutender Teil des Alterserkrankungen vorbeugenden Programms, dass ich den dafür notwendigen Vitalstoffen ein ganzes Kapitel gewidmet habe. Tabelle 13 führt die grundlegenden Stoffe auf.

Vitalstoffe für das Gehirn

Vitalstoff	*Tägliche Dosis*
Thiamin	50–100 mg
Folsäure	3–6 mg
Phosphatidyl-Serine	200–400 mg
Phosphatidyl-Cholin	200–400 mg
Ginkgo Biloba (standardisierter Extrakt)	120–240 mg
Acetyl-L-Carnitin	100–200 mg
Octacosanol	10–20 mg
Vitamin B_{12}	1000–2000 µg
Vitamin B_6	30–60 mg

Symptome der Menopause

Anders als es das Evangelium der konventionellen Ärzteschaft behauptet, müssen die Unannehmlichkeiten der Menopause nicht mit einer Hormonersatztherapie behandelt werden. Es gibt wesentlich bessere Alternativen ohne Nebenwirkungen. Vitalstoffe sind zu diesem Zeitpunkt im Leben einer Frau, da

Vorbeugende Kost

Vitalstoffe gegen die Symptome
der Menopause

Vitalstoff	Tägliche Dosis
Folsäure	20–60 mg
Bor	6–18 mg
Pregnenolone	30–60 mg
DHEA	20–40 mg
Essenzielle Ölformel	3600–7200 mg
Vitamin E	400–1200 IE
Vitamin B_6	150–300 mg
Gamma-Oryzanol	150–450 mg
Vitamin B-Komplex	50–100 mg
Chrom	200–600 µg

sie optimale Ernährung benötigt, äußerst hilfreich. Wie oben erwähnt, sollten Sie sich die großen Dosen Folsäure aus Tabelle 14 am besten durch einen Arzt verschreiben lassen. Frauen, die Geschwülste in der Gebärmutter behandeln müssen, einen Rückfall von Brustkrebs verhindern wollen oder mit Endometriose oder fibrös-zystischer Mastopathie zu tun haben, sollten täglich weniger als 600 µg Folsäurezusatz nehmen. Die Empfehlungen für Pregnenolone und DHEA basieren auf einer Dosierung, wie sie die meisten Frauen brauchen. Sie sollten auch von Ihrem Arzt Ihre Blutwerte bestimmen und die Menge an Vitalstoffen festlegen lassen, die Ihre Werte auf die einer Dreißigjährigen zurückführen.

Vorbeugender Vitalstoffplan

Vorbeugung und Behandlung von Osteoporose

Osteoporose – dünne, leicht brüchige Knochen – ist ein Leiden, das sich langsam entwickelt und problemlos verhindert werden kann. Eine Kombination aus körperlicher Bewegung, natürlichen Hormonen und Vitalstoffen kann bei dieser Krankheit sehr hilfreich sein. Im Allgemeinen helfen die Vitalstoffe aus Tabelle 15 in Kombination mit Sport, Osteoporose vorzubeugen und zu behandeln, und zwar genauso gut wie die üblicherweise dagegen verschriebenen Medikamente. Wenn Sie sich für ein Calciumpräparat entscheiden, wählen Sie Calciumcitrat oder Calciumlaktat, die am besten absorbiert werden. Weitere Informationen über Folsäure und die Hormone DHEA und Pregnenolone zur Behandlung der Symptome der Menopause finden Sie im Kapitel »Hormone drehen die Uhr zurück«, S. 173.

Vitalstoffe gegen Osteoporose

Vitalstoff	*Tägliche Dosis*
Folsäure	20–60 mg
Bor	6–12 mg
Calcium	800–1600 mg
Vitamin D	400–800 IE
Magnesium	400–800 mg
Vitamin K	150–300 µg
Silizium	100–300 mg
Lysin	500–1000 mg
Vitamin-B-Komplex	500–1000 mg
Ipriflavon	300–600 mg

Vorbeugende Kost

Behandlung von Entzündungen

Entzündung ist ein allgemeiner Ausdruck für Schwellung, Rötung, Hitze und Schmerzen, die normalerweise mit einer Verletzung oder Krankheit einhergehen. Ein häufige Quelle für Entzündungen ist Arthritis – die betroffenen Gelenke schwellen an und schmerzen. Eine Standardbehandlung von Arthritis ist ein nicht steroides entzündungshemmendes Medikament wie Aspirin, Ibuprofen, Naproxen und andere. Obwohl viele dieser Medikamente inzwischen frei verkäuflich sind, können sie ernste Nebenwirkungen wie etwa Darmblutungen haben. Ich bevorzuge die natürliche Behandlung von Entzündungen durch unbedenkliche Vitalstoffe.

Wie bereits erläutert, ist eine Entzündung der Blutgefäße selbst, wie es vom C-reaktiven Protein (CRP) angezeigt wird,

Vitalstoffe gegen Entzündungen

Vitalstoff	Tägliche Dosis
MSM (Methylsulfonylmethan)	1500–3000 mg
Essenzielle Ölformel *Fischöl 3×mg*	3500–7000 mg
Quercitin	800–1600 mg
Kurkuma	200–400 mg
Ingwer	200–400 mg
Boswellia Serrata (standardisierter Extrakt mit 65 % Boswelliasäure)	150–300 mg
Bromelin	400–800 mg
Bilberrys	100–200 mg
Nicotinsäureamid	100–200 mg
Pantethein	100–200 mg
Vitamin C	1000–2000 mg

Vorbeugender Vitalstoffplan

ein viel größeres Problem. Am Atkins Center macht uns dieses CRP so große Sorgen, dass wir ständig nach neuen Möglichkeiten der Behandlung mit Vitalstoffen und Kräutern suchen. Mit den Stoffen aus Tabelle 16 haben wir gute Erfolge zu verzeichnen.

Die Vitalstoffe in der Tabelle benutzen wir mittlerweile gegen Entzündungen aller Art. Sie sind recht hilfreich, aber auf diesem Gebiet ist stets Spielraum für Verbesserungen. Zurzeit studieren wir die neuesten Forschungen und arbeiten mit unseren Patienten zusammen, um neue Wege gegen Entzündungen zu finden, ganz besonders, wenn das Problem das CRP ist.

Schutz der Prostata

Wenn der Durchschnittsmann die 60 erreicht, erleidet er sehr wahrscheinlich die Symptome einer gutartigen Vergrößerung der Prostata, auch benigne Prostatahyperplasie (BPH) genannt. Bei diesem Leiden ist die Prostata so vergrößert, dass sie den Urinfluss behindert, dass Urinieren schwierig wird und häufige Besuche der Toilette in der Nacht nötig werden, die den erholsamen Schlaf stören. Das kann schließlich zu nachlassender Produktion des Wachstumshormons führen, von der Müdigkeit am nächsten Tag ganz zu schweigen.

Die Standardbehandlung von BPH beginnt mit starken Medikamenten, die häufig unerwünschte Nebenwirkungen haben und zu oft unnötigen Operationen führen, welche wiederum viele Komplikationen haben und den Patienten inkontinent und impotent machen können. Mit Vitalstoffen ist eine weniger drastische Behandlung möglich. Die Stoffe in Tabelle 17 unterstützen außerdem ganz ausgezeichnet die reproduktive Gesundheit des Mannes im Allgemeinen. Sie sollten da-

Vorbeugende Kost

Vitalstoffe für die reproduktive Gesundheit
des Mannes

Vitalstoff	Tägliche Dosis
Sägepalme (standardisierter Extrakt)	250–500 mg
Pygeum africanum (standardisierter Extrakt)	100–200 mg
Glutaminsäure	50–1000 mg
Glyzin	250–500 mg
Alanin	250–500 mg
Mangan	20–40 mg
Essenzielle Ölformel	3600–7200 mg
Zink	50–100 mg

von ausgehen, dass Sie mindestens drei Monate lang diese Vitalstoffe nehmen müssen, bevor Sie eine wesentliche Besserung Ihrer Symptome verspüren.

Zum guten Schluss

Die in diesem Buch dargestellten Alterskrankheiten vorbeugenden Schritte sollen Ihnen zu einem längeren, gesünderen Leben verhelfen. Sie basieren auf meinen Jahren klinischer Erfahrung und auf den neuesten Forschungsergebnissen. Mein Ansatz hat also nichts Geheimnisvolles und er ist auch nicht schwierig. Die Basisdiät ist leicht zu verstehen und noch leichter durchzuhalten. Die von mir empfohlenen Vitalstoffe und die anderen Alterskrankheiten vorbeugenden Methoden basieren auf erprobten medizinischen Erkenntnissen und können von allen Menschen angewandt werden.

Die Welt der Altersforschung ist sehr dynamisch und aufregend, und zwar so dynamisch, dass der konventionelle Arzt vielleicht gar nichts von den neuesten Entwicklungen weiß und möglicherweise nicht alle von mir vorgestellten Methoden versteht. Jeder gewissenhafte, gut unterrichtete und aufgeschlossene Arzt sollte Sie zumindest in einigen Ihrer Ziele unterstützen können. Im Folgenden möchte ich das ein wenig näher erläutern.

Vorbeugende Kost

Zusammenarbeit mit dem Arzt

Als ich über Labortests zur Bestimmung von Blutfettwerten, Insulinspiegel, Hormonspiegel und so weiter gesprochen haben, dachten Sie vielleicht, dass Sie dafür ja einen Arzt brauchen, und damit haben Sie völlig Recht. Nur ein Arzt kann diese Tests durchführen und die Ergebnisse interpretieren, und nur ein Arzt kann einige der von mir vorgeschlagenen Methoden überwachen.

Damit Sie so viel wie möglich von den Alterskrankheiten vorbeugenden Konzepten haben, müssen Sie nicht nur wissen, wie Ihr Körper funktioniert, Sie müssen auch mit Ihrem Arzt zusammenarbeiten, damit die Veränderungen in der Ernährung, der Einsatz von Vitalstoffen und ein neuer Lebensstil auch wirklich die gewünschte Wirkung haben.

Eine neue Welt der Gesundheit

Dieses Buch habe ich aus einem bestimmten Grund meinen Anhängern gewidmet. Ich glaube, dass wir für die Veränderung der heutigen Medizinlandschaft Menschen brauchen, die sich als Verfechter meiner Erkenntnisse verstehen, als Anhänger, Gefolgschaft oder auch, wie manche sich selbst nennen, als Atkids. Damit Sie nicht glauben, dies sei selbstsüchtig, möchte ich Sie erinnern, dass ich mein ganzes Leben dem Ziel gewidmet habe, die Welt für alle Menschen besser zu machen, deren Lebensweg sich mit meinem kreuzt. Wir brauchen Menschen, die helfen können, das medizinische Establishment zu verändern – eine Bewegung von der Basis her, die dafür sorgt, dass nicht nur die allgemeine Propaganda, sondern die Wahrheit über Gesundheit zu allen Menschen gelangt.

Zum guten Schluss

Das überzeugendste Argument, das wir anführen können, ist unser Erfolg bei dem Versuch, die Ziele dieses Buches zu erreichen: ein längeres, gesünderes Leben.

Wenn Sie uns gerne dabei helfen möchten, die notwendigen Veränderungen in der Gesellschaft zu bewirken, melden Sie sich bei uns. Besuchen Sie unsere interaktive Website unter www.atkinscenter.com oder rufen uns unter 001-888-285-4678 an. Wir wollen wissen, ob es Ihnen gelingt, die Alterskrankheiten vorbeugende Diät durchzuhalten. Beschreiben Sie uns Ihren Fall, Ihre Erfahrungen, und sagen Sie alles, was Ihnen dazu einfällt.

Ein letztes Wort

Heute gibt es so häufig neue Erkenntnisse auf dem Gebiet der Alterskrankheiten vorbeugenden Medizin, dass ich bis zum letzten Augenblick neue Informationen in dieses Buch aufgenommen habe. Die von mir erwähnten Forschungen sind die aktuellsten, die ich finden konnte. Doch in der kurzen Zeit, die zwischen dem Schreiben dieses Buches und seinem Druck liegt, wird es zweifellos weitere Entwicklungen geben, die Ihr Leben zum Besseren verändern könnten. Sobald sich neue Erkenntnisse auf diesem faszinierenden Gebiet abzeichnen, werde ich auf meiner Website und in meinem Newsletter, den *Dr. Atkins' Health Revelations*, darauf eingehen.

Das Internet hat die Kommunikation revolutioniert, daher schreibt ein Autor wie ich nicht mehr nur einfach ein Buch und hofft, dass die Menschen es lesen und sich seine Botschaft zu Herzen nehmen werden. Heute können Autor und Leser eine wahrhaft interaktive Beziehung eingehen. Ich freue mich über Ihre Kommentare und Fragen und antworte Ihnen gern mithilfe meiner Mitarbeiter. Ich hoffe, Sie gehören zu den

Vorbeugende Kost

Menschen, deren Erfolg auf dem Gebiet der Altersvorbeugung vielen anderen ein Vorbild sein wird. Auf diese Weise wird sich die Bewegung zu Gunsten besserer Gesundheit und eines längeren Lebens durchsetzen.

Anhang

Der glykämische Index ausgewählter Lebensmittel

Der glykämische Index misst die Wirkung spezieller Lebensmittel auf den Blutzucker. Lebensmittel, die weit oben auf dem glykämischen Index stehen, lassen den Blutzucker stärker steigen als Lebensmittel weiter unten auf der Liste. Als Standard werden die Produkte an Glukose gemessen, auch Haushaltszucker genannt, der den Wert 100 trägt. Dieser glykämische Index gilt nur für stark kohlehydrathaltige Lebensmittel – Produkte mit viel Fett oder viel Proteinen heben denutzucker kaum oder gar nicht an. Der glykämische Index ist ein gutes Hilfsmittel für die Auswahl der Speisen für die Alterserkrankungen vorbeugende Diät – nehmen Sie einfach Produkte, die so weit unten wie möglich stehen. Bedenken Sie jedoch, dass der Index keine Faktoren berücksichtigt, die das Ansteigen des Blutzuckers verlangsamen. Wenn Sie beispielsweise ein paar Trauben (GI 45) als Dessert nach einem stark proteinhaltigen Gericht essen, wird die Fruktose der Trauben langsamer absorbiert, wodurch auch der Blutzucker langsamer steigt.

Anhang

Der glykämische Index

Produkt	Wert	Produkt	Wert
Maltose	110	Spagetti	50
Glucose	100	Hafergrütze	49
gebackene Kartoffel	98	Trauben	45
Karotten	92	Orangen	40
Honig	87	Äpfel	39
Cornflakes	80	Tomaten	38
Vollkornbrot	72	Kichererbsen	36
weißer Reis	72	Limabohnen	36
Weißbrot	69	Jogurt	36
Weizenkleie	67	Vollmilch	34
brauner Reis	66	Birnen	34
Rosinen	64	fettarme Milch	32
Rüben	64	Kidneybohnen	29
Bananen	62	Linsen	29
Mais	59	Grapefruit	26
Erbsen	51	Pflaumen	25
Kartoffelchips	51	Kirschen	23
Süßkartoffeln	51	Erdnüsse	13

Quellenverzeichnis

Verweigerung und Diät-Know-how

1. U. S. Bureau of Census.
2. Castelli WP. Concerning the possibility of a nutritional... Arch Intern Med 1992; 152:1371–72
3. Morbidity and Mortality Weekly Report 1999; 48:664–68
4. Statistiken der American Heart Association, basierend auf Studien des National Heart, Lung, and Blood Institute.
5. De Backer G et al. Lifetime-risk prediction: a complicated business. Lancet 1999; 353:82–83, 89–92.
6. Resource Utilization Among Congestive Heart Failure (REACH) Study statistics, März 1999, Statistiken der American Heart Association, September 1999.

Die Krankheiten der Verwestlichung

1. Morbidity and Mortality Weekly Report 1999; 48:664–68.
2. Ibid.
3. Cohen AM, Fidel J, Cohen B et al. Diabetes, blood lipids, lipoproteins, and change of environment: restudy of the »new immigrant Yemenites« in Israel. Metabolism 1979; 28:716–28.
4. Al-Nuaim AR. Prevalence of glucose intolerance in urban and rural communities in Saudi Arabia. Diabet Med 1997; 14:595–602.
5. World Health Organization statistics; King H, Aubert RE, Herman WH. Global burden of diabetes, 1995–2025: prevalence, numerical estimates, and projections. Diabetes Care 1998; 21:1414–31.

Anhang

Altern, Kohlehydrate und Ihr Herz

1. Downs JR, Clearfield M, Weis S et al. Primary prevention of acute coronary events with lovastatin in men and women with average cholesterol levels: results of AFCAPS/TexCAPS. JAMA 1998; 279:1615–22.

2. Stampfer MJ, Krauss RM, Ma J et al. A prospective study of triglyceride level, low-density lipoprotein particle diameter, and risk of myocardial infarction. JAMA 1996; 276:882–88.

3. Ibid.

4. Assmann G, Schulte H. The importance of triglycerides: results from the Prospective Cardiovascular Muenster (PROCAM) Study. Eur J Epidemiol 1992; Supplement 1: 99–103; Assmann G, Schulte H. Relation of high-density lipoprotein cholesterol and triglycerides to incidence of atherosclerotic coronary artery disease (the PROCAM experience). Am J Cordiology 1992; 70:733–37.

5. Gaziano JM et al. Fasting triglycerides, high-density lipoprotein, and risk of myocardial infarction. Circulation 1997; 96:2520–25.

6. Reissel PK et al. Treatment of hypertriglyceridemia. Am J Clin Nutr 1966; 19:84–98.

7. Präsentation von K. Moysich, Jahrestagung der International Society for Environmental Epidemiology, 7. September 1999.

8. Haim M, Benderly M, Brunner D et al. Elevated serum triglyceride levels and long-term mortality in patients with coronary heart disease: the Bezafibrate Infarction Prevention (BIP) Registry. Circulation 1999; 100:475–82.

9. Bass KM, Newschaffer CJ, Klag MJ, Bush TL. Plasma lipoprotein levels as predictors of cardiovascular death in women. Arch Intern Med 1993; 153:2209–16.

10. Sanchez-Delgado E, Liechti H. Lifetime risk of developing coronary heart disease. Lancet 1999; 353:934.

11. Rath M, Pauling L. Immunological evidence for the accumulation of lipoprotein (a) in the atherosclerotic lesion of the hypoascorbemic guinea pig. Proc Natl Acad Sci USA 1990; 87:9388–90.

12. Fenech M. Towards promulgation of the healthy life span. Ann NY Acad Sci 1997; 854:23–36.

13. Graham IM, Daly LE, Refsum HM et al. Plasma homocysteine as a risk factor for vascular disease. The European Concerted Action Project. JAMA 1997; 277:1775–81.

Quellenverzeichnis

14. Kark JD, Selhub J, Adler B et al. Nonfasting plasma total homocysteine level and mortality in middle-aged and elderly men and women in Jerusalem. Ann Intern Med 1999; 131:321–30.

15. Empfehlung der American Heart Association. Homocysteine, Folic Acid and Cardiovascular Disease, 1998.

16. Internal Medicine News, 15 May 1999, 52.

17. Ridker PM, Cushman M, Stampfer MJ et al. Inflammation, aspirin, and the risk of cardiovascular disease in apparently healthy men. NEJM 1997; 336:973–79.

18. Ridker PM et al. Prospective study of C-reactive protein and the risk of future cardiovascular events among apparently healthy women. Circulation 1998; 98:731–33.

19. Ibid.

20. Ridker, Cushman, Stampfer et al. Inflammation, aspirin, and the risk of cardiovascular disease … [See Chap. 3, No.17].

21. Campbell LA, Kuo CC, Grayston JT. Chlamydia pneumoniae and cardiovascular disease. Emerging Infectious Diseases 1998; 4:571–79; Meier CR et al. Antibiotics and risk of subsequent first-time acute myocardinal infarction. JAMA 1999; 281:427–31.

22. File TM, Bartlett JG, Cassell GH et al. The importance of Chlamydia pneumoniae as a pathogen: the 1996 consensus conference on Chlamydia pneumoniae infections. Infec Dis Clin Practice 1997; 6:S28–31.

23. Statistiken des National Heart, Lung and Blood Institute, August 1999.

24. Melnick JL et al. Cytomegalovirus antigen within human arterial smooth muscle cells. Lancet 1983; 2:644–47.

25. Melnick JL et al. Cytomegalovirus and atherosclerosis. Eur Heart J 1993; supp. K:30–38.

Insulin: Der Schlüssel zum Altern

1. Perls TT, Silver MH. Living to 100. NY: Basic Books, 1998, 113.

2. Cerami A, Vlassare H, Brownlee M. Glucose and aging. Scientific American 1987; 256:90–96.

3. Diabetes Care 1999; 22:45–49.

4. Tominaga M, Fguchi H, Manaka H et al. Impaired glucose tolerance is a risk for cardiovascular disease, but not impaired fasting glucose: the Funagata diabetes study. Diabetes Care 1999; 22:920–24.

Anhang

5. Smith MA et al. Advanced Maillard reaction end products are associated with Alzheimer disease pathology. Proc Nat Acad Sci USA 1994; 91:5710–14; Vitek MP et al. Advance glycation end products contribute to amyloidosis in Alzheimer disease. Proc Nat Acad Sci USA 1994; 91:4766–70.

6. Bucala R et al. Modification of low density lipoprotein by advanced glycation end products contributes to the dyslipidemia of diabetes and renal insufficiency. Proc Nat Acad Sci USA 1994; 91:9441-45.

7. Al-Abed Y et al. Inhibition of advanced glycation endproduct formation by acetaldehyde: role in the cardioprotective effect of ethanol. Proc Nat Acad Sci USA 1999; 96:2385–90.

8. Fournier AM, Gadia MT, Kubrusly DB et al. Blood pressure, insulin and glycemia in nondiabetic subjects. Am J Med 1983; 80:861–64.

9. Nestler JE, Beer NA, Jakubowicz J, Beer RM. Effects of a reduction in circulating insulin by metformin on serum dehydroepiandrosterone sulfate in nondiabetic men. J Clin Endocrinal Metab 1994; 78:549–54.

10. Buffington CK, Pourmotabbed G, Kitabchi AE. Case report: amelioration of insulin resistance in diabetes with dehydroepiandrosterone. Am J Med Sci 1993; 306:320–24.

11. Evans GW, Swenson G, Walters K. Chromium picolinate decreases calcium excretion und increases dehydroepiandrosterone (DHEA) in post menopausal women. FASEB J 1995; 9:A449.

Freie Radikale: das zentrale Problem

1. Harman D. Free radical theory of aging: role of the free radicals in the origination and evolution of life, aging, and disease processes. In John JE Jr, Walford R, Harmon D et al., eds. Free Radicals, Aging and Degenerative Diseases. NY: Alan R. Liss, 1986, 3–49.

2. Harman D. The biological clock: the mitochondria? J Am Geriatrics Soc 1972; 20:145–47.

3. Diplock AT. Antioxidant nutrients and disease prevention. Am J Clin Nutr 1991, 53:189S–193S.

4. Harman D. Aging: minimizing free radical damage. Journal of Anti-aging Medicine 1999; 2:15–36.

5. Ibid.

Quellenverzeichnis

Reduktion der Kalorienzufuhr

1. Weindruch R, Walford RL, Figiel S, Guthrie D. The retardation of aging in mice by dietary restriction: longevity, cancer, immunity and lifetime energy intake. J Nutr 1986; 116:641–54.

2. Walford R, Harris SB, Weindruch R. Dietary restriction and aging: historical phases, mechanisms, and current directions. J Nutr 1987; 117:1650–54.

3. Barzilai N, Gupta G. Revisiting the role of fat mass in the life extension induced by caloric restriction. J. Gerontol A Biol Sci Med Sci 1999; 54:B89–98.

4. Manson, JE et al. Body weight and mortality among women. NEJM 1995; 333:677–87.

5. Bloom WL, Azar G et al. Comparison of metabolic changes in fasting obese and lean patients. Ann NY Acad Sci 1965; 131:623–31.

Antioxidantien sind »vitale« Nährstoffe

1. Hodis HN, Mack WJ, LaBree L et al. Serial coronary angiographic evidence that antioxidant vitamin intake reduces progression of coronary artery atherosclerosis. JAMA 1995; 273:1849–54.

2. Comstock GW, Burke AE, Hoffman SC et al. Serum concentrations of alpha tocopherol, beta carotene, and retinol preceding the diagnosis of rheumatoid arthritis and systemic lupus erythematosus. Ann Rheum Dis 1997; 56:323–25.

3. Rimm EB, Stampfer MJ, Ascherio A et al. Vitamin E consumption and the risk of coronary heart disease in men. NEJM 1993; 328:1450–56.

4. Stampfer MJ, Hennekens CH, Manson JE et al. Vitamin E consumption and the risk of coronary disease in women. NEJM 1993; 328:1444–49.

5. Stephens NG, Parsons A, Schofield PM et al. Randomised controlled study of vitamin E in patients with coronary disease: Cambridge Heart Antioxidant Study (CHAOS). Lancet 1996; 347:781–86.

6. Kushi LH, Folsom AR, Prineas RJ et al. Dietary antioxidant vitamins and death from coronary heart disease in postmenopausal women. NEJM 1996; 334:1156–62.

7. Nyssonone K, Parviainen MT, Salonen R et al. Vitamin C defi-

Anhang

ciency and risk of myocardial infarction: prospective population study of men from eastern Finland. BMJ 1997; 314:634–38.

8. Johnston CS, Thompson LL. Vitamin C status of an outpatient population. J Am Coll Nutr 1998; 17:366–70.

9. Vita Ja et al. Low plasma ascorbic acid predicts the presence of an unstable coronary syndrome. J Am Coll Cardiology 1998; 31:980–86.

10. Podmore ID, Griffiths HR, Herbert KE et al. Vitamin C exhibits pro-oxidant properties. Nature 1998; 392:6676.

11. Duthie SJ, Ma A, Ross MA, Collins AR. Antioxidant supplementation decreases oxidative DNA damage in human lymphocytes. Cancer Res 1996 56:1291–95.

12. Suadicani P, Hein HO, Gyntelberg F. Serum selenium concentration and risk of ischaemic heart disease in a prospective cohort study of 3000 males. Atherosclerosis 1992; 96:33–42.

13. Paleologos M, Cuming RG, Lazarus R. Cohort study of vitamin C intake and cognitive impairment. Am J Epidemiology 1998; 148:45–50.

14. Schmidt R. Plasma antioxidants and cognitive performance in middle-aged and older adults: results of the Austrian Stroke Prevention Study. J Am Geriatrics Soc 1998; 46:1407–10.

15. Sano M, Ernesto C, Thomas RC, Klauber MR et al. A controlled trial of selegiline, alpha-tocopherol, or both as a treatment for Alzheimer's disease: the Alzheimer's disease cooperative study. NEJM 1997; 336:1216–22.

16. Ziegler D, Hanefeld M, Ruhnau KJ et al. Treatment of symptomatic diabetic peripheral neuropathy with the anti-oxidant alpha-lipoic acid: a 3-week multicenter randomized controlled trial (ALADIN Study). Diabetologica 1995; 38:1425–33.

17. Henson DE, Block G, Levine M. Ascorbic acid: biologic functions and relation to cancer. J Natl Cancer Institute 1991; 83:547–50.

18. Block G. Vitamin C and reduced mortality. Epidemiology 1992; 3:189–91.

19. Heinonen OP, Albanes D, Virtamo J et al. Prostate cancer and supplementation with alpha-tocopherol and beta- carotene: incidence and mortality in a controlled trial. J Natl Cancer Institute 1998; 90:440–46.

20. Clark LC et al. Effect of selenium supplementation for cancer prevention with carcinoma of the skin: a randomized controlled trial. JAMA 1996; 276:1957–63.

Quellenverzeichnis

21. Colditz GA. Selenium and cancer prevention: promising results indicate further trials required. JAMA 1996; 276:1985.

22. Yoshizawa K, Willett WC, Morris SJ et al. Study of prediagnostic selenium level in toenails and the risk of advanced prostate cancer. J Natl Cancer Institute 1998; 90:1219–24.

23. Leske MC, Chylack LT Jr, He Q et al. Antioxidant vitamins and nuclear opacity: the longitudinal study of cataract. Ophthalmology 1998; 105:831–36.

24. Seddon JM, Christen WG, Manson JE et al. The use of vitamin supplements and the risk of cataract among U. S. male physicians. Am J Pub Health 1994; 84:788–92.

25. Jacques PF, Taylor A, Hankinson SE et al. Long-term vitamin C supplement use and prevalence of early age-related lens opacities. Am J Clin Nutr 1997; 66:911–16.

26. Bendich A, Langseth L. The health effects of vitamin C supplementation: a review. J Am Coll Nutr 1995; 14:124–36.

Die antioxidativen Enzyme

1. Schnohr P, Thomsen OO, Riis Hansen P et al. Egg consumption and high-density-lipoprotein cholesterol. Journal of Internal Medicine 1994; 235:249–51.

2. Hu FB, Stampfer M, Rimm EB et al. A prospective study of egg consumption and risk of cardiovascular disease in men and women. JAMA 1999; 281:1387–94.

3. Beyer RE. The participation of coenzyme Q in free radical production and antioxidation. Free Radic Biol Med 1990; 8:545–65; Lenaz G, Battino M, Castelluccio C et al. Studies on the role of ubiquinone in the control of the mitochondrial respiratory chain. Free Radical Research Communications 1990; 8:317–27.

4. Crane FL, Navas P. The diversity of coenzyme Q function. Mol Aspects Med 1997; 18:S1–6.

5. Esterbauer H, Striegl G, Puhl H, Rotheneder M. Continuous monitoring of in vitro oxidation of human low density lipoprotein. Free Radical Research Communications 1989; 6:67–75.

6. Reiter RJ. Oxygen radical detoxification process during aging: the functional importance of melatonin. Aging (Milano) 1995; 5:340–51.

7. Poeggeler B, Reiter RJ, Tan DX et al. Melatonin, hydroxyl radical-

Anhang

mediated oxidative damage, and aging: a hypothesis. J Pineal Res 1993; 14:151–68.

8. Reiter RJ, Guerrero JM, Garcia JJ, Acuña-Castroviejo D. Reactive oxygen intermediates, molecular damage, and aging: Relation to melatonin. Ann NY Acad Sci 1998; 854:410–24.

9. Brezinski A. Melatonin in humans. NEJM 1997; 336:186–95.

10. Ibid.

Warum Sie Carotinoide brauchen

1. Beecher GR, Khackik F. Qualitative relationship of dietary and plasma carotenoids in human beings. Ann NY Acad Sci 1992; 669:320–21.

2. Ford ES, Will JC, Bowman BA, Narayan KM. Diabetes mellitus and serum carotenoids: findings from the Third National Health and Nutrition Examination Survey. Am J Epidemiology 1999; 149:168–76.

3. Sies H, Stahl W. Vitamins E and C, beta-carotene, and other carotenoids as antioxidants. Am J Clin Nutr 1995; 62:1315S–21S.

4. Bendich A, Olson JA. Biological action of carotenoids. FASEB Journal 1989; 3:1927–32.

5. Gester H. Potential role of beta-carotene in the prevention of cardiovascular disease. International Journal of Vitamin and Nutrition Research 1991; 61:277–91.

6. Klipstein-Grobusch K, Geleijnse JM, den Breeijen JH et al. Dietary antioxidants and risk of myocardial infarction in the elderly: the Rotterdam Study. Am J Clin Nutr 1999; 69:261–66.

7. Hennekens CH, Buring JE, Manson JE et al. Lack of effect of long-term supplementation with beta-carotene on the incidence of malignant neoplasms and cardiovascular disease. NEJM 1996; 334:1145–90.

8. Diplock AT. Safety of antioxidant vitamins and beta-carotene. Am J Clin Nutr 1995; 62:1510S–16S.

9. Omenn GS, Goodman GE, Thornquist MD et al. Effects of a combination of beta carotene and vitamin A on lung cancer and cardiovascular disease. NEJM 1996; 334:1150–55.

10. Van Poppel G, Goldbohm RA. Epidemiological evidence for beta carotene and cancer prevention. Am J Clin Nutr 1995; 62:1393S–402S.

11. Jumaan AO, Holmberg L, Zack M et al. Beta-carotene intake and risk of postmenopausal breast cancer. Epidemiology 1999; 10:49–53.

Quellenverzeichnis

12. Präsentation von M. Stampfer, Jahrestagung der American Society of Clinical Oncology, Denver, 19. Mai 1997.

13. Acevedo P, Bertram JS. Liarozole potentiates the cancer chemopreventive activity of and the upregulation of gap junction communication and connexin 43 expression by retinoic acid and beta-carotene in 10T1/2 cells. Carcinogenesis 1995; 16:2215–22.

14. Nieper H. Technology, Medicine, and Society. MIT Verlag 1985, 268–69.

15. Santos MS et al. Beta-carotene-induced enhancement of natural killer cell activity in elderly men: an investigation of the role of cytokines. Am J Clin Nutr 1998; 68:164–70.

16. Canfield LM, Forage JW, Valenzuela JG. Carotenoids as cellular antioxidants. Proceedings of the Society of Experimental Biology and Medicine 1992; 200:260–65.

17. Di Mascio P, Kiaser S, Sies H. Lycopene as the most efficient biological carotenoid singlet oxygen quencher. Arch Biochem Biophys 1989; 274:532–38.

18. Giovannucci E, Ascherio A, Rimm EB, Stampfer MJ et al. Intake of carotenoids and retinol in relation to risk of prostate cancer. J Natl Cancer Institute 1995; 87:1767–76.

19. Präsentation von O. Kucuk, Karmanos Cancer Institute, Tagung der American Association for Cancer Research, 12. April 1999.

20. Giovannucci E. Tomatoes, tomato-based products, lycopene, and cancer: review of the epidemiological literature. J Natl Cancer Institute 1999; 91:317–31.

21. Garcia-Closas R, Agudo A, Gonzales CA, Riboli RE. Intake of specific carotenoids and flavonoids and the risk of lung cancer in women in Barcelona, Spain. Nutr Cancer 1998; 32:154–58.

22. Kohlmeier L, Kark JD et al. Lycopene and myocardial infarction risk in the EURAMIC Study. Am J Epidemiology 1997; 146:618–26.

23. Riso P, Pinder A et al. Does tomato consumption effectively increase the resistance of lymphocyte DNA to oxidative damage? Am J Clin Nutr 1999; 69:712–18.

24. Christen WG, Glynn RJ et al. A prospective study of cigarette smoking and the risk of age-related macular degeneration in men. JAMA 1996; 276:1147–51; Seddon, JM, Willett WC et al. A prospective study of cigarette smoking and the risk of age-related macular degeneration in women. JAMA 1996; 276:1141–46.

Anhang

25. Snodderly DM. Evidence for protection against age-related macular degeneration by carotenoids, and antioxidant vitamins. Am J Clin Nutr 1995; 62S:1448S–61S.

26. Seddon JM, Ajani UA, Perduto RD et al. Dietary carotenoids, vitamins A, C, and E, and advanced age-related macular degeneration. JAMA 1994; 272:1413–20.

27. Sommerburg O et al. Fruits and vegetables that are sources for lutein and zeaxanthin: the macular pigment in human eyes. Brit J Ophthalmology 1998; 83:907–10.

28. Seddon, Ajani, Perduto et al. Dietary carotenoids... [No. 26].

29. Stampfer MJ, Willett WC. Olestra and the FDA. NEJM 1996; 335:669.

Die Nutzen der Bioflavonoide

1. Prior RL, Cao G. Antioxidant capacity and polyphenolic components of teas: implications for altering in vivo antioxidant status. Proc Soc Exp Biol Med 1999; 220:255–61.

2. Gao YT, McLaughlin JK, Blot WJ et al. Reduced risk of esophageal cancer associated with green tea consumption. J Natl Cancer Institute 1994; 85:855–58.

3. Katiyar SK, Mukhtar H. Tea in chemoprevention of cancer: epidemiologic and experimental studies. International J of Oncology 1996; 8:221–38.

4. Ahmad N, Feyes DK et al. Green tea constituent epigallocatechin-3-gallate and induction of apoptosis and cell cycle arrest in human carcinoma cells. J Natl Cancer Institute 1997; 89:1881–86.

5. Präsentation von D. J. Morré and D. M. Morré, Jahrestagung der American Society for Cell Biology, Dezember 1998.

6. Luo M, Kannar K, Wahlqvist ML, O'Brien RC. Inhibition of LDL oxidation by green tea extract. Lancet 1997; 349:360–61.

7. Sesso HD et al. Coffee and tea intake and risk of myocardial infarction. Am J Epidemiology 1999; 149:162–67.

8. Keli SO et al. Dietary flavonoids, antioxidant vitamins, and incidence of stroke. Archives Intern Med 1996; 156:637–42.

9. Haqqi TM et al. Prevention of collagen-induced arthritis in mice by a polyphenic fraction from green tea. Proc Natl Acad Sci USA 1999; 96:4524–29.

Quellenverzeichnis

10. Yam TS, Hamilton-Miller JM, Shah S. The effect of a component of tea (Camellia sinensis) on methicillin resistance, PBP2' synthesis, and betalactamase production in Staphylococcus aureus. Journal of Antimicrobial Chemotherapy 1998; 42:211–16.

11. Ioky K et al. Antioxidative activity of quercetin and quercetin monoglucosides in solution and phospholipid bilayers. Biochem Biophys Acta 1995; 1234:99–104.

12. Breithaupt-Groegler K, Ling M, Boudoulas H, Betz GG. Protective effect of chronic garlic intake in elastic properties of aorta in the elderly. Circulation 1997; 96:2649–55.

13. Kosceilny J, Kluessendorf D, Latza R et al. The antiatherosclerotic effect of Allium sativum. Atherosclerosis 1999; 144:237–49.

14. Science News 19 April 1997; 151:239.

15. Witte JS et al. Relation of vegetable, fruit, and grain consumption to colorectal adenomatous polyps. Am J Epidemiology 1996; 144:1015–25.

Umkehr des sinkenden Hormonspiegels

1. Barrett-Connor E. Goodman-Gruen D. The epidemiology of DHEAS and cardiovascular disease. Ann NY Acad Sci 1995; 774:259–70.

2. Morales AJ, Nolan JJ, Nelson JC, Yen SS. Effects of replacement dose of dehydroepiandrosterone in men and women of advancing age. J Clin Endocrinology 1994; 78:1360–67.

3. Barrett-Connor E, Khaw KT, Yen SS. A prospective study of dehydroepiandrosterone sulfate, mortality, and cardiovascular disease. NEJM 1986; 315:1519–24.

4. Newcomer LM, Manson JE, Barbieri RL et al. Dehydroepiandrosterone sulfate and the risk of myocardial infarction in US male physicians: a prospective study. Am J Epidemiology 1994; 140:870–75; Herrington DM. Dehydroepiandrosterone and coronary atherosclerosis. Ann NY Acad Sci 1995; 774:271–80.

5. Herrington. Dehydroepiandrosterone and coronary atherosclerosis. Ann NY Acad Sci 1995; 774:271–80.

6. Khorram O, Vu L, Yen SS. Activation of immune function by dehydroepiandrosterone (DHEA) in age-advanced men. Journal of Gerontology 1997; 52:1–7.

7. Gordon GB, Helzlsouer KJ, Comstock GW. Serum levels of dehyd-

Anhang

roepiandrosterone and its sulfate and the risk of developing bladder cancer. Cancer Res 1991; 51:1366–69; Schwartz AG, Pashko LL. Mechanism of cancer preventive action of DHEA. Ann NY Acad Sci 1995; 774:180–86.

8. Yen SS, Morales AJ, Khorram O. Replacement of DHEA in aging men and women. Ann NY Acad Sci 1995; 774:128–42.

9. Roberts E. Pregnenolone from Selye to Alzheimer and a model of the pregnenolone binding site on the GABA receptor. Biochemical Pharmacology 1995; 49:1–16.

Hormone drehen die Uhr zurück

1. Barrett-Connor EL. Testosterone and risk factors for cardiovascular disease in men. Diabetes Metab 1995; 21:156–61.

2. Krotkiewski M, Bjorntorp P. The effect of progesterone and of insulin administration on regional adipose tissue cellularity in the rat. Acta Physiol Scand 1976; 96:122–27.

3. Beck P, Eaton RP, Arnett DM et al. Effect of contraceptive steroids on arginine-stimulated glucagon and insulin secretion in women: I-Lipid physiology. Metabolism 1975; 24:1055–65.

4. Hulley S, Grady D, Bush T et al. Randomized trial of estrogen plus progestin for secondary prevention of coronary heart disease in postmenopausal women: Heart and Estrogen/progestin Replacement Study (HERS) Research Group. JAMA 1998; 280:605–13.

5. Lee JR. Is natural progesterone the missing link in osteoporosis prevention and treatment? Medical Hypotheses 1991; 35:316–18.

6. Agnusdei D, Bufalino L. Efficacy of ipriflavone in established osteoporosis and long-term safety. Calcif Tissue Int 1997; 61:S23–27; Agnusdei D, Crepaldi G, Isaia G et al. A double blind, placebo-controlled trial of ipriflavone for prevention of postmenopausal spinal bone loss. Calcif Tissue Int 1997; 61:142–47.

7. Rosen T, Johannsson G et al. Consequences of growth hormone deficiency in adults and the benefits and risks of recombinant human growth hormone treatment. A review paper. Horm Res 1995; 43:93–99.

8. Mantzoros CS et al. Insulin resistance: the clinical spectrum. Adv Endocrinol and Metab 1995; 259:1703–05.

9. Iranmanesh A, Lizarralde B, Veldhuis JD. Age and relative adipo-

Quellenverzeichnis

sity are specific negative determinants of the frequency and amplitude of growth hormone (GH) secretory bursts and the half-line of endogenous GH in healthy men. J Clin Endocrinol Metab 1991; 73:1081–88.

10. Rudman D et al. Effect of human growth hormones in men over 60 years old. NEJM 1990; 323:1–6.

11. Fazio S et al. A preliminary study of growth hormone in the treatment of dilated cardiomyopathy. NEJM 1996; 334:809–14.

12. Moses AC, Recombinant human insulin-like growth factor 1 increases insulin sensitivity and improves glycemic control in type II diabetes. Diabetes 1996; 45:91–100.

13. Bennett RM, Clark SC, Walczyk J. A randomized double-blind placebo-controlled study of growth hormone in the treatment of fibromyalgia. Am J Med 1998; 104:227–31.

14. Waters D et al. Recombinant human growth hormone, insulin-like growth factor 1, and combination therapy in AIDS-associated wasting. Ann Intern Med 1996; 125:865–72.

15. Thompson RL. J Clin Endocrinol Metab 1998; 83:M77–84.

16. Yen SS, Morales AJ, Khorram O. Replacement of DHEA in aging men and women. Potential remedial effects. Ann NY Acad Sci 1995; 774:128–42.

17. Alba-Roth J, Muller OA, Schopohl J et al. Arginine stimulates growth hormone secretion by suppressing endogenous somatostatin secretion. J Clin Endocrinol Metab 1988; 67:1186–89.

18. Borst JE et al. Studies of GH secretogogues in man. J Am Geriatrics Soc 1995; 42:532–34.

19. Corpas E, Blackman MR, Roberson R et al. Oral arginine-lysine does not increase growth hormone or insulin-like growth factor 1 in old men. J Gerontology 1993; 48:M128–33.

20. Welbourne T. Increased plasma bicarbonate and growth hormone after oral glutamine load. Am J Clin Nutr 1995; 61:1058–61.

21. Rolandi E et al. Changes of pituitary secretion after long-term treatment with Hydergine, in elderly patients. Acta Endocrinologica 1983; 102:32–36.

Gute Fette und wirklich schlechte Fette

1. Castelli. Concerning the possibility of a nutritional... [See Chap. 1, Note No. 2].

Anhang

2. Corr LA, Oliver MF. The low fat/low cholesterol diet is ineffective. Eur Heart J 1997; 18:18–22.

3. Ravnskov U. The questionable role of saturated and polyunsaturated fatty acids in cardiovascular disease. J Clin Epidemiol 1998; 51:442–60.

4. Präsentation von D. L. Tirshwell, 24th Annual AHA Conference on Stroke and Cerebral Circulation, 10. Februar 1999.

5. Bang HO, Dyerberg J, Hjorne N. The composition of food consumed by Greenland Eskimos. Acta Med Scand 1976; 200:69–73.

6. Burr MI et al. Effects of changes in fat, fish, and fibre intakes on death and myocardial reinfarction: diet and reinfarction trial (DART). Lancet 1989; 2:757–61.

7. Albert CM, Hennekens CH, O'Donnell CJ et al. Fish consumption and risk of sudden cardiac death. JAMA 1998; 279:23–28.

8. Fernandez E, Chatenoud L, La Vecchia C et al. Fish consumption and cancer risk. Am J Clinical Nutr 1999; 70:85–90.

9. Belluzi A, Brignola C, Campieri M et al. Effect of an enteric-coated fish-oil preparation on relapses in Crohn's disease. NEJM 1996; 334:1557–60.

10. Watkin BA, Seifert MF, Allen KG. Importance of dietary fat in modulating PGE2 responses and influence of vitamin E on bone morphometry. Word Rev Nutr Diet 1997; 82:250–59.

11. Stoll AL, Severus WE, Freeman MP et al. Omega 3 fatty acids in bipolar disorder: a preliminary double-blind, placebo-controlled trial. Archives of General Psychiatry 1999; 56:401–12.

12. Zurier RB, Rosetti RG, Jacobson EW et al. Gamma-linolenic acid treatment of rheumatoid arthritis. A randomized, placebo-controlled trial. Arthritis Rheum 1996; 39:1808–17.

13. Hu FB, Stampfer MJ, Manson JE et al. Dietary intake of alpha-linolenic acid and risk of fatal ischemic heart disease among women. Am J Clin Nutr 1999; 69:890–97.

14. Hansen JC, Pedersen HS, Mulvad G. Fatty acids and antioxidants in the Inuit diet. Arctic Med Res 1994; 53:4–17.

15. Hu FB, Stampfer MJ, Manson JE et al. Frequent nut consumption and risk of coronary heart disease in women: prospective cohort study. BMJ 1998; 317:1341–45.

16. Solfrizzi V, Panza F, Torres F et al. High monounsaturated fatty acids intake protects against age-related cognitive decline. Neurology 1999; 52:1563–69.

Quellenverzeichnis

17. Willett WC, Stampfer MJ, Manson JE et al. Intake of trans fatty acids of risk of coronary heart disease among women. Lancet 1993; 341:581–85.

18. Mann GV. Metabolic consequences of dietary trans fatty acids. Lancet 1994; 343:1268–71.

19. Barnard DE, Sampugna J, Berlin E et al. Dietary trans fatty acids modulate erythrocyte membrane fatty acyl composition and insulin binding in monkeys. J Nutr Biochem 1990; 1:190–95; Kuller LH. Trans fatty acids and dieting [letter]. Lancet 1993; 341:1093–94.

20. Ascherio A, Katan MB, Stampfer MJ. Trans fatty acids and coronary heart disease. NEJM 1999; 340:1994–98.

21. Enig MG. Trans Fatty Acids in the Food Supply. Silver Spring, MD: Enig Associates, 1993.

Bauen Sie Ihr Immunsystem auf

1. Bernstein J et al. Depression of lymphocyte transformation following oral glucose ingestion. Am J Clin Nutr 1977; 30:613.

2. Canfield LM, Forage JW, Valanzuela JG. Carotenoids as cellular antioxidants. Proceedings of the Society of Experimental Biology and Medicine 1992; 200:260–65.

3. Santos MS, Meydani SN, Leka L et al. Natural killer cell activity in elderly men is enhanced by beta-carotene supplementation. Am J Clin Nutr 1996; 64:772–77.

4. Chasen-Taber L et al. J Am Coll Nutr 1996; 15:136–43.

5. Bendich A. Food Technology 1987; 41:112–14.

6. Hemila H, Herman ZS. Vitamin C and the common cold: a retrospective analysis of Chalmer's review. J Amer Coll Nutr 1995; 14:116–23.

7. Henson DE, Block G, Levine M. Ascorbic acid: biologic functions and relation to cancer. J Natl Cancer Institute 1991; 83:547–50.

8. Block G. Vitamin C and reduced mortality. Epidemiology 1992; 3:189–91.

9. Meydani, SN, Meydani M, Blumberg JB et al. Vitamin E supplementation and in vivo immune response in healthy elderly subjects: a randomized controlled trial. JAMA 1997; 277:1380–86.

10. Watson RR, Benedict J, Mayberry JC et al. Supplementation of vitamins C and E and cellular immune function in young and aging men. Ann NY Acad Sci 1990; 498:530–33.

Anhang

11. Ford ES, Sowell A. Serum alpha-tocopherol status in the United States population: findings from the Third National Health and Nutrition Examination Survey. Am J Epidemiology 1999; 150:290–300.

12. Mossad SB, Macknin ML et al. Zinc gluconate lozenges for treating the common cold. Ann Internal Med 1996; 125:81–88.

13. Statistische Daten vom NHANES III., National Center for Health.

14. Fortes C et al. The effect of zinc and vitamin A supplementation on immune response in an older population. J Am Geriatrics Soc 1998; 46:19–26.

15. Corti MC et al. Serum iron level, coronary artery disease, and allcause mortality in older men and women. Am J Cardiology 1997; 79:120–27.

16. Scaglione F, Cattaneo G, Allesandria M, Cogo R. Efficacy and safety of the standardized ginseng extract G 115 for potentiating vaccination against common cold and/or influenza syndrome. Drugs under Experimental and Clinical Research 1996; 22:65–72.

17. See DM, Broumand N, Sahl L, Tilles JG. In vitro effects of echinacea and ginseng on natural killer and antibody-dependent cell cytotoxicity in healthy subjects and chronic fatigue or acquired immunodeficiency syndrome patients. Immunopharmacology 1997; 35:229–35.

18. Song Z et al. Ginseng treatment reduces bacterial load and lung pathology in chronic Pseudomonas aeruginosa pneumonia in rats. Antimicrobial Agents and Chemotherapy 1997; 41:961–64.

19. Zhang et al. Ginseng extract scavenges hydroxyl radical and protects unsaturated fatty acids from decomposition caused by iron-mediated lipid peroxidation. Free Radical Biology and Medicine 1996; 20:145–50.

20. Jensen GL et al. A double-blind, prospective, randomized study of glutamine-enriched compared with standard peptide-based feeding in critically ill patients. Am J Clin Nutr 1996; 64:615–21.

21. Caroleo M, Frasca D, Nistico G et al. Melatonin as immunomodulator in immunodeficient mice. Immunopharmacology 1992; 23:81–89.

Quellenverzeichnis

Entgiften Sie Ihren Körper

1. Herzenberg M. Scandinavian Journal of Rheumatology 1995; 24:207–11.

2. Lancet 1992; 239:1263–64.

3. Staessen JA, Roels HA, Emelianov D et al. Environmental exposure to cadmium, forearm bone density, and risk of fractures: prospective population study. Lancet 1999; 353:1140–44.

4. Lin JL, Ho HH, Yu CC. Chelation therapy for patients with elevated body lead burden and progressive renal insufficiency. Ann Internal Med 1999; 130:7–13.

5. Rudolph CJ, McDonagh EW, Wussow DG. The effect of intravenous ethylene diamine tetraacetic acid (EDTA) upon bone density levels. J Advancement Med 1988; 1:79.

6. Deucher DP. EDTA chelation therapy: an antioxidant strategy. J Advancement Med 1988; 1:182.

7. Kindness G, Frackelton JP. Effect of ethylene diamine tetraacetic acid (EDTA) on platelet aggregation in human blood. J Advancement Med 1989; 2:519.

8. World Health Organization. Environmental Health Criteria for Inorganic Mercury, 118. Geneva: WHO, 1991.

9. Frustaci A, Magnavita N, Chimenti C et al. Marked elevation of myocardial trace elements in idiopathic dilated cardiomyopathy compared. J Am Coll Cardiology 1999; 33:1578–83.

Treiben Sie Sport

1. Grundy SM, Balady GJ et al. Primary prevention of coronary heart disease. Circulation 1998; 97:1876–87.

2. Hakim AA, Curb JD et al. Effects of walking on coronary heart disease in elderly men: the Honolulu Heart Program. Circulation 1999; 100:9–13.

3. Ekelund LG et al. Physical fitness as a predictor of cardiovascular mortality in asymptomatic North American men. NEJM 1988; 319:1379–84.

4. Wei M, Gibbons LW, Mitchell TL et al. The association between cardiorespiratory fitness and impaired fasting glucose and type 2 diabetes mellitus in men. Ann Internal Med 1999; 130:89–96.

Anhang

5. Thune I, Brenn T et al. Physical activity and the risk of breast cancer. NEJM 1997; 336:1269–75; Tang R, Wang JY, Lo SK, Hsieh LL. Physical activity, water intake and risk of colorectal cancer in Taiwan: a hospital-based case-control study. International Journal of Cancer 1999; 82:484–89.

6. Leveille SG, Guralnik JM et al. Aging successfully until death in old age: opportunities for increasing active life expectancy. Am J Epidemiology 1999; 149:654–64.

7. Ferrucci L, Izmirlian G et al. Smoking, physical activity, and active life expectancy. Am J Epidemiology 1999; 149:645–53.

8. Fiatarone MA, Marks EC et al. High-intensity strength training in nonagenarians: effects on skeletal muscle. JAMA 1990; 263:3029–34.

9. Jette AM et al. Exercise – it's never too late: the strong-for-life program. Am J Pub Health 1999; 89:66–72.

10. Hayashi T, Tsumura K, Suematsu C et al. Walking to work and the risk of hypertension in men: the Osaka Health Survey. Ann Internal Med 1999; 130:21–26.

11. Hakim AA, Curb JD, Petrovitch H et al. Effects of walking on coronary heart disease in elderly men: the Honolulu Heart Program. Circulation 1999; 100:9–13.

12. Manson JE, Hu FB et al. A prospective study of walking as compared with vigorous exercise in the prevention of coronary heart disease in women. NEJM 1999; 341:650–58.

13. Kramer AF, Hahn S, Cohen NJ et al. Ageing, fitness and neurocognitive function. Nature 1999; 400:418–19.

14. Shore S, Shinkai S et al. Immune responses to training: how critical is training volume? J Sports Med Phys Fitness 1999; 39:1–11.

15. Presentation by JT Venkatramen, 4th International Society for Exercise and Immunology Symposium, May 1999.

Kurbeln Sie Ihre Geisteskraft an

1. Vitek MP, Bhattacharya K, Glendening JM et al. Advanced glycation end products contribute to amyloidosis in Alzheimer disease. Proc Natl Acad Sci USA 1994; 91:4766–70.

2. Ross GW, Petrovitch H et al. Characterization of risk factors for vascular dementia: the Honolulu-Asia Aging Study. Neurology 1999; 53:337–43.

Quellenverzeichnis

3. Coffey CE, Saxton JA, Ratcliff G et al. Relation of education to brain size in normal aging: implications for the reserve hypothesis. Neurology 1999; 53:189–96.

4. Bassuk SS, Glass TA, Berkman LF. Social disengagement and incident cognitive decline in community-dwelling elderly persons. Ann Internal Med 1999; 131:165–73.

5. Hopfenmuller W. Proof of the therapeutical effectiveness of a ginkgo biloba special extract: meta-analysis of 11 clinical trials in aged patients with cerebral insufficiency. Arzneim-Forsch 1994; 1005–13; Maurer K. Clinical efficacy of Ginkgo biloba special extract Egb 761 in dementia of the Alzheimer type. J of Psych Research 1997; 31:645–55.

6. Le Bars PL, Katz MM et al. A placebo-controlled, double-blind, randomized trial of an extract of ginkgo biloba for dementia. JAMA 1997; 278:1327–32.

7. Crook T et al. Effects of phosphatidylserine in age-associated memory impairment. Neurology 1991; 41:644–49.

8. Monteleone P, Beinat L, Tanzillo C et al. Effects of phosphatidyl serine on the neuroendocrine response to physical stress in humans. Neuroendocrinology 1990; 52:243–48.

9. Pettegrew JW et al. Clinical and neurochemical effects of acetyl-l-carnitine in Alzheimer's disease. Neurobiology of Aging 1995; 16:1–4; Salvioli G, Neri M. L-acetylcarnitine treatment of mental decline in the elderly. Drugs in Experimental Clinical Research 1994; 20:169–76.

10. Flood JF, Morley JF, Roberts E. Pregnenolone sulfate enhances posttraining memory process when injected in very low doses into limbic system structures. Proc Natl Acad Sci 1995; 92:10806–10.

11. Ibid.

12. Lindenbaum J, Rosenberg IH, Wilson PW et al. Prevalence of cobalamin deficiency in the Framingham elderly population. Am J Clinical Nutrition 1994; 60:2–11.

13. Clarke R, Smith D, Jobst KA et al. Folate, vitamin B12, and serum total homocysteine levels in confirmed Alzheimer disease. Arch Neurol 1998; 55:1449–55.

14. Morrison LD, Smith DD, Kish SJ. Brain S-adenosylmethionine levels are severely decreased in Alzheimer's disease. Journal of Neurochemistry 1996; 67:1328–31.

Anhang

Leben mit der den Alterserkrankungen vorbeugenden Kost

1. NHANES – III – Untersuchungsstatistik aus Statistiken des CDC National Center for Health.

2. Statistiken des National Heart, Lung, and Blood Institute.

3. Cao G, Sofic E, Prior RL. Antioxidant capacity of tea and common vegetables. J Agric Food Chem 1996; 44:3426–31; Wang H, Cao G, Prior RL. Total antioxidant capacity of fruits. J Agric Food Chem 1996; 44:701–05.

4. Steinmetz KA, Potter JD. Vegetables, fruit, and cancer prevention: a review. J Am Diet Assoc 1996; 96:1027–39.

5. Bobak M et al. An ecological study of determinants of coronary heart disease rates: a comparison of Czech, Bavarian and Israeli men. Int J Epidemiol 1999; 28:437–44.

6. Cao G, Booth SL, Sadowski JA, Prior RL. Increases in human plasma antioxidant capacity after consumption of controlled diets high in fruit and vegetables. Am J Clin Nutr 1998; 68:1081–87.

7. Cao G, Russel RM, Lischner N, Prior RL. Serum antioxidant capacity is increased by consumption of strawberries, spinach, red wine or vitamin C in elderly women. J Nutr 1998; 128:2382–90.

Register

A

Acetaldehyd 234
Acetylcholin 272, 274
Acetyl-L-Carnitin s. ALC
Acidophilus 235f.
Advanced Glycosylation End-
Products s. AGE
AGE 78ff., 264, 283
AHA 21ff., 27, 53
ALC 168, 273f.
Alkohol 67, 80, 141, 150, 233f.,
307
Allergien 145f., 202, 294, 326
Alpha-Carotin 128f.
Alpha-Linolensäure s. LNA
Alterungsprozess 19, 28, 38f., 51,
71f., 77, 80, 82, 96, 113, 150,
153, 161, 167, 194, 216, 232,
258, 285f., 311f.
Alzheimer 31, 59, 79, 108f., 123,
234, 264, 267f., 273, 277f.
Amalgam 240, 245f.
AMD 136ff.
American Diabetes Association 27,
65
American Dietetic Association 21

American Heart Association
s. AHA
American Medical Association 21,
25, 27
Aminosäuren 50, 73, 94, 117ff.,
185, 194f., 229, 239, 275
Andropause 175
Androstendiol 169
Androstendion 169, 174f., 177f.,
193
Angina pectoris 107, 146, 195
Anthocyanosid 140
Antibiotika 60f., 94, 143, 227,
232f., 292f., 299
Antikoagulan 203
Antimon 247
Antioxidantien 78, 80f., 83, 90ff.,
101, 103ff., 108, 111ff., 116,
121f., 125f., 129, 132, 136,
140f., 148ff., 153, 218, 222,
227f., 230, 244, 265, 273, 281,
285, 297, 312f., 315ff., 323f.,
326, 331
Arachidonsäure 198, 206
Arginin 194f.
Arterien 49, 53, 107, 122, 134, 147,
199, 244, 266, 277, 312

Anhang

Arterienablagerungen 59, 80, 88,
147, 203, 283
Arterienverstopfung 38, 43, 59, 88,
143, 199, 244
Arteriosklerose 20, 31 f., 35, 38 f.,
57, 60, 63, 70, 83, 104, 107, 122,
147, 161, 163, 185, 213, 264,
283 f.
Arthritis 55, 59, 105, 143, 145, 164,
170 f., 205 f., 233, 257, 278, 340
Ascorbinsäure 114
Aspirin 57, 207, 340
Asthma 131, 180
ATP 87
Augenlicht 75, 104 f., 112, 126,
149, 151
Autoimmunerkrankungen 163,
171, 186, 202, 205, 245 f.
Autoimmun-Thyreoiditis 185
Azar, Gordon 99

B

Bakterien 58, 60, 144, 226, 228,
232, 234 f., 237
Ballaststoffe 225, 235 f., 289, 302 ff.,
236
Bauchspeicheldrüse 64 f., 68, 73,
289 f.
Beta-Amyloid 264
Beta-Carotin 93, 127 ff., 137 ff.,
152, 221, 313, 319, 323
Bifidus 235 f.
Björntorp, Per 179
Blei 240 f., 242, 244
Blindheit 112, 136

Bloom, Walter Lyons 99
Blutgefäße 75, 78, 109, 148, 244,
340
Bluthochdruck 31 f., 43, 53, 62 f.,
65, 77, 81 ff., 85, 122, 146, 152,
171, 179 f., 203, 240, 254, 296,
328, 333 f.
Blutkörperchen, weiße 58, 60, 89,
97, 133, 135, 164, 217 ff., 221,
223, 226, 258
Blutzucker 66, 72 ff., 80 f., 83, 150,
152, 179, 191, 217, 263 ff., 281,
289 ff., 296 f., 301, 303, 306 f.,
312, 317, 334, 347
Bor 182 f.
Botenstoffe 97, 158, 168, 207,
217 f., 220, 263
Brot 47, 74, 234, 277, 294, 298,
302, 304, 324
Bulgaricus 235 f.
Burkitt, Dennis 34
Butter 21, 23 f., 49, 63, 199, 201,
211, 214, 291, 301

C

Calcium 184, 241, 244, 330, 339
Candidamykose 232, 234, 236
Caprylsäure 234
Carnitin 273 f., 333
Carotine 128, 137, 139, 302
Carotinoide 101, 112, 127 f., 132 ff.,
138, 221, 312, 319, 321, 323
Castelli, William 25, 200
Catechine 142
Celebrex 143

370

Register

cell-wall deficient s. CWD
Cerami, Anthony 78
Chelationstherapie 153, 155,
 241 ff., 247
Chlamydien 58 f.
Cholesterin 21, 25, 37, 40 ff., 48,
 88, 118, 121, 129, 147, 160,
 162 f., 169 f., 176, 181, 185,
 199 f., 207, 209, 239, 250, 292,
 232 f.
– HDL- 39 ff., 44 ff., 62, 65, 70, 118,
 129, 181, 189, 201, 211 f., 292,
 332 f.
– LDL- 39 ff., 48, 77, 79 f., 88, 104,
 129, 131, 134, 145, 147, 163,
 189, 201, 203, 211 f., 292, 332
Cholin 272
Chrom 241, 333
Cleave, T. L. 33 ff., 62 f.
CMV 58 f.
Cobalamin 276
Coenzym Q10 s. CoQ10
CoQ10 27, 82, 120 ff.
Corticosteroide 94, 170
Cortisol 166 ff., 171, 177, 218,
 257 f., 264 f., 267, 271, 274
Cortison 161
Coumadin 209
Cox-2-Enzym 143
C-reaktives Protein s. CRP
CRP 42, 55 ff., 340 f.
Cryptosporidium 237
Cryptoxanthin 128
CWD 60
Cystein 119, 239
Cytomegalievirus s. CMV

D

Dehydroepiandrosteron s. DHEA
Depressionen 164, 175, 185, 205,
 233, 265, 275, 278
DHA 198, 209, 272 f., 330, 333
DHEA 82 f., 161 ff., 174 ff., 193 f.,
 226, 338 f.
DHQ 145 f.
Diabetes 31 ff., 62 ff., 72, 76, 78 f.,
 81 ff., 126 ff., 149, 161, 171,
 179 f., 191, 207, 250 f., 283, 310,
 334
Dihomo-Linolsäure 198
Dihydroquercetin s. DHQ
Dilman, Vladimir 71 f., 190
Diosgenin 169
DMAE 272
DMPS 242
DMSA 242, 248
DNS 79, 87 ff., 108, 117
Docosahexanoic acid s. DHA

E

E.coli 237
EDTA 241 f., 244
EGCG 142, 144
Eicosanoiden 168, 201 f., 207,
 217 f.
Eicosapentensäure s. EPA
Eier 23 f., 47, 51, 118 f., 128, 137,
 198, 201 f., 207, 239, 272, 292,
 298 f., 321
Eisen 63, 94, 118, 225 f., 241
Enig, Mary 25, 214

Anhang

Enzyme 78, 81, 88, 92ff., 100f.,
105, 116ff., 121, 142, 171, 185,
213, 217, 223f., 239
– antioxidative 115f., 118, 120,
122f., 238f.
EPA 198, 209, 272f., 330, 333
Epigallocatechin-3-gallat s. EGCG
Erinnerungsvermögen 105, 108f.,
123, 151, 273
Erkältung 90, 220ff., 224, 228f.,
258
Ernährung-Herz-Hypothese
22ff.
Ethylenediaminetetraacetic acid
s. EDTA

F

FDA 27, 51, 54
Felodipine 146
Fenech, Michael 51
Fett 22f., 26, 29, 41, 47, 63, 74f.,
97, 100, 109, 114, 123, 129, 135,
175f., 189, 197, 199, 201, 212f.,
251, 258, 266, 271, 281, 291f.,
297ff., 308, 347
Fettleibigkeit 33, 43, 55, 65, 83, 97,
99, 190f., 296, 336
Fettsäuren 72, 88, 198, 211, 330
– einfach ungesättigte 198ff., 211,
317
– essenzielle 197f., 201f., 204f.,
207ff., 213, 217, 235, 266, 270,
292, 302, 333
– gesättigte 21, 23, 25, 49ff., 199ff.,
213

– mehrfach ungesättigte 21, 90,
199
– Omega-3- 45, 197f., 202ff.,
207ff., 217, 270, 272, 301
– Omega-6- 197f., 202, 206f., 209,
217f., 301
– Omega-9- 198, 212
Fibromyalgie 59, 191
Fisch 47, 118, 198, 203f., 207ff.,
211, 226, 272, 298f.
Flavonoide 144, 148, 152f., 316
– antioxidative 142, 285, 306
– Bio- 101, 140f., 145, 147
– Citrus 146
– Ginkgo- 269
Fleisch 23f., 47, 118, 201, 203, 211,
225f., 239, 292, 298f.
Folsäure 51ff., 181, 183, 270, 277,
304, 328, 331, 338
Food and Drug Administration
s. FDA
Formaldehyd 234
Free Radical Theory of Aging
s. FRTA
Freie Radikale 29, 42, 78, 80f.,
84ff., 96f., 101, 103ff., 107ff.,
112, 116f., 120f., 123, 126f.,
137, 142, 210, 218f., 222, 232,
234, 238, 243, 257, 263ff., 271,
273, 285, 297, 301f., 325
FRTA 85
Früchte 57, 74, 101, 126, 132, 140,
153, 211, 233, 285f., 288f., 297,
299, 304, 312, 316f., 319, 322ff.,
326
Fruchtsaft 67, 74, 233, 304f., 316
Fruktose 153, 288, 304f., 347

372

Register

G

Gamma-Carotin 128
Gammalinolsäure s. GLA
Gamma-Oryzanol 235
Gaziano, J. M. 44
Geflügel 47, 57, 74, 239, 292, 298f.
Gehirn 108f., 123, 126, 149ff., 155,
    255, 263ff., 271, 273ff., 286, 337
Gemüse 101, 113, 126, 132, 140,
    152, 198, 202, 207, 211, 236,
    239, 285f., 288, 297, 299, 302f.,
    312f., 315ff., 319, 321ff., 326
Getreide 23ff., 57, 63, 74, 299, 302,
    325
Gewichtsabnahme 15, 185, 251,
    273, 284, 287, 336
Gewichtszunahme 171, 176, 179,
    185, 336
GHb 78
GHD 189f.
Giftstoffe 231f., 234, 236ff., 246f.
Ginkgo Biloba 109, 150f., 155,
    268ff.
GLA 198, 206, 209, 333
Glukagon 179, 264,
Glukose 47, 64, 72ff., 76ff., 82,
    121, 153, 213, 217, 263ff., 283f.,
    285, 288ff., 297, 302, 304, 347
Glukose-Intoleranz 34, 77, 81
Glukosetoleranz 76f., 80, 128, 155,
    250
Glukosetoleranztest s. GTT
Glutamin 195, 229, 235
Glutathion 92ff., 105, 116f., 119f.,
    123, 238f.
Glykämischer Index 47, 74, 288ff.,
    304, 317, 324, 347

Glykogen 64, 73, 100
Glyzerin 72
Glyzin 224
Grauer Star 78, 105, 107, 112, 151
GTT 66f., 75f., 290

H

H2-Blocker 94
Hämeisen 226
Hämoglobin 78
Hämoglobin, glykosyliertes s. GHb
Harman, Denham 85, 89, 95f.,
Hashimoto-Thyreoiditis 185
Hefe 234, 236
Hefepilze 144, 233f.
Hefewachstum 232f., 235, 245,
    300, 326
Herzanfall 22f., 26f., 38, 42ff., 46,
    52f., 59, 62, 88, 106f., 130, 135,
    142, 145, 163, 180, 203, 211,
    214, 244, 255, 277
Herzkrankheiten 20f., 23f., 26f.,
    29, 31f., 34f., 37ff., 41ff., 48, 50,
    53, 55, 59f., 62ff., 73, 76, 81,
    104ff., 119, 126, 129ff., 138, 143,
    145ff., 150, 152, 163, 275, 280f.,
    284, 289, 294, 200ff., 208, 213f.,
    223, 240, 243, 249f., 254f., 273,
    278, 292, 310, 232, 331f., 334
Hesperidin 146
HGH 173, 187ff., 205, 341
Hippocampus 264
Hirnanhangdrüse 184, 188, 193
Homocystein 42, 50ff., 277, 331
Homöostase 185f.

373

Anhang

Hormone 40, 94, 97, 100, 123f.,
153, 155, 157ff., 164ff., 171,
173ff., 178f., 181f., 186ff., 193,
202, 217f., 224, 233, 263f., 274,
286, 292f., 299, 339
– Nebennieren- 161f., 165, 167,
170
– Schilddrüsen- 184, 186, 193
– Sexual- 176
– Steroid- 160, 169, 173ff.
– Stress- 167f., 264f.
– synthetische 186
– Wachstums- s. HGH
Hydergine 196, 279
Hydrocortison 170
Hydroxyl 88, 93, 116, 228
Hydroxyl-Radikale 93, 116, 122f.,
148
Hyperinsulinismus 65, 67, 70f.,
75ff., 81
Hypothalamus 188, 193

I

Ibuprofen 57, 340
IGF-1 188ff., 205
Immunabwehr 113, 134, 155, 163,
194, 217, 220, 222f., 226, 228,
230
Immunsystem 80, 89, 91, 122, 124,
129, 133, 135f., 161, 163f., 186,
216ff., 237, 256f.
Infektionen 57f., 60f., 89f., 128,
133, 143, 163f., 202, 219f.,
223f., 226, 228, 233, 246ff., 271
Insulin 46f., 63, 65, 68f., 71, 73ff.,

80ff., 83, 167, 179, 182, 191, 213,
217, 263f., 283f., 288ff., 292,
297, 306, 333
Insulin Growth Factor 1 s. IGF-1
Insulinresistenz 64f., 67f., 75f.,
80ff., 97, 190f., 336
Intrinsicfaktor 276f.
Ipriflavonen 183f.
Isoflavonen 183

J

Jolliffe, Norman 24

K

Kadmium 231, 240ff., 244
Kalium 82, 304
Kalorien 25, 91, 96ff., 99f., 138,
200f., 214f., 258, 291, 304, 307
Kartoffeln 47, 74, 152, 288, 302f.,
313, 315, 325
Katalase 92ff., 105, 116ff.
Keys, Ancel 23, 213
KKS 287
KKSE 310f.
KKSG 310
Knoblauch 82, 147f., 155, 227, 313
Knochen 182ff., 205, 241, 244
Koffein 66f., 306f.
Kohlehydrate 21f., 41, 45ff.,
62ff., 66, 70, 72, 74f., 82f.,
99f., 136, 152f., 211, 217,
281, 284f., 287, 289, 291f.,

374

Register

297, 300, 306, 309 ff., 313, 315 f., 319, 321 ff., 333
– einfache 289 f., 298 f., 301, 303 f., 308
– komplexe 72, 288 f., 297 ff., 301 ff., 308
– raffinierte 29, 34 ff., 47, 62 f., 67, 71, 74, 207, 214, 283 f., 289, 297, 302 f, 312
Krebs 31, 33, 45, 76, 79, 83, 85, 88, 104 f., 107, 110 f., 122, 126, 129 ff., 138, 141 f., 144, 146 f., 149 f., 152, 161, 164 f., 168 f., 174, 177, 183, 202, 204 f., 219, 221 ff., 230 f., 240, 245, 251, 312, 315, 319, 232, 338
Kritische Kohlehydratschwelle für den Gewichtserhalt s. KKSE
Kritische Kohlehydratschwelle für Gewichtsverlust s. KKSG
Kritische Kohlehydratschwelle s. KKS
Kummerow, Fred 25
Kupfer 94, 118, 120, 241, 245

L

Lactobacillus 235
Lactose 233, 288, 299 f.
Langerhans`sche Inseln 73
Leber 40 f., 73, 90, 94, 121 f., 128, 174, 188, 236, 238 f.
Lecithin 271 f.
Leydig-Zwischenzellen 176
Linolensäure 198
Linolsäure 198

Lipide 117, 123, 179, 212, 332
– peroxidation 88 f., 117, 121, 129, 145, 148, 228
– profil 40, 46, 176
– spiegel 201
Liponsäure 104 f., 109, 114, 121, 239
Lipoprotein(a) s. Lp(a)
Lipoproteine mit geringer Dichte s. VLDL
LNA 198, 208 ff., 330
Lp(a) 40, 42, 48 ff., 212
Lupus 164, 171, 205
Lutein 113, 128, 136, 138 f., 321
Lycopin 110, 128, 134 ff., 139, 305, 319, 321, 323
Lymphozyten 51, 133, 218, 223, 230
– T- 219, 222, 226
Lysin 50, 195
Lysosome 88

M

Maculadegeneration 105, 112, 137, 149, 151, 321
Maculadegeneration, altersbedingte s. AMD
Magnesium 82, 94, 184, 242
Maltose 288, 305
Mangan 118, 120, 241
Mann, George V. 25
Margarine 21, 23 ff., 49, 201, 212, 214, 291, 297, 301
McCully, Kilmer 52
Melatonin 93, 122 ff., 230

Anhang

Menopause 56, 106, 132,
173, 175, 178, 181ff., 337,
339
Methionin 50, 278
Methylsulfonylmethan s. MSM
Micronuclei 51
Milchprodukte 74, 118, 128, 211,
233, 288, 299f.
Mineralstoffe 104f., 120,
147, 152, 159, 185, 293,
302, 304, 328, 331,
333
Mitochondrien 73, 85ff., 92, 96,
116, 120f., 273
Monozyten 164, 226
Morbus Crohn 205, 233
MSM 57
Müdigkeit 66, 75, 164, 175, 185,
233, 265, 273, 306
Müdigkeitssyndrom, chronisches
59f., 164, 233, 235, 238,
245f.
Multiple Sklerose 59f., 171, 205,
245
Mycoplasma 58, 60

N

NAC 50, 94, 120, 235, 239
N-Acetyl-Cystein s. NAC
Nährstoffe 96, 99, 103, 153,
217, 232, 239, 262, 281, 285,
288, 292f., 299, 302, 319, 321,
337
Naproxen 340
Naringin 146

National Cholesterol Education
Program s. NCEP
National Health Institutes s. NIH
NCEP 21
NECS 72
Neuronen 263, 265f., 274
Neurotransmitter 263f., 270, 272,
274f.
Neutrophile 223
New England Centenarian Study
s. NECS
Nicotinsäure 50
Nieper, Hans 133
Nierenerkrankungen 35, 81, 240,
242, 334
Nifedipine 146
NIH 27

O

Öl 198, 206, 210ff., 291, 297f.,
300
Olestra 138
Oligomere Proanthocyanidine
s. OPC
OPC 148ff.
Ornithin 195
Osteoblasten 165
Osteoklasten 165
Osteoporose 29, 161, 165f., 173,
175, 181ff., 189, 205, 209, 255,
328, 339
Östradiol 169, 176, 179
Östrogene 45, 168f., 178f., 181f.,
183, 193

Register

P

Panthetein 235
Parkinson 234
Paulin, Linus 49
Pepsin 276
Peroxyl-Radikale 123, 145
Pflanzenöl 23ff., 90, 106, 138,
    199, 201f., 208, 210, 212, 214,
    300f.
PGE1 206
Phenole 315
Phosphatidyl-Cholin 271f.
Phosphatidyl-Serine s. PS
Phospholipid 270ff.
Phytochemikalien 126f., 134,
    140f., 285, 293, 302, 304,
    317
Piracetam 279
Plasminogen 48
Plendil 146
PMS 206
Polyphenole 141, 143f.
Prädiabetes 67, 69ff., 334
Prednisone 94, 170, 233
Pregnenolone 169ff., 193, 274f.,
    338
Progesteron 171, 173, 178f.,
    181ff., 193
Prostaglandin E1 s. PGE1
Prostaglandine 201f., 205f., 207,
    258
Proteine 40, 47f., 50, 72, 74, 77ff.,
    88, 94, 117f., 120, 176, 217, 220,
    224, 239, 264, 284, 291, 297ff.,
    201f., 208, 315, 325f., 347
PS 269ff.
Pseuoephidrene 94

Psoriasis 205
Pycnogenol 149
Pyridoxin 120, 221

Q

Quecksilber 238, 240ff., 245, 247
Quercetin 145f.

R

Rauchen 43, 53, 76, 130ff., 135f.,
    141, 252
Reaven, Gerald 65, 81, 333
Reissell, P. K. 45
Reiter, Russel J. 123
Reizkolon 233
Resveratrol 140, 150
Retina 137
Retinol 131
Roth, Mathias 49
Rudman, Daniel 189f., 192
Rutin 146

S

Saccarin 315
Saccharose 288
S-Adenoxylmethionin s. SAME
SAME 278
Sauerstoff 86f., 92f., 96, 116, 121,
    134, 265

377

Anhang

Sauerstoffradikale 129, 134
Schilddrüse 184f.
Schilddrüsenüberfunktion 184,
    186
Schilddrüsenunterfunktion 184ff.
Schlaflosigkeit 168, 175, 186
Schlaganfall 32, 50, 55, 81,
    88, 105, 119, 126, 142,
    145, 203, 265f., 268, 277f.,
    332, 334
Schmalz 23, 63, 199, 212
Schwefel 120, 148
Schwermetalle 240ff.
Selegiline 109
Selen 94, 104f., 108, 110f., 114,
    120, 137, 147, 168, 185, 209f.,
    227, 239
Senilität 29, 184, 276, 278
SHBG 176
Sklerodermie 205
SOD 92, 94, 105, 116, 118ff.,
    123
Somatostatin 188, 194
Sport 196, 249ff., 259f., 271,
    339
Spurenelemente 94, 110, 118,
    120, 182, 227, 247
Stamler, Jeremiah 24
Stampfer, Meir J. 138
Stärke 74, 283, 288f., 301, 303,
    305
Stevia 305f., 315, 317
Stoffwechsel 85, 116f., 122, 170f.,
    174, 176, 185, 188, 251, 273,
    287, 297, 309, 336
Stress 97f., 151, 161, 167f., 216,
    218, 228, 233, 237, 265, 267
Strontium 184

Sucralose 305, 315, 317
Sulforaphan 140, 239
Superoxid-Dismutase s. SOD
Superoxid-Radikale 87, 89, 92f.,
    116, 121, 151
Syndrom X 65

T

T3 184f.
T4 184f.
Taurin 82
Tee, grüner 140ff., 146, 285,
    306, 315
Tee, schwarzer 141f., 144, 307,
    315
Testosteron 161, 165, 169, 173ff.,
    193
TG 40ff., 55, 62, 64f., 70, 73, 77,
    147, 152, 179ff., 189, 201, 203,
    211f., 332f.
Thymus 224f., 230
Thyoroidstimulierende Hormone
    s. TSH
Thyroxin 184
Tinnitus 151
Tocopherole 113
Transfette 21, 49f., 63, 90,
    201f., 207, 212ff., 291f,
    297, 300
Triglyzeride s. TG
Tripeptide 119
TSH 184
Tyrosin 185

Register

U

Übergewicht 179f., 190, 250, 284, 286, 303, 310, 336

Undecylensäure 234

V

Vanadylsulfat 333

Vinpocetin 279

Vitalstoffe 19, 27f., 33, 45, 50, 57, 61, 67, 82ff., 92f., 95, 101, 103ff., 109ff., 112ff., 121, 125f., 130f., 137, 144, 150, 155, 159, 168, 173, 177, 181f., 184, 216ff., 227, 235, 239, 267ff., 273, 279, 286, 293, 297, 302, 304, 326ff., 330ff., 334, 336ff.

Vitamin A 128f., 134, 138, 155, 168, 220

Vitamin B 51, 63, 117, 120, 221, 242, 275f.

Vitamin B12 51f., 54f., 270, 276f.

Vitamin B6 51f., 54f., 120, 221, 242

Vitamin C 45, 49f., 81, 93, 101, 103ff., 107, 109f., 112, 114, 117, 120, 128, 131, 137, 142, 148, 168, 220ff., 304, 323, 326

Vitamin D 138, 184

Vitamin E 93, 101, 103ff., 109f., 112ff., 128, 131, 137f., 142, 148, 209f., 222f., 330

Vitamin K 138, 184, 209

Vitamine 54f., 94, 101, 104ff., 109, 112ff., 117, 120, 128, 138, 147,

152, 221, 293, 302, 304, 328, 331, 333

VLDL 40f.

W

Wachstumshormon-Mangel-syndrom s. GHD

Walford, Roy 96

Wasserstoffperoxid 87, 89, 92f., 116f.

Weltgesundheitsorganisation s. WHO

White, Dudley 24

WHO 36, 245

Z

Zeaxanthin 113, 128, 136f., 139, 321

Zellen 27, 40, 60, 73, 75, 79, 81, 85ff., 93, 105, 108, 117ff., 121, 123, 133, 142, 148, 194, 219ff., 224, 263, 273

– Epithel- 219f.

– Gehirn- 264ff., 270, 273

– Immun- 60, 133, 163, 217, 219, 227, 256

– Killer- 223, 227f., 258

– Krebs- 223, 226

– NK- 219, 223

– T- 164, 221ff., 225

Zellmembranen 88, 93, 108, 117, 121, 123, 129, 145, 213, 270, 272

Anhang

Zink 94, 118, 120, 147, 155, 168, 185, 220, 223 ff., 239, 241 f., 245

Zucker 21 f., 29, 63, 74 f., 77, 138, 206, 217, 233 f., 239, 283 f., 288 ff., 297, 299 ff., 304 f., 309, 317, 321, 347

Zwiebeln 146 f.

2-demethylaminoethanol s. DMAE

Zytokine 219, 258

ESSEN SIE SICH GESUND

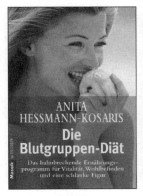

16283

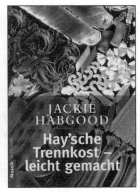

16285

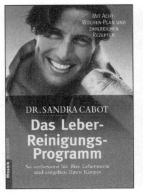

16242

16206

... WEIL ES MIR GUT TUT

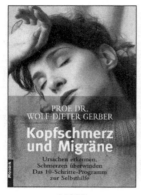

16255

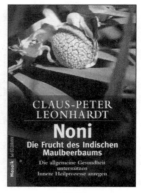

16301

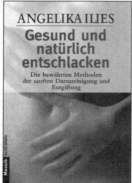

16289

16123

Mosaik bei GOLDMANN

NATÜRLICHE HEILMETHODEN

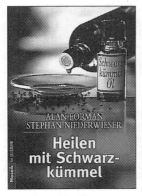

16122

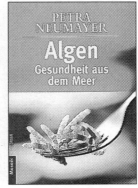

16129

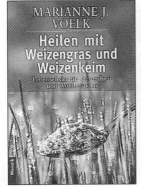

16153

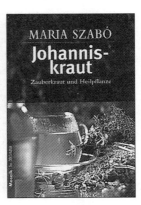

16152

Mosaik bei GOLDMANN

GOLDMANN

*Das Gesamtverzeichnis aller lieferbaren Titel erhalten Sie
im Buchhandel oder direkt beim Verlag.
Nähere Informationen über unser Programm erhalten Sie auch im Internet unter:*
www.goldmann-verlag.de

★

Taschenbuch-Bestseller zu Taschenbuchpreisen
– Monat für Monat interessante und fesselnde Titel –

★

Literatur deutschsprachiger und internationaler Autoren

★

Unterhaltung, Kriminalromane, Thriller
und Historische Romane

★

Aktuelle Sachbücher, Ratgeber, Handbücher und
Nachschlagewerke

★

Bücher zu Politik, Gesellschaft, Naturwissenschaft und Umwelt

★

Das Neueste aus den Bereichen
Esoterik, Persönliches Wachstum und Ganzheitliches Heilen

★

Klassiker mit Anmerkungen, Anthologien und Lesebücher

★

Kalender und Popbiographien

★

Die ganze Welt des Taschenbuchs

★

Goldmann Verlag • Neumarkter Str. 18 • 81673 München

Bitte senden Sie mir das neue kostenlose Gesamtverzeichnis

Name: _____

Straße: _____

PLZ / Ort: _____